YIXUE YINGXIANGXUE LINCHUANG YINGYONG

医学影像学临床应用

主编 夏莉莉 金凡志 王立乾 等

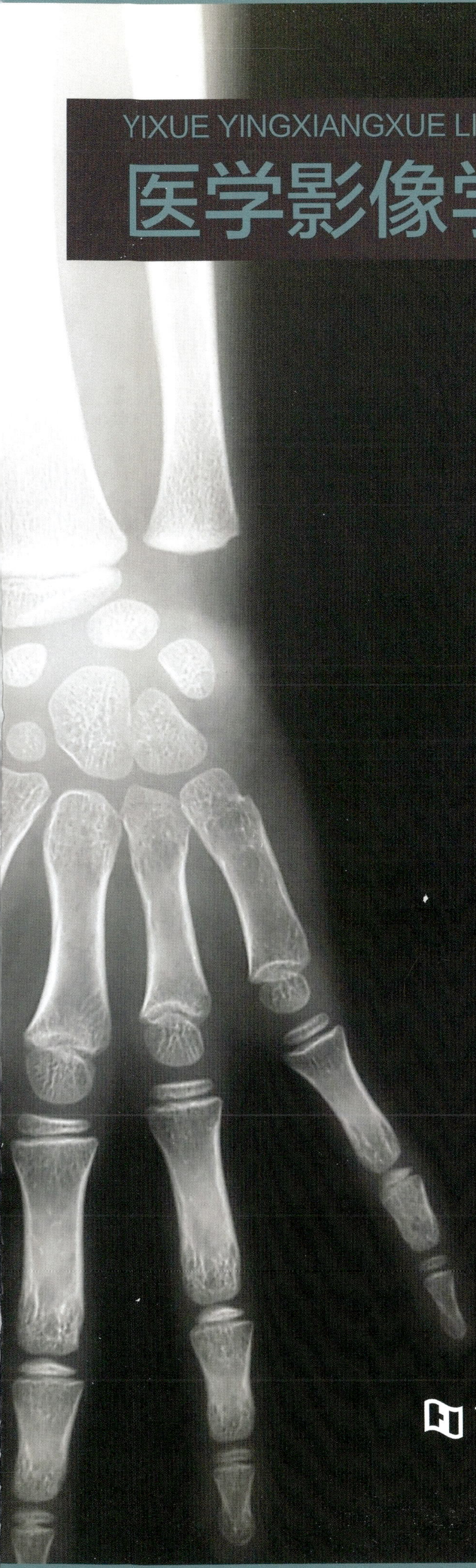

河南大学出版社
HENAN UNIVERSITY PRESS
·郑州·

图书在版编目（CIP）数据

医学影像学临床应用 / 夏莉莉等主编 .— 郑州 ：河南大学出版社，2019.8
ISBN 978-7-5649-3862-8

Ⅰ . ①医…　Ⅱ . ①夏…　Ⅲ . ①医学摄影　Ⅳ . ① R445

中国版本图书馆 CIP 数据核字（2019）第 180150 号

责任编辑：张雪彩
责任校对：付会娟
封面设计：卓弘文化

出版发行：河南大学出版社
地址：郑州市郑东新区商务外环中华大厦 2401 号
邮编：450046
电话：0371-86059750（高等教育与职业教育出版分社）
0371-86059701（营销部）
网址：www.hupress.com
印　　刷：北京虎彩文化传播有限公司
版　　次：2019 年 8 月第 1 版
印　　次：2019 年 8 月第 1 次印刷
开　　本：880 mm × 1230 mm　1/16
印　　张：10.5
字　　数：340 千字
定　　价：63.00 元

编　委　会

主　编　夏莉莉　金凡志　王立乾

韦金喜　何家伟

副主编　蒋华景　刘　芸　郝美嘉　肖　骏

寇　云　刘国安　赵　丽

编　委（按姓氏笔画排序）

王立乾　淮北市人民医院

王蜜蜜　偃师市人民医院

韦金喜　深圳市人民医院（南方科技大学第一附属医院 暨南大学第二临床医学院）

刘　芸　青岛市第三人民医院

刘国安　中国人民解放军联勤保障部队第九一〇医院

劳美新　佛山市南海区妇幼保健院

肖　骏　重庆市开州区人民医院

何家伟　佛山市第一人民医院

宋丹琳　深圳市人民医院（南方科技大学第一附属医院 暨南大学第二临床医学院）

范真宜　南阳医专第二附属医院

金凡志　安徽医科大学第四附属医院

赵　丽　中国人民解放军联勤保障部队第九八三医院

郝美嘉　江汉大学附属湖北省第三人民医院

夏莉莉　安徽省铜陵市人民医院

寇　云　北部战区总医院

蒋华景　深圳市人民医院龙华分院

前言

医学影像学在临床上应用非常广泛，为疾病的诊断提供了很大的科学和直观的依据，可以更好地配合临床的诊断、治疗、疗效评估、分期等方面，为最终准确诊断疾病起到不可替代的作用。近年来随着影像领域不断发展，影像学设备的图像分辨率和诊断的准确率得到明显提高，影像检查技术和方法也在不断地创新，影像诊断已从单一依靠形态变化进行诊断发展成为集形态、功能、代谢改变为一体的综合诊断体系。在诊断的同时也开展治疗，扩大了医学影像的应用范围，是现代医学临床工作不可缺少的助手，因此受到了普遍重视。

本书共分三篇，第一篇主要介绍了影像学基础概论与基础技术；第二篇主要介绍了X线的临床应用；第三篇主要介绍了超声临床应用等内容。全书系统介绍了各部位的影像学检查方法、影像学征象、常见病变的诊断与鉴别诊断等。本书选材新颖，内容简明，图文并茂，科学性和实用性强，易于掌握，查阅方便，适用于医学影像科及相关科室的医护人员参考。

本书的学者，多系从事影像科工作多年，均是高学历、高年资、精干的专业医务工作者，具有丰富的临床经验和深厚的理论功底。

本书编写内容较多，尽管在编写过程中我们反复校对、多次审核，但书中难免有不足和疏漏之处，希望广大读者不吝赐教，提出宝贵意见，以便再版时修正，谢谢。

编　者

2019年8月

目 录

第一篇

影像学基础

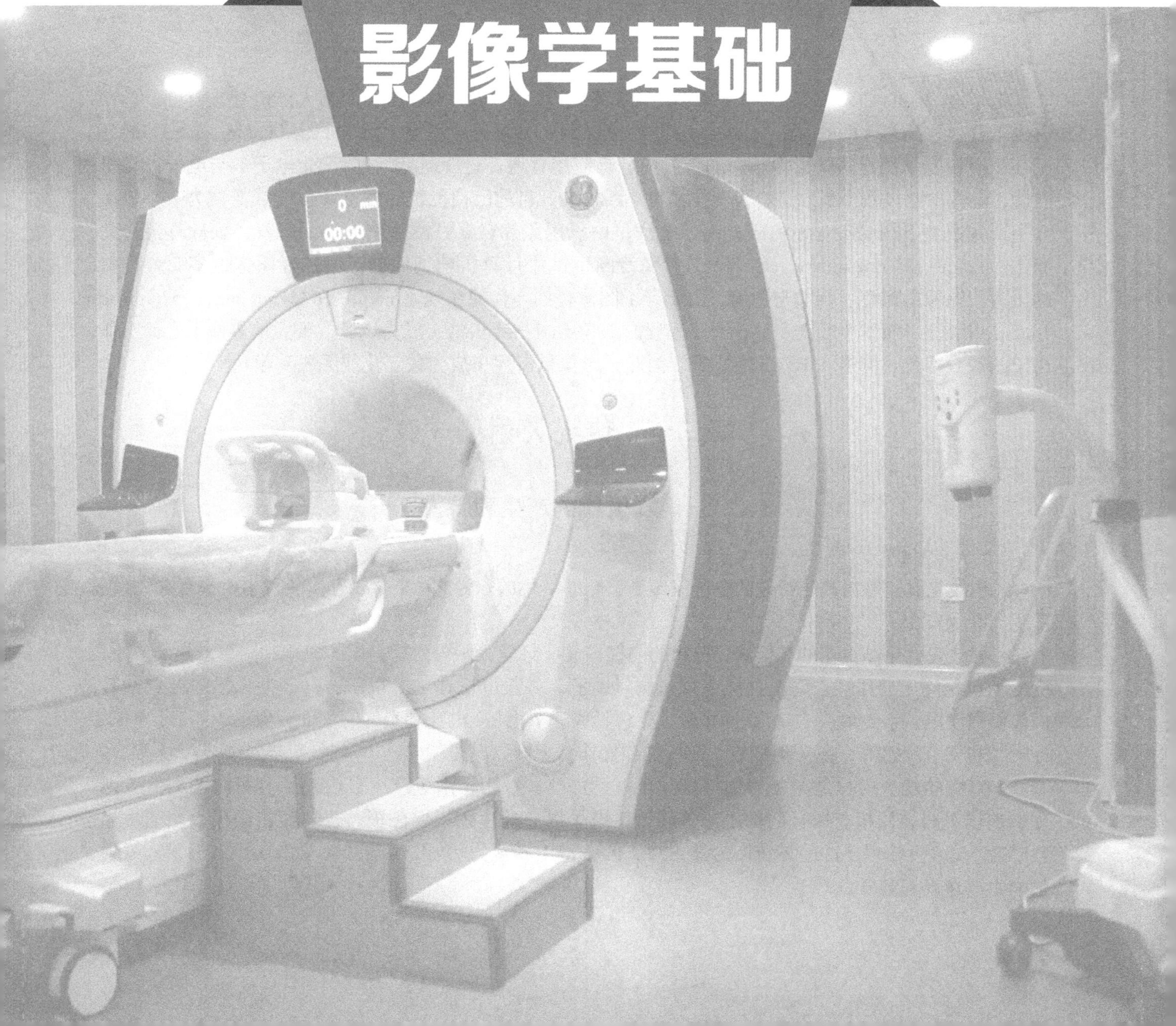

第一章

X 线成像技术

第一节 概述

伦琴(Wilhelm Conrad Ritgen)1895 年发现 X 射线以后不久，X 射线就被用于人体检查，进行疾病诊断，形成了放射诊断学（diagnostic radiology）这一新学科，并奠定了医学影像学（medical imaging）的基础。至今放射诊断学仍是医学影像学中的重要内容，应用普遍。近 30 年来，由于微电子学与电子计算机的发展，影像诊断设备不断改进，检查技术也不断创新，目前已使传统的模拟 X 射线成像成为数字成像，数字成像改变了图像的显示方式，图像解读也由只用照片观察过渡到兼用屏幕观察，到计算机辅助检测（computer aided detection，CAD），影像诊断也试用计算机辅助诊断，以减轻图像过多、解读费时的压力。图像的保存、传输与利用，由于有了图像存档与传输系统（picture archiving and communication system，PACS）而发生巨大变化，并使远程放射学（teleradiology）成为现实，极大地方便了会诊工作。由于图像数字化、网络和 PACS 的应用，因此，影像科将逐步成为数字化或无胶片学科。

第二节 传统 X 射线成像

一、X 射线的产生和特性

（一）X 射线的产生

X 射线是真空管内高速行进的电子流轰击钨靶时产生的。为此，X 射线发生装置主要包括 X 射线管、变压器和操作台。

X 射线管为一高真空的二极管，杯状的阴极内装有灯丝，阳极由呈斜面的钨靶和附属散热装置组成。变压器包括降压变压器，向 X 射线管灯丝提供电源，一般电压在 12V 以下；升压变压器向 X 射线管两极提供高压电，需要 40 ~ 150kV。操作台主要包括为调节电压、电流和曝光时间而设置的电压表、电流表、计时计和调节旋钮等。在 X 射线管、变压器和操作台之间以电缆相连。

X 射线的发生过程是向 X 射线管灯丝供电、加热，在阴极附近产生自由电子，当向 X 射线管两极提供高压电时，阴极与阳极间的电势差陡增，电子以高速由阴极向阳极行进，轰击阳极钨靶而发生能量转换，其中 1% 以下的能量转换为 X 射线，99% 以上转换为热能。X 射线主要由 X 射线管窗口发射，热能由散热设施散发。

（二）X射线的特性

X射线属于电磁波，波长范围为0.000 6 ~ 50nm，用于X射线成像的波长为0.008 ~ 0.031nm（相当于40 ~ 150kV时）。在电磁辐射谱中，居γ射线与紫外线之间，比可见光的波长短，肉眼看不见。此外，X射线还具有以下几方面与X射线成像和X射线检查相关的特性。

（1）穿透性：X射线波长短，具有强穿透力，能穿透可见光不能穿透的物体，在穿透过程中有一定程度的吸收即衰减。X射线的穿透力与X射线管电压密切相关，电压愈高，所产生的X射线波长愈短，穿透力也愈强；反之，其穿透力愈弱。X射线穿透物体的程度与物体的密度和厚度相关，密度高、厚度大的物体吸收得多，通过得少。X射线穿透性是X射线成像的基础。

（2）荧光效应：X射线能激发荧光物质，如硫化锌镉及钨酸钙等，使波长短的X射线转换成波长长的可见荧光，这种转换叫作荧光效应。荧光效应是进行透视检查的基础。

（3）感光效应：涂有溴化银的胶片，经X射线照射后，感光而产生潜影，经显影、定影处理，感光的溴化银中的银离子（Ag^+）被还原成金属银（Ag），并沉积于胶片的胶膜内。此金属银的微粒，在胶片上呈黑色。而未感光的溴化银，在定影过程中，从X射线胶片上被清除，因而显出胶片片基的透明本色。依金属银沉积的多少，便产生了从黑至白不同灰度的影像。所以，感光效应是X射线摄影的基础。

（4）电离效应：X射线通过任何物质都可产生电离效应。空气的电离程度与空气所吸收X射线的量成正比，因而通过测量空气电离的程度可测X射线的量。X射线射入人体，也产生电离效应，可引起生物学方面的改变，即生物效应，这是放射治疗的基础，也是进行X射线检查时需要注意防护的原因。

二、X射线成像基本原理

X射线之所以能使人体组织结构在荧屏上或胶片上形成影像，一方面是基于X射线的穿透性、荧光效应和感光效应，另一方面是基于人体组织结构之间有密度和厚度的差别。当X射线透过人体不同组织结构时，被吸收的程度不同，所以到达荧屏或胶片上的X射线量即有差异。这样，在荧屏或X射线片上就形成明暗或黑白对比不同的影像。

因此，X射线图像的形成是基于以下3个基本条件：第一，X射线具有一定的穿透力，能穿透人体的组织结构；第二，被穿透的组织结构存在着密度和厚度的差异，X射线在穿透过程中被吸收的量不同，以致剩余下来的X射线量有差别；第三，这个有差别的剩余X射线是不可见的，经过显像过程，例如，用X射线片显示就能获得具有黑白对比、层次差异的X射线图像。

人体组织结构是由不同元素所组成，依各种组织单位体积内各元素量总和的大小而有不同的密度。人体组织结构根据密度不同可归纳为3类：属于高密度的有骨组织和钙化灶等；中等密度的有软骨、肌肉、神经、实质器官、结缔组织和体液等；低密度的有脂肪组织，以及有气体存在的呼吸道、胃肠道、鼻旁窦和乳突气房等。

当强度均匀的X射线穿透厚度相等、密度不同的组织结构时，由于吸收程度不同，故在X射线片上（或荧屏上）显出具有黑白（或明暗）对比、层次差异的X射线图像。例如，胸部的肋骨密度高，对X射线吸收多，照片上呈白影；肺部含气体，密度低，X射线吸收少，照片上呈黑影；纵隔为软组织，密度为中等，对X射线吸收也是中等，照片上呈灰影。

病变可使人体组织密度发生改变。例如，肺结核病变可在低密度的肺组织内产生中等密度的纤维化改变和高密度的钙化灶，在胸片上，于肺的黑影的背景上出现代表病变的灰影和白影。因此，组织密度不同的病变可产生相应的病理X射线影像。

人体组织结构和器官形态不同，厚度也不一样。厚的部分，吸收X射线多，透过的X射线少，薄的部分则相反，于是在X射线片和荧屏上显示出黑白对比和明暗差别的影像。所以，X射线成像与组织结构和器官厚度也有关。

由此可见，组织结构和器官的密度及厚度的差别，是产生影像对比的基础，是X射线成像的基本条件。

三、X 射线成像设备

X 射线机包括 X 射线管及支架、变压器、操作台和检查床等基本部件。影像增强电视系统（image intensify television，IITV）已成为 X 射线机的主要部件之一。为了保证 X 射线摄影质量，X 射线机在摄影技术参数的选择、摄影位置的校正方面，多已是计算机化、数字化、自动化。为适应影像检查的需要，除通用型 X 射线机外，还有适用于心血管、胃肠道、泌尿系统、乳腺及介入技术、儿科、手术室等专用的 X 射线机。

四、X 射线图像特点

X 射线图像由从黑到白不同灰度的影像所组成，是灰阶图像。这些不同灰度的影像是以光学密度反映人体组织结构的解剖及病理状态的。

应当指出，人体组织结构的密度与 X 射线图像上影像的密度是两个不同的概念。前者是指人体组织中单位体积内物质的质量，而后者则指 X 射线图像上所显示影像的黑白。物质的密度与其本身的比重成正比，物质的密度高，比重大，吸收的 X 射线量多，影像在图像上呈白影；反之，物质的密度低，比重小，吸收的 X 射线量少，影像在图像上呈黑影。因此，图像上的白影与黑影，虽然也与物体的厚度有关，但主要是反映物质密度的高低。在工作中，通常用密度的高与低表述影像的白与黑。例如，用高密度、中等密度和低密度分别表述白影、灰影和黑影，并表示物质密度的高低。人体组织密度发生改变时，则用密度增高或密度减低来表述影像的白影与黑影。

还应指出，X 射线图像是 X 射线束穿透某一部位的不同密度和厚度组织结构后的投影总和，是该穿透路径上各个结构影像相互叠加在一起的影像。例如，正位 X 射线投影中，既有前部，又有中部和后部的组织结构。X 射线束是从 X 射线管向人体做锥形投射的，因此，X 射线影像有一定程度的放大和使被照体原来的形状失真，并产生伴影。伴影使 X 射线影像的清晰度减低。

五、X 射线检查技术

如前所述，人体组织结构的密度不同，这种组织结构密度上的差别，是产生 X 射线影像对比的基础，称之为自然对比。对于缺乏自然对比的组织或器官，可人为地引入一定量的在密度上高于或低于它的物质，使之产生对比，称之为人工对比。自然对比和人工对比是 X 射线检查的基础。

（一）普通检查

普通检查包括荧光透视和 X 射线摄影。

（1）荧光透视（fluoroscopy）：简称透视。采用影像增强电视系统，影像亮度强，效果好。透视可转动患者体位，改变方向进行观察；可了解器官的动态变化，如心及大血管搏动、膈运动及胃肠蠕动等；操作方便；费用低；可立即得出结论。现多用于胃肠道钡剂检查。但透视的影像对比度及清晰度较差，难以观察密度差别小的病变，以及密度与厚度较大的部位，例如，头颅、脊柱、骨盆等。缺乏客观记录也是一个缺点。

（2）X 射线摄影（radiography）：对比度及清晰度均较好，不难使密度、厚度较大的部位或密度差别较小的病变显影。常需做互相垂直的两个方位摄影，例如，正位及侧位。

（二）特殊检查

特殊检查有软线摄影（soft ray radiography）、体层摄影（tomography）、放大摄影（magnification radiography）和荧光摄影（fluorography）等。自应用计算机 X 射线断层扫描（X-ray computed tomography，CT）等现代成像技术以来，只有软线摄影还在应用，介绍如下。

软线摄影采用能发射软 X 射线，即长波长（平均波长为 0.07nm）的钼靶 X 射线管球，常用电压为 22 ~ 35kV，用以检查软组织，主要是乳腺。为了提高图像的分辨力，以便查出微小癌，软线摄影装备及技术有很多改进，包括乳腺钼靶体层摄影、数字乳腺摄影（digital mammography）、乳腺数字减影血管造影（mammographic digital subtraction angiography），并开展立体定位（stereotactic localization）和立体定位针刺活检（stereotactic needle biopsy）等。

（三）造影检查

对缺乏自然对比的结构或器官，可将密度高于或低于该结构或器官的物质引入器官内或其周围间隙，使之产生对比以显影，此即造影检查。引入的物质称为对比剂（contrast agent）也称造影剂。造影检查的应用，扩大了X射线检查的范围。

（1）对比剂：按影像密度高低分为高密度对比剂和低密度对比剂两类。高密度对比剂为原子序数高、比重大的物质，有钡剂和碘剂。低密度对比剂为气体，已少用。

钡剂为医用硫酸钡粉末，加水和胶配成不同浓度的钡混悬液，主要用于食管及胃肠造影。

碘剂分有机碘和无机碘制剂两类，后者基本不用。

将有机水溶性碘对比剂直接注入动脉或静脉可显示血管，用于血管造影和血管内介入技术，经肾排出，可显示肾盂及尿路，还可做CT增强检查等。

水溶性碘对比剂分两型：①离子型，如泛影葡胺（urografin）；②非离子型，如碘海醇（碘苯六醇，iohexol）、碘普罗胺（iopromide）和碘帕醇（碘必乐，iopamidol）等。离子型对比剂具有高渗性，可引起不良反应。非离子型对比剂具有相对低渗性、低黏度、低毒性等优点，减少了不良反应，适用于血管造影及CT增强扫描。

（2）造影方法：①直接引入，包括口服，如食管及胃肠钡餐检查；灌注，如钡剂灌肠、逆行尿路造影及子宫输卵管造影等；穿刺注入或经导管直接注入器官或组织内，如心血管造影和脊髓造影等。②间接引入，经静脉注入后，对比剂经肾排入泌尿道内，而行尿路造影。

（3）检查前准备及造影反应的处理：各种造影检查都有相应的检查前准备和注意事项，必须认真准备，以保证检查满意和患者的安全。应备好抢救药品和器械，以备急需。

在对比剂中，钡剂较安全。造影反应中，以碘对比剂过敏较为常见，偶尔较严重。用碘对比剂时，要注意：①了解患者有无用碘剂禁忌证，如严重心、肾疾病，甲状腺功能亢进（简称甲亢）和过敏体质等；②做好解释工作，争取患者合作；③碘剂过敏试验，如阳性，不宜造影检查，但应指出，过敏试验阴性者也可发生反应，因此，应有抢救过敏反应的准备与能力；④严重反应包括周围循环衰竭和心脏停搏、惊厥、喉水肿和哮喘发作等，应立即终止造影并进行抗休克、抗过敏和对症治疗。呼吸困难应给氧，周围循环衰竭应注射去甲肾上腺素，心脏停搏则须立即进行体外心脏按压。

（四）X射线检查方法的选用原则

X射线检查方法的选用，应该在了解各种X射线检查方法的适应证、禁忌证和优缺点的基础上根据临床初步诊断和诊断需要来决定，应当选择安全、简便而又经济的方法。因此，应首先用普通检查，再考虑造影检查。但也非绝对，例如，胃肠检查首先就要选用钡剂造影。有时两三种检查方法都是必需的。对于可能发生反应和有一定危险的检查方法，选择时更应严格掌握适应证，不可滥用，以免给患者带来损失。

六、X射线诊断的临床应用

X射线诊断用于临床已超过百年。尽管现代影像技术，例如，CT和磁共振成像（magnetic resonance imaging，MRI）等对疾病诊断显示出很大的优越性，但并不能取代X射线检查。一些部位，例如，胃肠道，仍主要使用X射线检查。骨骼系统和胸部也多是首先应用X射线检查。脑与脊髓、肝、胆、胰等的检查则主要靠现代影像学，而X射线检查作用小。由于X射线具有成像清晰、经济、简便等优点，因此，X射线诊断仍是影像诊断中使用最多和最基本的方法。

七、X射线检查中的防护

X射线检查应用很广，因此，应该重视X射线检查中患者和工作人员的防护问题。

X射线照射人体将产生一定的生物效应。若接触的X射线量超过容许辐射量，就可能产生放射反应，甚至放射损害。但是，如X射线量在容许范围内，则少有影响。因此，不应对X射线检查产生疑虑或恐惧，而应重视防护，如控制X射线检查中的辐射量并采取有效的防护措施，合理使用X射线检查，避免不必要的X射线辐射，以保护患者和工作人员的健康。

由于X射线设备的改进，高千伏技术、影像增强技术、高速增感屏和快速X射线感光胶片的使用，故X射线辐射量已显著减少，放射损害的可能性也越来越小。但是仍应注意，尤其应重视对孕妇、小儿患者和长期接触射线的工作人员，特别是介入放射学工作者的防护。

放射防护的方法和措施有以下几个方面。

（1）技术方面：可以采取屏蔽防护和距离防护原则。前者使用原子序数较高的物质，可用铅或含铅的物质，作为屏障以吸收掉不必要的X射线，如通常采用的X射线管壳、遮光筒和光圈、滤过板、荧屏后的铅玻璃、铅屏、铅橡皮围裙、铅橡皮手套和墙壁等。后者利用X射线量与距离平方成反比这一原理，通过增加X射线源与人体间距离以减少辐射量，是最简易有效的防护措施。

（2）患者方面：应选择恰当的X射线检查方法，每次检查的照射次数不宜过多，除诊治需要外不宜在短期内做多次重复检查。在投照时，应当注意照射范围及照射条件。对照射野相邻的性腺，应用铅橡皮加以遮盖。

（3）放射线工作者方面：应遵照国家有关放射防护卫生标准的规定制定必要的防护措施，正确进行X射线检查的操作，认真执行保健条例，定期监测放射线工作者所接受的剂量。直接透视时，要戴铅橡皮围裙和铅橡皮手套，并利用距离防护原则，加强自我防护。在行介入放射技术操作中，应避免不必要的X射线透视与摄影，应采用数字减影血管造影设备、超声和CT等进行监视。

第三节　数字X射线成像

普通X射线成像，其摄影是模拟成像，是以胶片为介质对图像信息进行采集、显示、存储和传送。X射线摄影的缺点是摄影技术条件要求严格，曝光宽容度小；照片上影像的灰度固定不可调节；而且图像不可能十分清晰显示各种密度不同的组织与结构，密度分辨力低；在照片的利用与管理上也有诸多不便。为此，将普通X射线成像改变为数字X射线成像（digital radiography，DR）非常必要。

一、数字X射线成像基本原理与设备

数字X射线成像（DR）是将普通X射线摄影装置或透视装置同电子计算机相结合，使X射线信息由模拟信息转换为数字信息，而得到数字图像的成像技术。数字X射线成像依其结构上的差别可分为计算机X射线成像（computer radiography，CR）、数字X射线荧光成像（digital fluorography，DF）和平板探测器（flat panel detectors）数字X射线成像。分别简介如下。

（一）计算机X射线成像

计算机X射线成像（CR）是以影像板（image plate，IP）代替X射线胶片作为介质。IP上的影像信息要经过读取、图像处理和显示等步骤，才能显示出数字图像。IP由含有微量元素铕[Eu^{2+}的钡氟溴（或氯、碘）]的化合物结晶（BaFX：Eu^{2+}，X=Cl、Br、I）制成，透过人体的X射线，可使IP中化合物结晶感觉到在影像介质（image factor，IF）上形成潜影。用激光扫描系统读取，IP上由激光激发出的辉尽性荧光，经光电倍增管转换成电信号，再由模拟/数字转换器（analog/digital converter）转换成数字影像信息。数字影像信息经图像处理系统处理，可在一定范围内调节图像。图像处理主要包括：①灰阶处理，使数字信号转换成黑白影像，并在人眼能辨别的范围内选择合适的灰阶，以达到最佳的视觉效果，以利于观察不同的组织结构；②窗位处理，使一定灰阶范围内的组织结构，依其对X射线吸收率的差别，得到最佳的显示，可提高影像质量；③X射线吸收率减影处理，以消除某些组织的影像，达到减影目的；④数字减影血管造影（digital subtraction angiography，DSA）处理，得数字减影血管造影图像。

数字信息经数字/模拟转换器（digital/analog converter）转换，于荧屏上显示出人眼可见的灰阶图像，还可摄照在胶片上或用磁带、磁盘和光盘保存。

CR的设备，除X射线机外，主要由IP、图像读取、图像处理、图像记录、存储和显示装置及控制用的计算机等组成。

CR与普通X射线成像比较，重要的改进是实现了数字X射线成像。优点是提高了图像密度分辨力与显示能力；行图像处理，增加了信息的显示功能；降低了X射线曝光量；曝光宽容度加大；既可摄成照片，还可用磁盘或光盘存储；并可将数字信息转入PACS中。

但是CR成像速度慢，整个过程所需时间以分钟计；无透视功能；图像质量仍不够满意。其发展前景差，将由平板探测器数字X射线成像所代替。

（二）数字X射线荧光成像

数字X射线荧光成像（DF）是用IITV代替X射线胶片或CR的IP作为介质。

影像增强电视系统荧屏上的图像用高分辨力摄像管行序列扫描，把所得连续视频信号转为间断的各自独立的信息，形成像素，复经模拟/数字转换器将每个像素转成数字，并按序列排成数字矩阵（digital matrix）。这样IITV上的图像就被像素化和数字化了。当前已经用电荷锅台器代替摄像管采集IITV的光信号。数字矩阵为512mm×512mm或1 024mm×1 024mm。像素越小、越多，图像越清楚。DF光电转换较快，成像时间短，图像较好，有透视功能，最早应用于DSA和DR胃肠机。

DF与CR都是将模拟的X射线信息转换成数字信息，但采集方式不同，CR用IP，DF用IITV，在图像显示、存储及后处理方面基本相同。

DF与CR都是先将X射线转换成可见光，再转成电信号，由于有经摄像管或激光扫描转换成可见光再行光电转换的过程，信号损失较多，所以图像不如平板探测器数字X射线成像那样清晰。为了区别，将CR及DF称为间接数字X射线成像（indirect digital radiography，IDR），而将平板探测器数字X射线成像称为直接数字X射线成像（direct digital radiography，DDR）。

（三）平板探测器数字X射线成像

用平板探测器将X射线信息转换成电信号，再行数字化，整个转换过程都在平板探测器内完成。不像DF或CR，没有经摄像管或激光扫描的过程，所以X射线信息损失少，噪声小，图像质量好。更因成像时间短，可用于透视和实行时间减影的DSA，扩大了X射线检查的范围。

可用于实际的平板探测器为无定型硅碘化钝平板探测器，是在玻璃板底基上固定由低噪声的半导体材料制成的无定型硅阵列部件，其表面覆有针状碘化铯闪烁晶体。在平板探测器内，X射线信号转换成的光信号经硅阵列及光电电路转换成电信号，再转换成数字信号。

另一种平板探测器是在无定型硅表面覆以光电导体的硒层，使X射线信号直接转换为电信号。但其转换率不高，硅材料不够稳定，不能行快速采集。此外，还有直线阵列氙微电离室组成探测器作为介质的。

平板探测器数字X射线成像图像质量好、成像快，是今后发展的方向。

二、数字X射线成像的临床应用

CR、DF与DDR都是数字X射线成像，都有数字成像的共同优点，同普通X射线成像比较，有明显的优势。

数字图像质量与所含的影像信息量可与普通X射线成像媲美：图像处理系统可调节对比，故能得到最佳的视觉效果；摄照条件的宽容范围较大；患者接受的X射线量较少；图像信息可摄成照片或由磁盘或光盘储存；可输入PACS中。此外，还可行体层成像和减影处理。

数字图像与普通X射线图像都是所摄部位总体的叠加影像，普通X射线能摄照的部位也都可行数字成像，对图像的解读与诊断也与传统的X射线图像相同。只不过数字图像是由一定数目（比如1 024mm×1 024mm）的像素所组成，而普通X射线图像是由银颗粒所组成。数字成像对骨结构及软组织的显示优于普通X射线成像，还可行矿物盐含量的定量分析，对肺结节性病变的检出率也高于普通X射线成像。数字胃肠双对比造影在显示胃小区、微小病变及肠黏膜皱襞方面也优于普通的X射线成像。

从图像质量、成像速度、摄照条件的宽容度和照射剂量等方面对CR、DF及DDR进行比较，CR图像质量差，成像时间长，工作效率低，不能做透视；DF成像时间短，可行透视，多用于血管造影、DSA和胃肠造影，其缺点是DF设备不能与普通的X射线装置兼容；而DDR则有明显的优势，只是目前价格较为昂贵。

第四节 数字减影血管造影

血管造影是将水溶性碘对比剂注入血管内，使血管显影的 X 射线检查方法，由于存在血管与骨骼及软组织重叠，因此影响血管的显示。数字减影血管造影（DSA）是利用计算机处理数字影像信息，消除骨骼和软组织影像，使血管显影清晰的成像技术，在血管造影中应用已很普遍。

一、数字减影血管造影成像基本原理与设备

数字成像是 DSA 的基础。数字减影的方法有几种，常用的是时间减影法（temporal subtraction method），介绍如下。

经导管向血管内团注水溶性碘对比剂，在对比剂到达感兴趣血管之前和血管内出现对比剂、对比剂浓度处于高峰和对比剂被廓清这段时间，使检查部位连续成像。在这系列图像中，取一帧血管内不含对比剂的图像作为蒙片和一帧含有对比剂的图像（这两帧图像称为减影对），用这两帧图像的数字矩阵，经计算机行数字减影处理，使骨骼及软组织的数字相互抵消。这样，经计算机行减影处理的数字矩阵再经数字/模拟转换器转换为图像，则骨骸及软组织影像被消除掉，只留有清晰的血管影像，达到减影目的。此种减影图像因系在不同时间所得，故称时间减影法。血管内不含对比剂的图像作为蒙片，可同任一帧含对比剂的图像作为减影对，进行减影处理，于是可得到不同期相的 DSA 图像。时间减影法所用的各帧图像是在造影过程中所得，任何运动均可使图像不尽一致，造成减影对的图像不能精确重合，即配准不良，致使血管影像不够清晰。

DSA 设备主要是数字成像系统，采用 DF，先进设备则用平板探测器代替Ⅲ、V。显示矩阵为 1 024mm × 1 024mm。行三维信息采集以实现三维图像显示，明显提高了 DSA 的显示功能。

二、数字减影血管造影检查技术

根据将对比剂注入动脉或静脉而分为动脉 DSA（intra-arterial DSA，IADSA）和静脉 DSA（intravenous DSA，IVDSA）。由于 IADSA 血管成像清楚，对比剂用量少，所以现在都用 IADSA。

IADSA 的操作是将导管插入动脉后，向导管内注入肝素以防止导管凝血；将导管尖插入感兴趣动脉开口；导管尾端接压力注射器，团注对比剂；注入对比剂前将影屏对准检查部位；于造影前及整个造影过程中，根据需要以每秒 1 帧或更多的帧频，摄照 7 ～ 10s；经操作台处理即可得 IADSA 图像。

三、数字减影血管造影的临床应用

DSA 由于没有骨骼与软组织影的重叠，因此，血管及其病变显示更为清楚，已代替了一般的血管造影。用选择性或超选择性插管，可很好地显示直径在 200flm 以下的血管及小病变；可实现观察血流的动态图像，成为功能检查手段。DSA 可用较低浓度的对比剂，用量也可减少。

DSA 适用于心脏大血管的检查。对心内解剖结构异常、主动脉夹层、主动脉瘤、主动脉缩窄和分支狭窄，以及主动脉发育异常等显示清楚；对冠状动脉也是最好的显示方法；显示颈段和颅内动脉清楚，用于诊断颈段动脉狭窄或闭塞、颅内动脉瘤、动脉闭塞和血管发育异常，以及颅内肿瘤供血动脉的观察等。对腹主动脉及其分支和肢体大血管的检查，DSA 也同样有效。

DSA 设备与技术已相当成熟，快速三维旋转实时成像，实时的减影功能，可动态地从不同方位对血管及其病变进行形态和血流动力学的观察。对介入技术，特别是血管内介入技术，DSA 更是不可缺少的。

第五节 X 射线成像的观察、分析与诊断

X 射线成像是组织器官间、正常组织与病理组织间的密度差异，它是以不同的灰度构成解剖图像，如同一张黑白照片，不同的组织或病变应用不同的检查技术则表现为不同的灰度，如骨骼组织在 X 射线

平片呈白影，而透视影像则呈黑影，正常肺组织在X射线平片呈黑影，而在透视影像上则呈白影。由此可见，只有在了解了各种X射线检查方法的成像原理后，才能正确解读各种图像。

在观察分析X射线图像时，应首先注意摄影条件和体位是否满足临床诊断需要，摄影条件的欠缺、摄影部位的偏离和遗漏，常是造成漏诊和误诊的重要原因之一。其次要按一定的顺序，全面系统地观察X射线片，并结合临床表现，着重观察分析靶区。例如，在分析胸片时，应注意按序观察胸廓、肺、纵隔、膈肌、心脏及大血管，其中对于肺要观察整个肺野和肺门。在分析骨骼X射线片时，要观察骨、关节解剖结构是否正常，并着重观察骨皮质、骨松质、骨髓腔和周围软组织。

识别异常X射线表现的基础是熟悉正常和变异的X射线表现。异常的X射线表现主要是受检器官形态和密度的改变，例如，肺纤维化既可使胸廓和肺的形态发生改变，又因肺内病变处含气量减少，纤维结缔组织增加而使肺野的密度增加。

病变的X射线表现与病变的病理学有关,故需要用病理学的知识来解释X射线表现,其分析要点如下:①病变的位置和分布，肺尖的渗出性病变多为结核，而在肺底部则多为肺炎。骨肉瘤好发于干骺端，骨巨细胞瘤常位于骨端。②病变的数目和形状，肺内多发球形病灶多为转移所致，而单发病灶则应考虑为肺癌、错构瘤或炎性假瘤等；肺内炎症多为片状或斑片状影。③病变边缘，一般良性肿瘤、慢性炎症和病变愈合期，边缘锐利；恶性肿瘤、急性炎症和病变进展阶段，边缘多模糊。④病变密度，病变组织的密度可高于或低于正常组织，肺内密度降低可为肺气肿或肺大疱所致，密度增高为肺实变或占位病变引起。⑤邻近器官组织的改变，肺内大面积密度增高时，可根据胸廓扩大或是下陷、肋间隙增宽还是变窄、膈的下降或是上升、纵隔是推移或牵拉等改变来判断病变性质。前者为胸腔积液所造成的改变，而后者则多为肺不张、胸膜肥厚粘连所致。⑥器官功能的改变，主要是观察心脏大血管的搏动、胃肠道的蠕动、膈的呼吸运动等，有时，这是疾病早期发现的依据之一。

与临床上疾病存在着“同征异病和异征同病”一样，在日常影像学诊断中亦存在着“同征异病和异征同病”的现象，这涉及诊断与鉴别诊断的问题，在诊断与鉴别诊断过程中要注意各种X射线影像技术的优势和互补作用，并密切结合患者相关的临床资料。

医学影像学诊断结果有3种情况：①肯定性诊断，即通过检查可以确诊；②否定性诊断，即通过影像学诊断排除了某些疾病，此时，要充分注意到检查方法的局限性和某些疾病的特殊性，以及它们的动态变化过程；③可能性诊断，即经过检查发现了某些征象，但并不能根据这些征象确定病变性质，而列出几个可能性，遇到这种情况，除综合应用其他影像学方法外，同时，可结合其他临床检查资料，如内镜、活检等，或者可进行随访、试验性治疗后复查等措施来得出最终诊断结果。

第二章

计算机体层成像（CT）技术

第一节　CT 体层成像的概念

电子计算机 X 线体层摄影简称 CT（computed tomography），1969 年由英国科学家 Hounsfield 等发明，它通过对扇形 X 线束照射人体组织器官后剩余 X 线的检测，经计算机处理可获得人体体层重组图像。虽然 CT 仍以密度变化和脏器形态变化为诊断根据，但密度分辨率已远超过 X 线平片，CT 机可分辨人体组织 1/2 000 的密度差别，可将骨骼、软组织、血液、液化坏死组织、水、脂肪及气体明确分开，病变的形态学显示亦因体层摄影而更加全面、准确。CT 通过造影增强扫描可推断病变性质及血供情况。CT 检查安全、迅速、简便且无痛苦，大大提高了对各种疾病的早期检测能力和诊断准确性，对肿瘤、炎症、外伤、先天畸形及其他许多病变均有良好的诊断效果。CT 还具有无影像重叠、密度分辨率高、解剖关系清楚等优点，从而使 X 线诊断进入了计算机分层影像诊断的快速发展的新阶段。Hounsfield 因此获得了 1979 年诺贝尔医学奖。当前，CT 已经实现了亚秒快速容积扫描和三维立体重组显示。

如本书所述，数字化的 X 线图像在计算机内是以数学矩阵的形式进行处理的，CT 图像也是数字化图像，是由一定大小的数学矩阵代表的像素组合而成。CT 规定每个像素数字的大小即为该像素所代表的组织的 CT 值大小，它反映组织密度的高低，用 Hounsfield 单位（HU）表示，规定水的 CT 值为 0，牙釉质及骨皮质的 CT 值为 1 000（CT 值上限），空气的 CT 值为 −1 000，这样就构成了 2 000 个 CT 值的变化范围，也代表了 CT 机卓越的密度分辨能力，它大大超过了普通 X 线摄影。值得注意的是，图像的像素一般最多为 512×512；而被扫描组织的范围大小不等，因此扫描视野越大，每个像素所代表的组织就越大，其空间分辨能力就下降，一般 CT 的空间分辨率较普通 X 线平片低。

第二节　CT 体层扫描成像的原理

那么 CT 图像中每个像素大小是如何获得的呢？它是用高度准直的 X 线窄束围绕身体某一部位（某一层面）做一次连续的曝光和扫描（图 2-1），其对侧高度灵敏的检测器将记录 X 线通过人体后衰减的剩余 X 线量，大量的 X 线光子成为光电倍增信号而转化成数字模拟信号被输入到计算机进行复杂的运算处理，即可以获得该体层层面上的各像素点的 X 线衰减数值，这些数值就是 CT 值，构成数字矩阵，再由显示器将不同的数据用不同的灰度等级显示出来，就形成了人体体层解剖图像。

如图 2-2 所示，将一个正方形分为四分隔，分别为 A、B、C、D，4 个方格代表的组织的 CT 值数字如何求得？根据 X 线从一侧方向上对正方形 ABCD 进行照射，可以获得 X 线通过该物体后的剩余数值，假设射线从某一个方向（从左到右）投照，在对侧可以测量得到相同的剩余 X 线，即 X 线穿过 AB 和穿过 CD 有相同量的 X 线被吸收，如 A＋B ＝ C＋D ＝ 7。但是，这并不能说明 A、B、C、D 各自的 4 个数值是相同的。也就是说可以知道该物体对 X 线的吸收值。如果该物体内部由不同成分组成或者探测器的分辨率大于该物体，就可以使物体不同部分吸收系数的不同显示于探测器上；相同一排的 2 个或多个单元的数值仍然可能不同，单从一个方向上的 X 线照射是不能分别测得 X 线穿过相同一排的 2 个或多个单元的具体吸收系数（CT 值）的。

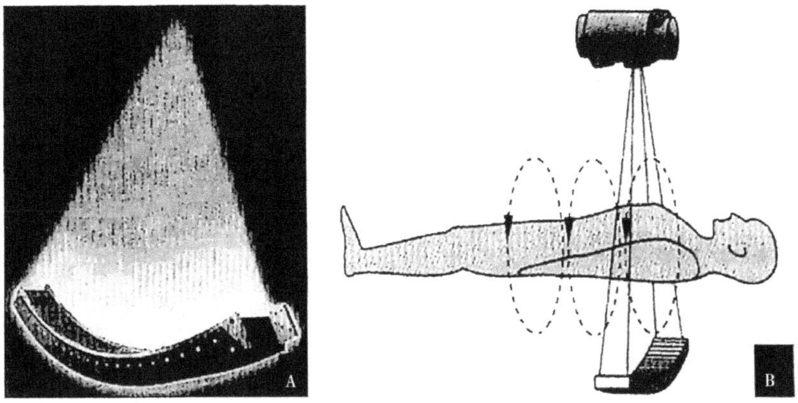

图 2-1　CT 的成像原理

A. CT 中的 X 线束是扇形的；B. 由 X 线管发出的扇形 X 线束围绕人体旋转进行连续 X 线曝光。X 线照射人体以后，剩余的 X 线将投射到对侧弧形的接收检测器进行光子接收、能量转换和电信号输出，通过计算机的运算就可以获得人体组织的吸收系数

换一种方式，如果在不同方向上分别、多次地投照这个物体后，X 线穿过的单元各不相同，还可以得出不同的数值，即至少可以再得出 3 个算术等式（如测量得出 A＋C ＝ 6，B＋D ＝ 8，A＋D ＝ 5），加上原来的 2 个等式，将形成 5 个或以上的数学方程式，所列出来的等式如图 2-2 所示，将这 5 个方程式进行数学解方程运算，就可以得到 4 个方格单元 A、B、C、D 各自的数值分别为 2、5、4、3。这个过程实际是通过数学方式求到了 X 线所穿过的平面中不同空间部位的组织的 X 线吸收数值，也就是密度值或 CT 值。通过这样的方法，X 线围绕 A、B、C、D 旋转照射，借助计算机的数学运算，结果可以得到 A、B、C、D 分别的数值，这是很伟大的数学发现。

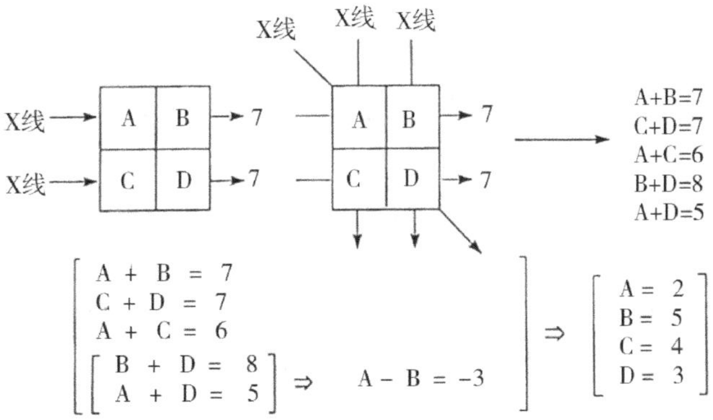

图 2-2　整体与分次投射示意图

整体中的小块组织，一次投射只能获得整体重叠的数值，在多次 X 线投射之后，就可以获得投射路径上各小块组织的各自数值

基于以上原理，科学家进一步研究推断，可以将 X 线管围绕人体进行旋转投射，从而得到人体内部不同空间位置上的组织的密度值。当然人体组织需要被模拟分隔成为 64×64 个或者更多的（如

256×256 个）组织小块，要被不同方向上的射线重复投照很多次，最终才能测算出每个小块组织（体素）的密度值。这里，设备中需要长时间产生 X 线的大热容量 X 线管和高灵敏度的探测器，还要借助强大的计算机来处理数据，这些都是在现代计算机技术高度发达之后才实现的。

再进一步，根据这些数值形成的亮暗差别转换成灰阶图像，就可以形成 CT 图像。示意图中的方格单元只有 4 个，如果增加到 40 个、400 个，则测算的计算量将非常大。但是，在这个原理基础上通过运算，的确可以做到薄层 X 线照射人体某个断面之后将获得人体截断面内部的解剖信息并细致地显示出来。Hounsfield 当年设计的第一代 CT 机就是在一个方向上并行投射多次，然后旋转一定角度再重复前面多次投照的过程，这样反复进行才最终重组出图像的（图 2–3）。

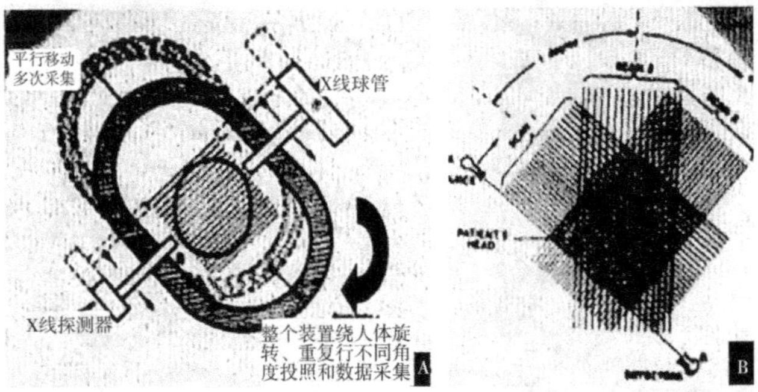

图 2–3　Hounsfield 的平行多次扫描进行断面图像重组的设计图，基本思路就是多角度多次投射和数据计算

一台 CT 机其实是由高度精密的多个独立部分组成的。扫描装置包括 X 线管、探测器、机架、变压器及光电转化系统等。操作控制部分则主要为操作台及操作软件，控制和管理扫描装置和计算机处理装置各部分的工作。其他还有计算机、激光照相机、高压注射器、后处理工作站等。

第三节　CT 扫描技术的发展

随着医学工程技术的发展，CT 机的性能不断提高，功能不断完善。高压发生器输出电压稳定性提高和 X 线管热容量的提高使快速、连续 CT 扫描成为可能，检测器的灵敏度提高及数量增加则可大大提高 CT 机的密度、空间分辨率，而计算机系统的不断改善和升级使操作更方便、图像更清晰、维护更简易。目前，第一或第二代 CT 机已被淘汰，第三代 CT 机的扫描速度和图像质量仅能满足一般扫描需要。以螺旋容积扫描为特征的第四代 CT 机正迅速发展和普及，使 CT 的图像质量和诊断能力大大提高，也使 CTA 和动态扫描成为可能。第五代 CT 即超快速 CT 或电子束体层成像系统也在我国许多大城市中开始应用。将 CT 应用范围扩大到心脏和大血管，特别是冠状动脉硬化的无创伤检测具有重要的临床意义。

螺旋 CT 扫描的关键技术是 X 线管旋转的滑环技术。第三代普通 CT 扫描的特点是每扫描一层，X 线管绕患者旋转一周，然后等待检查床推进到下一个层面的位置，同时 X 线管需要时间回复到原来位置，因为连接 X 线管的高压电缆线不可能一直旋转和缠绕，所以普通 CT 是以扫描一层后停顿数秒的间断方式进行的。螺旋 CT 通过 X 线管旋转的滑环技术达到 X 线管连续旋转和发射 X 线、检查床连续推进的一次性连续扫描过程，数秒或者最快不足 1 秒的时间就可完成一次检查的全部扫描，扫描时间明显缩短。而且，连续扫描可以获得连续的容积采集数据，提高 CT 后处理的能力。

螺旋 CT 目前已经发展到一次旋转采集 640 层的超高速水平，它利用 320 排探测器并列同时工作，一次扫描 16cm 体部脏器，大大提高了扫描的速度，拓宽了 CT 的功能和应用范围。今后可望一次扫描覆盖全身，对急诊、小儿、不自主运动等患者特别有意义；而且心脏 CT 分析、脑血流灌注分析、三维图像的同步显示等新功能也将出现快速发展和急速进步。

电子束 CT 与普通 CT 的扫描方式完全不同，它通过电子枪发出大量电子，借高压真空管的加速和偏转，使电子束猛烈撞击位于扫描机架周围的环形靶面，发出的 X 线穿透人体组织到达对侧的 X 线探测器上。由于环形靶面和探测器的多层面设计，克服了X线管的机械旋转运动需要一定时间的问题，电子束CT的扫描速度极快，可达每秒20多层。目前电子束CT主要应用于一些需要特快扫描速度的检查部位，在心血管系统可以检测冠状动脉钙化，从而诊断冠状动脉硬化；对心脏增强后的快速扫描可以检测心肌梗死后的心肌灌注情况；电子束CT可以有效显示冠状动脉搭桥手术后的血管解剖；可以很好地显示心脏内肿瘤、肺动脉或左心房血栓、瓣膜钙化等。在其他方面，电子束CT快速扫描有利于了解脏器血流灌注的功能状态；甚至可以检测膝关节、颞颌关节的运动动态情况；对穿刺定位，电子束CT快速扫描和显示可使脏器运动的干扰降低到最低程度。但是，电子束CT的扫描方式与CT的成像原理有很大的不同，其电子撞击的数量被分散到数十个层面的圆周形靶面，相对一般CT的小点状撞击点所产生的X线量有显著的量能差别，导致电子束CT的图像较普通CT和螺旋CT差，而且其价格昂贵。随着多排螺旋CT的快速发展和重组软件的改进，多排螺旋CT在图像质量和设备价格上具有很大的优势，所以，目前电子束CT的市场趋向萎缩。

螺旋CT从单排探测器逐步向多层发展，目前已经达到X线管旋转一周扫描640层的水平，而且，探测器的平板式设计促使平板CT的研究成功，目前已进入了临床试用的阶段，相信螺旋CT的发展最终将达到电子束CT的快速程度，而图像质量将更优，价格将更低。

螺旋CT的发展得益于CT探测器、低压滑环设计、X线管热容量提高、数据采集和处理的计算机性能改进等各方面的进步。目前的CT探测器一般都采用多排稀土陶瓷探测器，其X线吸收率可高达99%，性能稳定，配合非接触性激光信号传输技术，大大提高了图像的质量。多排探测器的排列上可以等距离对称或非等距离对称，后者对消除余晖效应和提高信噪比更佳。螺旋滑环现在都已经改为低压的银合金电刷技术，X线管也采用金属陶瓷和高散热涂料等材料，以适应螺旋CT连续扫描的高热容量和热量的及时散发。计算机的锥形线束算法可以克服因锥形X线束的覆盖范围改变和探测器列数、宽度增加的图像质量下降；而对锥形X线束扫描导致的扫描剂量上升问题，目前发展了许多相关技术来克服，主要有自动mA调节技术、智能滤过技术、可变速扫描技术、期相选择性曝光技术以及全自动心电门控触发扫描等。

（1）超宽检测器的多层面螺旋CT：目前有公司推出320列的超宽检测器设计，使螺旋CT超常规发展到更大范围的容积扫描，这样就有可能很快使CT技术达到超大范围的一次性扫描。

（2）平板检测器CT：目前已经有了平板检测器CT的初步临床应用经验总结，该种机型的优点是空间分辨率高、容积采集数据的可重组性好，其采集速度和重组方式有了革命性的变化。目前存在的问题是X线剂量较大、采集和重组的数学处理方式尚需改进以及成本较高等，相信今后几年内将全面市场化。

（3）自动图像重组显示：当前CT的快速发展使CT扫描的原始图像达到数百帧甚至更多的数量，给阅片分析和诊断带来困难，因而各种计算机自动重组的2D或3D显示方式将成为主要的图像分析对象，将从以前的大部分手控调节向大部分自动控制发展，由延时显示向实时或近于实时显示快速发展。

（4）CT与其他影像资料的融合：当今功能磁共振已经成功实现形态显示与功能图像的融合，CT与PET图像也已经实现良好的结合机型和实现无缝融合显示功能，而MRI与PET、CT与DSA的机械、机型融合或图像融合都将实现，将来这方面会有更大的发展。

（5）计算机辅助诊断：面对如今激增的图像信息，计算机信息处理将发挥更大的作用。在收集大量同病种、同部位的影像学资料的基础上，采用概率学的逻辑分析，对新的病例进行诊断的导向，可望逐步达到相当或略高于有经验专家的水平。

第四节 CT功能的发展

多至320层的快速螺旋扫描使常规的CT扫描观念发生了巨大的变化，如螺距概念的更新，使研究螺距选择对图像质量的影响成为新的课题，而且使扫描层厚与图像重组间隔也出现了可选择性。另外，快速扫描使增强CT的对比剂强化出现期相与强化相关性的问题，病变强化将分出动脉早期、动脉期、实质期、静脉期等多时相不同特征，伴随而至的将是CT检查在观念和功能上的不断变化和进步。

一、CT 普查的应用

现已证实，体检或普查使用 X 线胸片将有约 20% 的肺组织受到心脏、纵隔、横膈和脊柱的遮挡，造成疾病的遗漏。目前的多层螺旋 CT 的低剂量胸部扫描结果已达临床满意的水平，图像质量与高 mA 的常规 CT 扫描几乎没有差别，20 ~ 30mA 的条件可以大大减少对受检查者的 X 线辐射，但是对肺部微小病灶的检出率很高，在防止漏诊方面的效果更加符合卫生经济学原则。而且，目前许多医师主张使用多层螺旋 CT 对结肠的内镜显示进行普查和筛选。

二、CT 血管造影

螺旋 CT 的快速扫描可以准确地在对比剂高峰时间进行靶血管扫描。目前一般螺旋 CT 上均配有智能化对比剂跟踪软件，可以选择性地在腹主动脉、腔静脉、肝肾脾动静脉和肠系膜血管的对比剂强化高峰期进行螺旋容积扫描，然后采用最大像素投影法（maximum intensity projection，MIP）、表面重组法（surface shadow display，SSD）、容积重组法（volume slicing display，VSD）和内镜显示（virtual endoscopy，VE）等各种重组方法来显示病变。CTA 对直径 3mm 以上的动脉瘤显影效果良好，对明确动静脉畸形（arterial-venous malformation，AVM）的病灶大小和供血动脉有重要的价值，对病灶的邻近结构和引流静脉的显示也有较好的价值。对占位性病变，CTA 可以同时显示病变和邻近的血管，对明确病变的大小、形态及其与周围组织的关系非常有效，具有方便、安全、无创伤等优点。

三、CT 灌注显像技术

脑的 CT 灌注成像功能已经得到成功地开发和利用，配置分析软件也已经趋于成熟。随着 CT 扫描速度的进一步提高，目前已经允许行多层面的 CT 灌注成像，使一次注射对比剂就可以获得多层面的灌注信息。对肿瘤的灌注成像已经可以更详细地了解肿瘤实质的结构特点和血液循环情况，提高肿瘤诊断的准确性和特异性。肺的灌注成像可以用彩色的方式显示肺毛细血管床灌注情况、反映肺功能状况。

四、心脏 CT 检查

目前 64 排螺旋 CT 在临床已经成为普及的机型，用于心脏扫描的时间分辨率已达冠状动脉 CTA 非常实用的水平。对冠状动脉、心腔、心瓣膜等结构的显示已与电子束 CT 相当。螺旋 CT 有望在显示粥样硬化软斑块方面达到比电子束 CT 更优的效果。由于时间分辨率的提高，64 排及更多排数探测器的螺旋 CT 可以显示人工心脏瓣膜的开、闭及其功能状况。此外，心肌灌注、心肌血流储备、心肌应力灌注均是目前 CT 心脏检查的发展热点，下一步可能实现解剖学与相位相结合的影像重组、4D 资料的 2D 浏览、自动轮廓描记、电影显示、室壁运动与厚度变化关系显示、射血功能分析等特殊功能。

五、CT 透视与 CT 介入技术

CT 扫描速度加快的同时，数据处理速度也在不断加快，许多公司推出的 CT 透视技术其实就是快速重组的应用，可以立时显示和定位穿刺针的位置。由于 CT 导向穿刺活检的高准确性和低并发症发生率，因而得到临床广泛应用。CT 导引下的脓肿穿刺引流术在临床上也有广泛的适应证。

六、表面渗透成像

常规 CT 增强扫描显示的是组织或病变内对比剂流入、外渗和廓清的信息，表面渗透成像则采用延时扫描的方法，对照不同时相的影像，反映对比剂在组织或病变的表面渗出状况。

第五节 CT 技术的发展趋势和展望

CT 是一种利用 X 线进行人体体层成像的高科技医疗仪器，从 20 世纪 70 年代发展至今，在临床上的应用日渐广泛，为疾病早期诊断和获得良好疗效做出了极大的贡献。CT 成像的目的是获得显示疾病的良好图像，所有后续的发展或技术的进步，都在于获得临床医师诊断疾病时需要的诊断依据，其发展的方向主要在于用最少的 X 线剂量，在最短时间内取得更加明确的定位、定性诊断的依据，这些诊断疾病的依据其实就是依赖于图像分辨率的提高。目前 CT 技术不断进步主要有三大发展方向，即提高时间分辨率、空间分辨率和密度对比分辨率。

一、时间分辨率的提高

CT 扫描的时间分辨率的提高主要有两个途径。第一是增加探测器宽度，就是增加一次机架旋转的人体 Z 轴覆盖率。所以现在各厂家都在推出宽探测器 CT，从 1998 年 2 排 CT 开始的多排探测器至今十几年的时间内，迅速发展到目前最大的 320 排探测器，一次旋转覆盖 160mm，产生 640 层图像，可以更快扫描人体和检查患者。这种快速扫描技术最重要的是可以让医师在有限的血液循环过程中，抓到对比剂在目标部位的高峰浓度，也可以方便做多期相扫描、大范围扫描、冠状动脉和四肢 CTA、灌注成像（血流动力学成像）等，开辟了 CT 新的应用领域。第二个提高时间分辨率的途径就是增加机架旋转速度，以便克服生理运动伪影。伴随着探测器宽度的增加，CT 的扫描速度从最早的 1 秒旋转一圈不断提升，直至现在达到每圈 0.275 秒的旋转速度。旋转速度的提高可以克服心脏搏动的影响，加上半圈重组技术、多扇区重组技术等采集时间分割的分解数据采集与整合重组方法的实施，CT 开始进入冠状动脉 CTA 成像（图 2-4）、关节动态成像等崭新的应用领域。

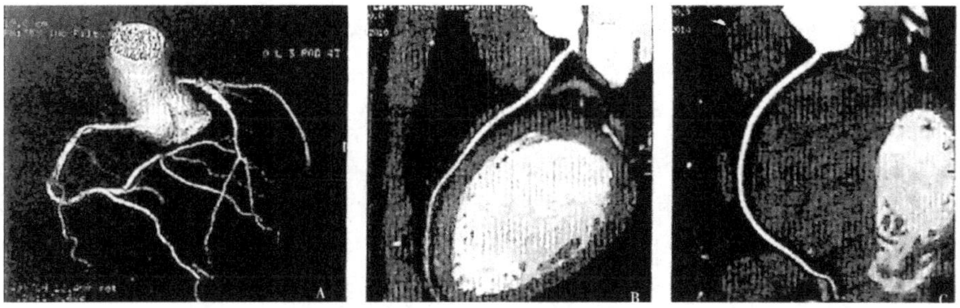

图 2-4 冠状动脉 CTA

A. 正常，显示立体的左、右冠状动脉；B. 左侧冠状动脉；C. 右侧冠状动脉

如果说 16 排 CT 实现各向同性体素的扫描和成像、实现 CT 立体成像的新平台，是 CT 发展过程中的一个里程碑，那么 64 排 CT 也是一个里程碑。从 64 排 CT 起，CT 扫描心脏和冠状动脉开始在临床上广泛被接受，这是以前 16 排、40 排 CT 都无法实现的。64 排 CT 既有机架旋转速度的提高，也有探测器宽度的提高，两方面进步的结合才使心脏在扫描过程中有“相对静止”的效果，这其中大热容量 X 线管技术的发展和计算机快速数据处理的发展也是最基本的支撑条件。

其实 CT 扫描心脏还有一些细节问题。在一个心动周期中，只有舒张期心脏相对运动缓慢（0.1 ~ 0.2 秒），可以给予扫描而不至于有显著运动伪影，因此实际可供扫描的时间窗很短。而机器的机架旋转速度达不到 0.1 秒，原因是机械旋转的动力、产热、旋转的离心力太大等，目前最快 0.28 秒，再快也不可能实现超过心脏跳动间隔时间那么短。所以要克服心跳问题，还需要多扇区重组技术或者多阶段扫描后的合并重组，将一个单位螺距中设备所涵盖的 Z 轴长度身体的数层或数十层图像分隔为 2 ~ 4 次更短扫描时间的间断采集，或者干脆发展一个机架内 2 套或多套的 X 线管 – 探测器系统，这样就可以提高时间分辨率，实现心脏相对静止的效果。

时间分辨率的提高是各家 CT 供应商努力的主要方向之一。最近 5 年的经验也在证明，更快速和更宽探测器的 CT 供应商在市场上占据主导地位，市场份额在扩大。但是，今后几年如何呢？ X 线管旋转速度和探测器宽度增加的极限似乎已经到了，再前进一步，困难非常之大。有厂家在研发气垫式旋转机架，阻力小了，速度可以提高，但是离心力越来越大，X 线采集速度和敏感性有待提高，电气材料的精度、承载力配合等都是需要克服的难题，CT 成本价格与临床使用性价比也在互相制约着。

探测器宽度的提高带来了锥体束伪影的问题，探测器 Z 轴边缘的像素存在失真的现象，目前有公司的产品采用 Z 轴上的弧形与圆周面的弧形相结合的方法，使探测器成为球面的设计，可以部分克服影像集合失真的情况，但是周边体素受到较少 X 线照射造成的 CT 值失真仍然需要诸如计算机算法补偿的技术来纠正，有些公司采用了特殊滤线器技术来纠正 X 线束投向探测器时的剂量不均匀情况，改善了图像质量，这些技术上的补偿和成熟推出，将使 CT 在时间分辨率上的提高成为下一代“更快扫描”产品的亮点。

二、空间分辨率的提高

空间分辨率的提高主要有两个方向：一个是探测器“排”的厚度减少，更薄的层厚就提高了空间分辨率；另一个是探测器弧面方向上单元的体积变小、数量增加，也是可以实现更高的空间分辨率的。这两方面的发展，直接的技术需要就是发展平板探测器 CT。

平板探测器 CT 早在十多年前就有人提出，但是目前仍然不能正式、广泛地应用于临床。目前市场上现有成熟的平板探测器 CT，主要是在口腔颌面和骨骼系统的应用（图 2–5）。现在的探测器没有像一般螺旋 CT 一样的弧形探测器长度，而是近似四方形，X 线束也是近乎锥形，而非螺旋 CT 的扇形，所以平板探测器 CT 也叫锥束 CT（cone beam CT，CBCT）。平板探测器的空间分辨率很高，理论上它可以做出更高空间分辨率的体层图像来。但现在的平板探测器 CT 所用的探测器，与 DR 所用探测器大致相仿，分辨率是很高了，但是缺点或问题也很显著。由于探测器本身面积的限制，数量多了，每个探测器中的感光单元的面积就小了，接收到的 X 线量相对就少，它在圆周方向上旋转的 X 线管每次曝光后，对面探测器所采集到的每个探测器单元的 X 线光子及信号值相对就少，造成图像的信噪比很低，对软组织的分辨率方面影响很大。为了提高 X 线接收的量和采样率，X 线管旋转速度要很慢，目前的锥束 CT 旋转扫描一圈一般需要 18 秒，所以只能用于静止的颌面、头部和骨骼的扫描。胸部的平板锥束 CT 扫描（图 2–6）需要屏气的时间为 9 秒，图像分辨率非常好，但是临床应用较为困难。

目前在临床上已经成功应用的 DSA–CT 也是平板探测器 CT 的一种，它是利用 DSA 的数字化探测器实现机架连续旋转、X 线管连续曝光和连续数据采集的功能，但是，由于上述的关于平板探测器空间分辨率比较高、数据量很大等很多与锥束 CT 相同的缺陷原因，目前 DSA–CT 的分辨率还是相对较低的，旋转速度也不能太快，只是用于定位需要的大致显示目标组织脏器的影像。

那么，锥束 CT 可否进一步发展并采用更长的弧形探测器及扇形 X 线呢？问题在于在分辨率很高的情况下，一排探测器的探测器单元已经很多了，再增加的话，获得的数据量将非常大。数据采集系统（data acquisition system，DAS）通道很多，很难做到有效集合和快速数据处理，目前计算机的处理速度还跟不上。另外，目前 100μm 分辨率的平板探测器大于 17in 的，还不能一体性地制造出来，就连 X 线摄片的 17in DR 的探测器，在有些公司仍然采用拼接来实现。更宽的平板探测器仍然需要技术的不断改进和发展，诸如前述的球面探测器设计，X 线管的改进使产生的 X 线具有更单一的频率区间和高穿透性，以及 X 线滤线技术的改进、探测器敏感性的提高和计算机技术的进步等，相信今后的技术发展会使平板探测器逐渐达到临床使用的水平。

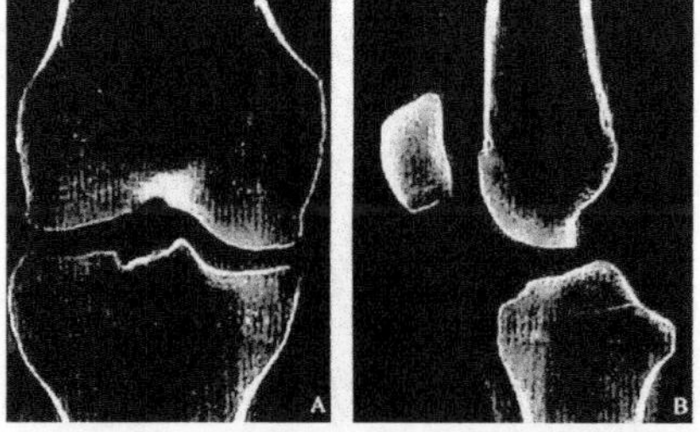

图 2–5　锥束 CT 扫描和 MPR 冠状面（A）和矢状面（B）重组图像，显示非常细小的骨小梁结构

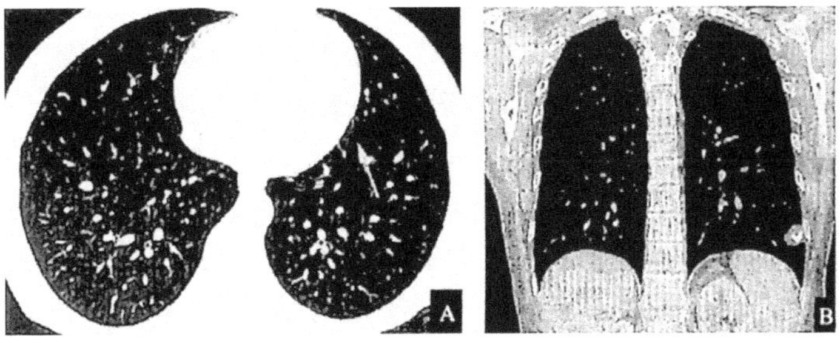

图 2-6　锥束平板 CT 胸部扫描

A. 横断面图像；B. 冠状面重组图像：显示叶间裂非常清楚

今后，CT X 线管技术的发展可能会在 X 线管特征方面做出改变，如 X 线管材料的改变可以使 X 线管更加小型化、轻质化，以至于一个 CT 成像系统中可安装多套 X 线管和探测器系统，使 X 线管不再需要旋转，这与电子束 CT 有许多相似之处，扫描速度将会更加快速和没有时间分辨率限制。

三、密度对比分辨率的提高

人体组织受到不同能量的 X 线照射后对其吸收率是不一样的。X 线的能量由 X 线管电压（千伏，kV）决定。如在乳腺摄片时，低能量，X 线管产生软射线，穿透差，大量软 X 线被乳腺组织吸收，在图像表现为高对比度。再如，拍摄普通 X 线胸片时，能量要高点，图像上对比度差一点，图像虽然有点灰灰的，但是心后肺纹理就可以显示了。但在作肋骨摄片时，能量要降低点，肋骨就会清楚点。因此，我们从中可以得知，用不同能量的射线穿透同一种组织，穿透程度会不一样。也就是说，用两种能量投照同一人体组织后，由于射线穿透程度不一样，得到的剩余射线会不一样，通过比较这种差别，就可以反映被 X 线照射物质不同的成分或性质。从这一原理出发，我们可以用不同能量的 X 线进行 CT 扫描，由于 X 线穿透能力不一样，将导致相同组织在不同能量射线扫描时测量得到的 CT 值不同（图 2-7）。

再进一步，如果对同一组织采用一系列不同能量的 X 线进行扫描，得到不同的数据和图像，或者采用两种能量的 X 线对同一组织进行扫描，经过计算机处理，可以测量出从 40kV 到 140kV 下同一种组织连续 11 个不同能量值对应的密度值，这就是能谱 CT 的原理。我们可以利用能谱 CT 找到某一种组织在能谱 CT 上的 CT 值变化曲线，从而鉴别组织性质，或者把一种物质作为基物质反过来测算组织对比度，或者找到相邻组织在什么样的能量条件下可以获得最佳的组织密度对比。近几年 CT 最主要的进步之一就是能量 CT 或能谱 CT 的逐渐成熟和在临床成功应用。

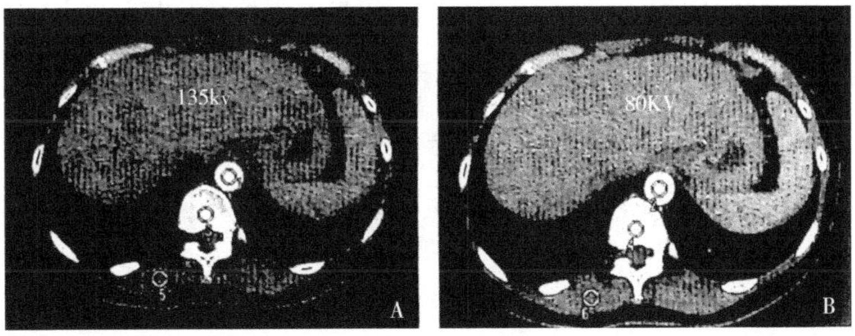

图 2-7　对同一层面采用 135kV（A）和 80kV（B）两种不同能量的 X 线进行 CT 扫描

富含对比剂的主动脉的 CT 值分别是 242HU 和 440HU。肌肉软组织的 CT 值分别是 54.6HU 和 59.7HU，差别非常大，而且不同组织变化的程度也是非常不同的，高密度组织变化程度大

能谱 CT 的实现，需要能瞬间切换发出多种不同能量 X 线束的 X 线管，或者配置两套互相独立能发出不同能量 X 线的探测器组合系统，以及在探测器数据采集和进行处理时的特殊计算技术来保证。今后，在探测器设计上实现“三明治”夹心的多层探测器将被推向市场，能谱低剂量 CT 的扫描将成为普遍的应用技术，对疾病的定性诊断将发挥重要的作用。

目前，能谱 CT 在临床上应用日渐广泛，也被证实具有重要的临床应用价值，是 CT 技术的一大进步。虚拟平扫的实现，可以让患者少接受一次扫描的辐射。由于软硬射线结合的应用，可以消除后颅窝伪影，消除 Hounsfield 暗区，消除动脉瘤电解可脱性弹簧圈（guglielmi detachable coil，GDC）伪影。对于碘的更高敏感性，使得 CTA 更加清楚地显示小血管。能谱 CT 对肺肿瘤与肺不张组织混合一起时可以区别，对于肿大的淋巴结是否存在转移也具有很大的参考价值，对心肌缺血也非常敏感，对肝脏结节的鉴别诊断、对胰腺结节的发现、对脂肪肝的定量测定都是非常有意义的。这些都是密度分辨率提高的结果。在密度分辨率不断提高的同时，夹层探测器的出现、分子靶向元素化合物的研制成功，可能使今后在碘基图像、水基图像的基础上，将能更进一步选择性地显示特殊金属物质的含量或分布图像，诸如钙、磷、碳等重要人体元素如果也可以实现人体组织密度分布定量化显示，就可以用 CT 显示人体组织代谢的情况。假如进一步发展，一些特殊分子具备特异抗体结合位点并带有特殊金属原子，而采用能谱 CT 去特异地显示这些化合物中的特殊金属原子，那么 CT 就将走在分子影像学的前列，以图像清晰、显示特异而进入更高水平的诊断技术时代。

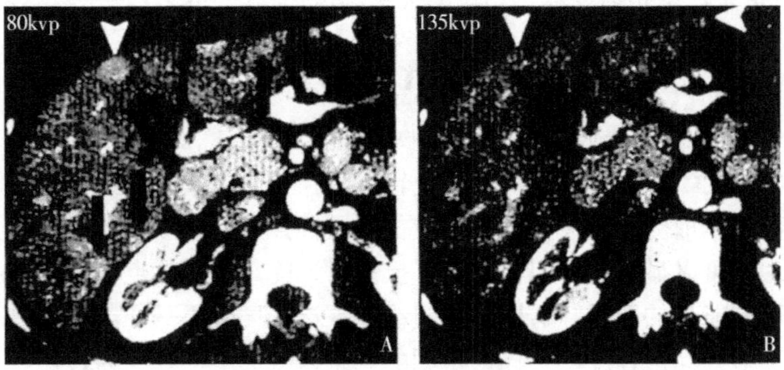

图 2-8　肝脏 CT 扫描

采用不同能量扫描肝脏后，发现低能量条件下虽然图像噪声较高（图 2-8），但是可以发现更多的结节。任何一种技术，都是在实际临床应用中不断被发现缺点并逐步改进的。任何技术的发展，都要以满足临床诊疗过程中的需求为目的。CT 技术曾经因为 MRI 的问世和快速发展让人觉得可能会日落西山，但是最近几年 CT 大踏步发展，临床应用范围不断扩大。相信随着 X 线管探测器技术的进步，X 线剂量问题也将会彻底解决。低剂量技术的推广，加上时间分辨率、空间分辨率、密度对比分辨率的提高，将使 CT 在安全、低剂量的条件下实现在更加清晰的图像上更加快速地显示疾病，使疾病更加早期、更加明确地得到诊断。CT 本身也在这样的高水平显示的层面上对临床更多的疾病发挥诊断和评价作用。设备供应商如果踏准这样的发展步伐，必将在激烈的市场竞争中站到胜利的奖台上，赢得医疗界乃至全民的赞赏。

第三章

磁共振成像技术

第一节　磁共振原理

磁共振是自旋的原子核在磁场中与电磁波互相作用的一种物理现象。为了加强理解，先复习有关概念，再根据 Bloch 的氢原子核磁矩进动学说（经典力学理论）和 Purcell 的氢原子核能级跃迁学说（量子力学理论），分别予以讨论。

一、基本概念

（一）原子与原子核

物质由分子组成，分子由原子构成，原子又由原子核和电子构成。原子核内含质子和中子，质子带正电荷，中子不带电荷，电子带负电荷。核外电子负电荷总量与核内正电荷总量相等，因此整个原子表现为中性。原子的化学特性取决于核外电子的数目，而它的物理特性由原子核所决定。

（二）原子核的磁矩、自旋、进动

氢的质子带正电荷，核的自旋就会产生环形电流，它会感应出磁场。因此我们可以将氢质子看作一个小磁棒，其磁力是一个矢量，称磁向量或磁矩。磁矩是随机分布的。

氢原子时刻绕自身中轴旋转称自旋（spin）。自旋的速率由核的种类决定，与磁场强度无关。氢原子在自旋时，由于受到重力影响，转动轴与重力方向形成倾角。氢原子绕自身轴线转动的同时，其转动轴线又绕重力方向回转，这种回转现象称进动（precession）。

在磁场中自旋的质子也会绕磁场轴进动，进动是磁场与质子磁矩相互作用产生的。为了产生共振，要对自旋的质子输入能量，需要按照自然进动频率加磁推力。所加的射频磁场的振动频率要等于自旋质子在磁场中的进动频率。进动频率取决于磁场强度和所研究原子核的特性。

（三）产生磁共振的原子核

除氢原子核可以产生磁共振外，元素周期表中凡具有自旋特性的原子核都有产生磁共振的可能。这些元素的原子核中，其质子数或中子数必有一个是奇数，包括如下情况：

1. 质子或中子之一为奇数　如 H-1（质子数为 1，无中子），C-13（质子数为 6，中子数为 7），P-31，Na-23，O-17。

2. 质子和中子皆为奇数　如 H-2（质子数和中子数皆为 1）和 N-14（质子数和中子数皆为 7）。

3. 质子和中子皆为偶数　此原子核不具有自旋的特性，也不可能产生磁共振，如 C-12（质子数和

中子数皆为 6），O-16。

目前用于临床 MR 成像的原子核仅为质子（氢的一种同位素）。而人体内含有其他许多有自旋特性的原子核或其同位素，均未用于临床 MR 成像。这是因为这些原子核或其同位素在人体的含量低，原子核产生共振的敏感性差，见表 3-1。

表 3-1 具有自旋特性的原子核

原子核	磁旋比（MHz/T）	相对含量（%）	相对敏感性
^{1}H	42.576	99.985	1
^{2}H	6.536	0.015	0.009 6
^{13}C	10.705	1.108	0.016
^{14}N	3.076	99.635	0.001
^{15}N	4.315	0.365	0.001
^{17}O	5.772	0.037	0.029
^{19}F	40.055	100	0.834
^{23}Na	11.262	100	0.093
^{31}P	17.236	100	0.066
^{39}K	1.987	93.08	0.000 5

（四）Larmor 公式

Larmor 公式：ω_0=rBo。ω_0 为质子的共振频率，单位是 MHz；Bo 为静磁场中的场强，单位是 Tesla，简称 T；r 为磁旋比，是常数，见表 3-1。要能使磁化的氢原子核激发，所用的射频脉冲频率必须符合氢的共振频率，原子核的共振频率又称 Larmor 频率或进动频率。

二、氢原子磁矩进动学说（经典力学理论）

Bloch 从经典力学的角度描述了磁共振的产生过程，认为原子核磁矩偏转过程即为磁共振过程，其磁矩偏转及在新的状态下继续进动，可引起周围线圈产生感应电流信号即磁共振（MR）信号。现分述如下：

（一）氢原子核磁矩平时状态——杂乱无章

氢原子核具有自旋特性，在平时状态，磁矩取向是任意的和无规律的，因而磁矩相互抵消，宏观磁矩 M=0（图 3-1）。

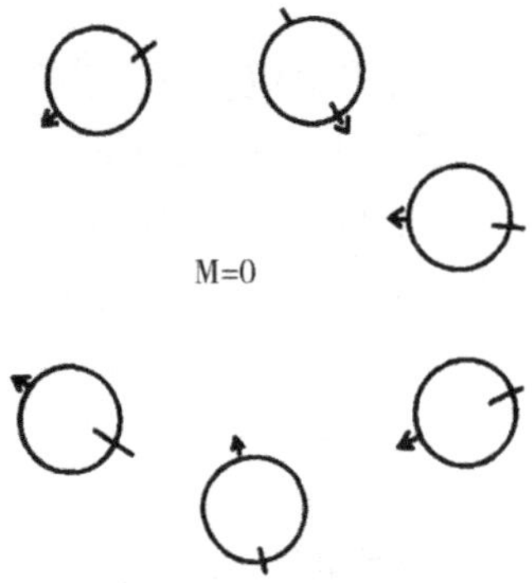

图 3-1 未置于磁场时，氢原子核磁矩取向呈随意分布

（二）氢原子置于磁场的状态——磁矩按磁力线方向排列

如果将氢原子置于均匀强度的磁场中，磁矩取向不再是任意和无规律的，而是按磁场的磁力线方向取向。其中大部分原子核的磁矩顺磁场排列，它们位能低，呈稳定态，但数量多；另外，较少一部分逆磁场排列，位能高，但数量少。由于顺磁场排列的原子核多于逆磁场排列的，这样就产生了一个平行于外磁场的磁矩 M。全部磁矩重新定向所产生的磁化向量称为宏观磁化向量，换言之，宏观磁化向量是表示单位体积中全部原子核的磁矩。磁场和磁化向量用三维坐标来描述，其中 Z 轴平行于磁力线，而 X 轴

和 Y 轴与 Z 轴垂直，同时 X 轴和 Y 轴相互垂直。

（三）施加射频脉冲——原子核获得能量

一个短的无线电波或射频能量被称为“射频脉冲”。能提供能量使磁化向量以 90° 的倾斜角旋转的射频脉冲称为 90° 脉冲。质子磁化后，按照 Larmor 频率向质子辐射射频脉冲，质子才能发生进动，同相进动被称为相干。

一旦建立了相干性，磁化向量 Mo 将偏离 Z 轴一个角度绕 Z 轴旋转。Mo 可以被分解成一个平行于 Z 轴的垂直分量 Mz 和一个横向分量 Mxy，Mxy 在垂直于 Z 轴的 XY 平面内旋转。随着射频脉冲的作用，横向分量愈来愈大，垂直分量愈来愈小，最后仅有横向分量 Mxy 而没有垂直分量 Mz。给予不同大小的脉冲，磁矩旋转亦不同。

向受检物质施加射频脉冲，等于向主磁场施加一个旋转磁场，由于旋转磁场的影响，磁矩发生旋转。施加射频脉冲愈强或时间愈长，磁矩偏离 Z 轴愈远，原子核获得能量愈多。

（四）射频脉冲停止后——产生 MR 信号

当射频脉冲停止作用后，磁化向量不立即停止转动，而是逐渐向平衡态恢复，最后回到平衡位置。我们把这一恢复过程称为弛豫过程，所用时间称为弛豫时间。这是一个释放能量和产生 MR 信号的过程。

当射频脉冲消失后，质子相干性逐渐消失，而质子磁矩在磁场的作用下开始重新排列。相干性和横向磁化向量的损失将导致辐射信号振幅下降，这个衰减信号被称为自由感应衰减信号（free induction decay，FID）（图 3–2）。横向磁化分量 Mxy 很快衰减到零，并且呈指数规律衰减，将此称为横向弛豫，而纵向磁化分量将缓慢增长到最初值，亦呈指数规律增长，将此称为纵向弛豫。

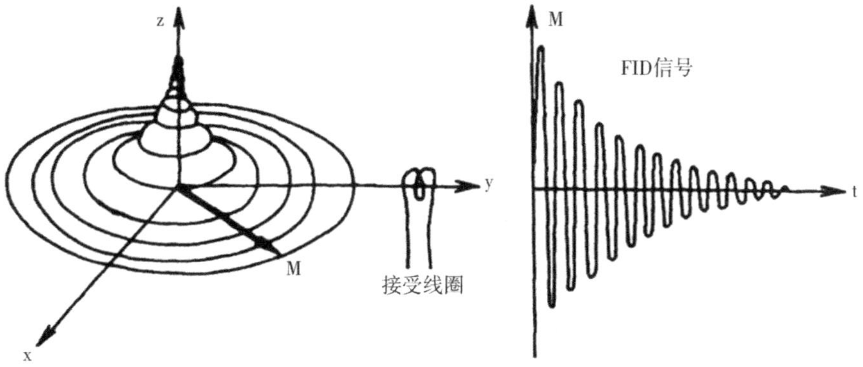

图 3–2　90° 脉冲的 FID 信号

三、原子核的能级跃迁学说（量子力学理论）

Purcell 认为，氢原子核吸收射频能量并跃迁至高能级，这是核磁共振的本质。

在无磁场时，氢原子磁矩取向是杂乱无章的。如将其置于磁场中，其磁矩取向按磁力线方向排列。其中大部分原子核的磁矩顺磁场排列，它们的位能低，呈稳定态；较少的一部分逆磁场排列，位能高。两种取向的原子的能级间有一个能级差（图 3–3）。能级差是磁共振的基础。

氢原子如果获得能量，低能级质子就会跃迁至高能级。原子核如何获得能量？它由射频脉冲提供能量。当射频脉冲提供的能量精确匹配于相邻两个原子能级之差，这时低能级原子核就会跃迁至高能级。Purcell 认为，氢原子核吸收射频能量并产生能级跃迁就是核磁共振，这就是核磁共振的本质（图 3–4）。

磁场强度愈大，原子间的能级差愈大，要求射频脉冲提供能量愈大（射频脉冲频率愈高）。

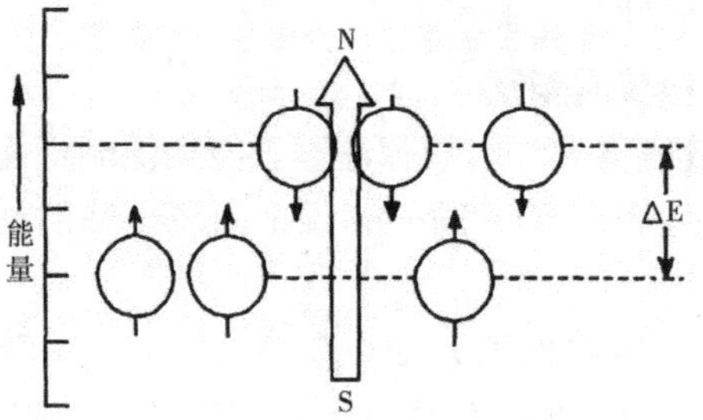

图 3-3　指向南极和北极的原子核的能级差

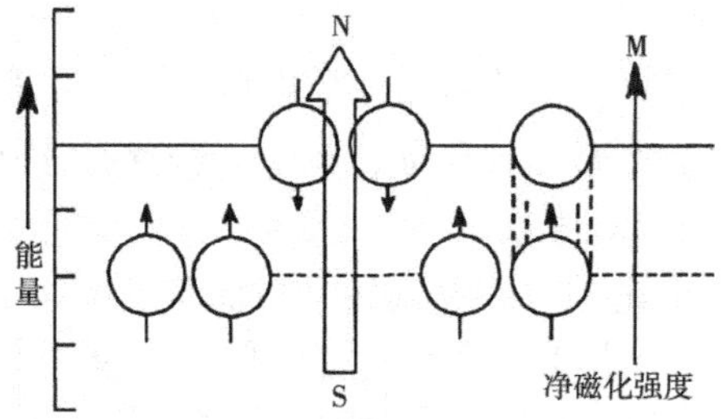

图 3-4　氢原子核吸收能量，产生能级跃迁

四、核磁弛豫

当射频脉冲停止作用后，宏观磁化向量并不立即停止转动，而是逐渐向平衡态恢复，最后回到平衡位置。我们把这一过程称为弛豫过程，所用的时间称为弛豫时间。射频脉冲停止后，横向磁化分量 Mxy 很快衰减到零，称为横向弛豫；纵向磁化分量 Mz 将缓慢增长到最初值，称为纵向弛豫（图 3-5）。不同物质弛豫时间并不相同。

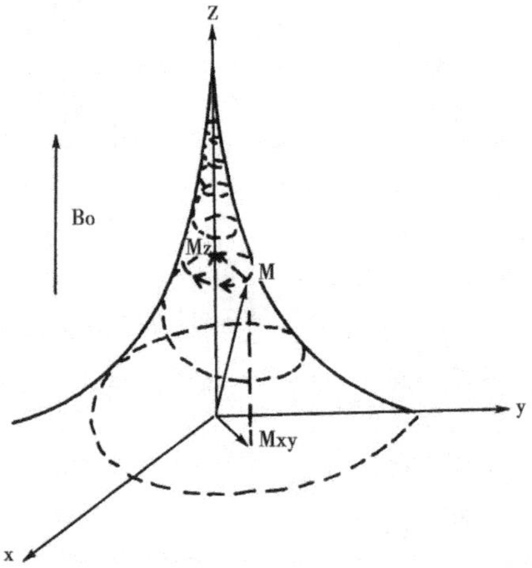

图 3-5　90° 射频脉冲停止后，宏观磁化向量的变化

横向磁化分量 Mxy 很快衰减到零，纵向磁化分量 Mz 缓慢增长到最初值

（一）纵向弛豫

1. 概念　90° 射频脉冲停止以后，磁化分量 Mz 逐渐增大到最初值，它呈指数规律缓慢增长，由于是在 Z 轴上恢复，故将其称为纵向弛豫。弛豫过程表现为一种指数曲线，其快慢用时间常数来表示，T_1 规定为 Mz 达到其最终平衡状态 63% 的时间。

2. 机制　由于质子从射频脉冲吸收能量，处于高能态的质子数目增加，纵向弛豫是质子群通过释放已吸收的能量而恢复原来的高、低能态平衡的过程。由于能量转移是从质子转移至周围环境，故称自旋晶格弛豫。能量转移快，则 T_1 值短，反之亦然。晶格是指构成物质的质点，即受检原子核所处周围环境原子核有秩序的晶体框架（晶格）。这主要对固体物质而言，液体虽无这样的晶格结构，但也沿用下来了。

共振质子向周围晶格转移能量是有条件的，只有当晶格上的原子核波动频率等于共振质子的进动频率时，上述能量转移方能完成。

3. 影响 T_1 的因素　如下所述。

（1）不同物质对 T_1 的影响：固态下，晶格以振动为主，其磁场的波动频率常显著高于进动频率，质子向晶格的能量转移极慢，故 T_1 值极长。能量转移也与分子大小密切相关。大分子其进动受限，晶格磁场的波动频率低于共振质子的进动频率；小分子运动相对活跃，晶格磁场的波动频率高于共振的进动频率。这两种分子都不利于能量向晶格转移，T_1 值都较长，只有中等大小的分子其晶格磁场的波动频率多数等于质子进动频率，能量传递快，T_1 值短（图 3-6）。

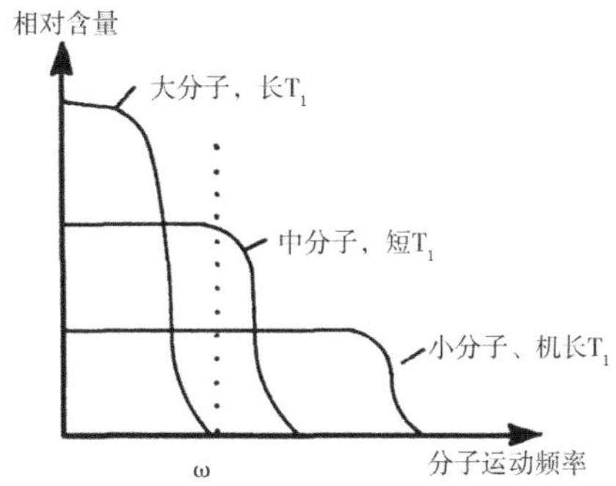

图 3-6　分子大小与 T_1 值的关系

在生物系统中的液体中，反映 T_1 的多是中等或大尺度分子的溶液或悬浮液，这些总的来说可以当作是不纯的液体，其 T_1 弛豫时间短于固体和纯液体。胆固醇一类中等尺度的分子在常温时进动频率接近 Larmor 频率，T_1 弛豫效率高，长链的脂肪酸进动得很慢，但它绕终端碳碳结合点旋转的频率非常靠近 Larmor 频率，故脂肪 T_1 值很短（图 3-7）。

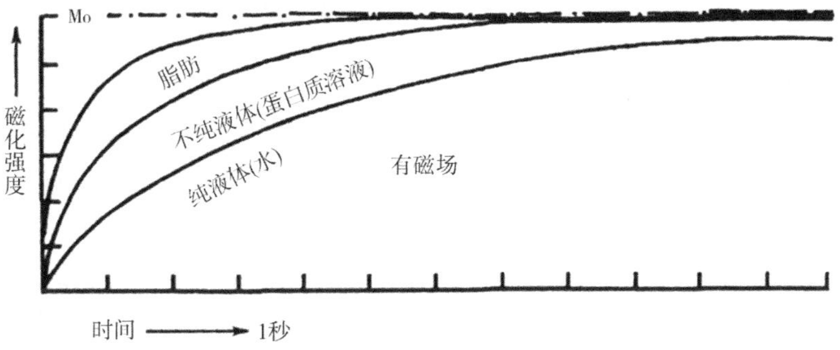

图 3-7　不同物质的 T_1 弛豫时间

纯水 T_1 长，脂肪 T_1 短

（2）外磁场对 T_1 值的影响：外磁场增大时，质子的频率增大（ω_0=rBo），与晶格磁场的波动频率距离更大，使共振质子的能量更不易向晶格转移，故 T_1 值延长。

（二）横向弛豫

1. 概念　90° 射频脉冲停止以后，磁化分量 Mxy 很快衰减到零，而且呈指数规律衰减，将其称为横向弛豫。T_2 值是指磁化分量 Mxy 衰减到原来值的 37% 的时间（图 3-8）。

2. 机制　90° 射频脉冲结束时，磁化分量 Mxy 达到最大值时进动的质子相干性最大，随后，由于每个质子处于稍有差别的磁场中，开始按稍有不同的频率进动，这将造成分相，相干性逐渐减弱。能量是在质子间相互传递，但无能量散出，故称自旋——自旋弛豫。

3. 影响 T_2 的因素　固体中质子相干性丧失很快，这是因为质子共振频率分布在一个范围，这使相位很快地分散，故固体 T_2 值短，信号弱。而水一类的小分子有很高的共振频率，这样在纯液体中净磁场基本与外加磁场相同，由于质子一直以相位进动，相干性可以保持很长时间，故纯液体 T_2 值长，信号强。

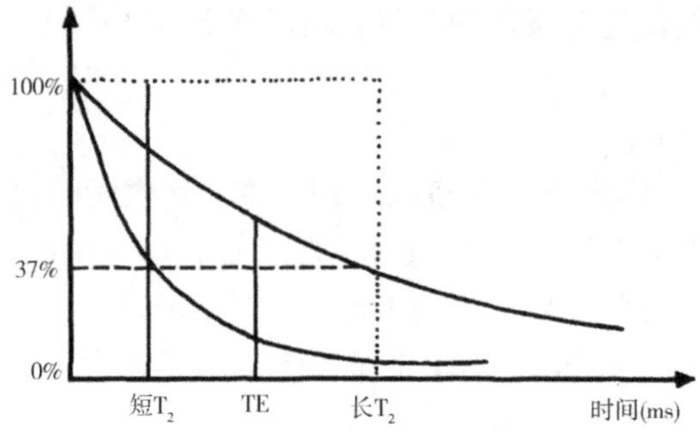

图 3-8　横向弛豫时间

T_2 是指 90° 脉冲后，原磁化分量 Mxy 衰减到原来值的 37% 的时间。T_2 愈短，信号愈弱

五、MR 信号空间定位

（一）梯度磁场与定位

要完成 MR 成像，必须获得人体特定层面内的 MR 信号。但在均匀的主磁场中，射频脉冲不可能只使一个层面内的质子产生共振，MR 接收线圈所收集到的是整个被成像区域内的质子发出的 MR 信号，这些信号不含有空间的信息，因此不可能用来重建图像。

如果在主磁体中再加一个梯度磁场，则被检体各部位质子群的进动频率可因磁场强度不同而区别，这样就可对被检体某一部位进行 MR 成像，因此 MR 空间定位靠的是梯度磁场，例如图 3-9 和图 3-10。图 3-9 的 3 行质子在主磁场内相位是一致的，启动梯度磁场后，图 3-10 的 3 行质子受梯度磁场的作用不同而发生相应变化，箭头位置不同，其频率亦不同，这个差别提供了识别位置的依据。通过梯度磁场达到选层的目的，此梯度也称为选层梯度（slice selective gradient，Gs）。

磁共振成像有 3 个基本轴，即 Z、X、Y。Z 轴相当于人体从头到足，沿这个轴选择人体的横断面；X 轴相当于人体从左到右，沿这个选择人体的矢状面；Y 轴相当于人体从前到后，沿这个轴选择人体的冠状面。

（二）频率编码梯度和相位编码梯度

通过选层梯度，我们已经获得了特定层面内质子的共振信号，但由于这些信号具有相同的频率，我们尚无法将同一层面内不同区域的 MR 信号区分开，也完成不了 MR 断面像的重建。

为了完成同一层面内不同区域质子信号的空间定位，需借助于与选层梯度垂直的另外两个梯度：频率编码梯度（frequency encoding gradients，Gf）和相位编码梯度（phase encoding gradients，Gp）。两种梯度与射频脉冲的时序关系如图 3-11 所示。下面让我们分析一下 Gf 和 Gp 是如何实现信号空间定位的。

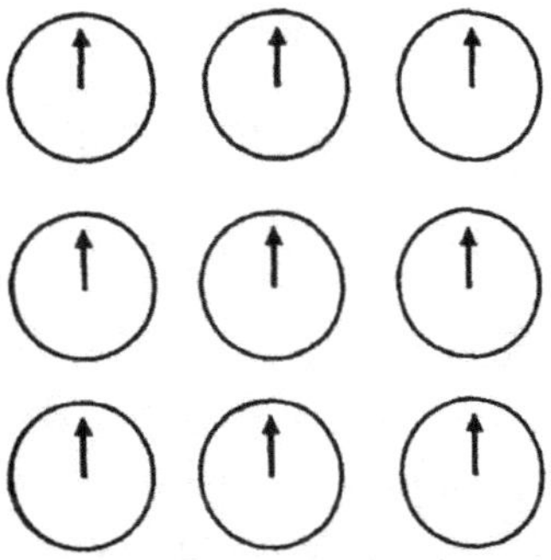

图 3-9　在主磁场中质子相位一致图

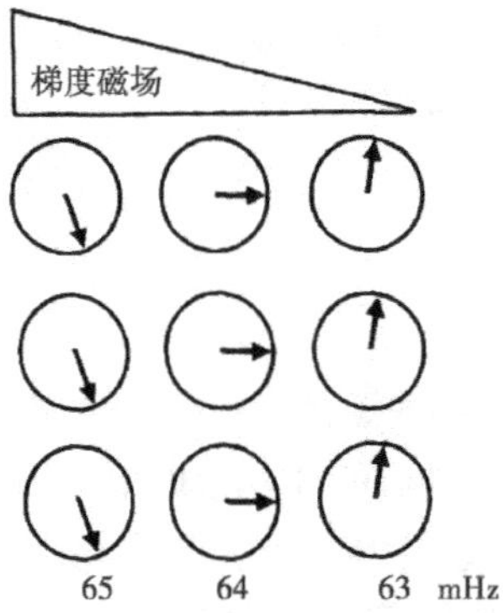

图 3-10　加入梯度磁场，质子相位发生变化

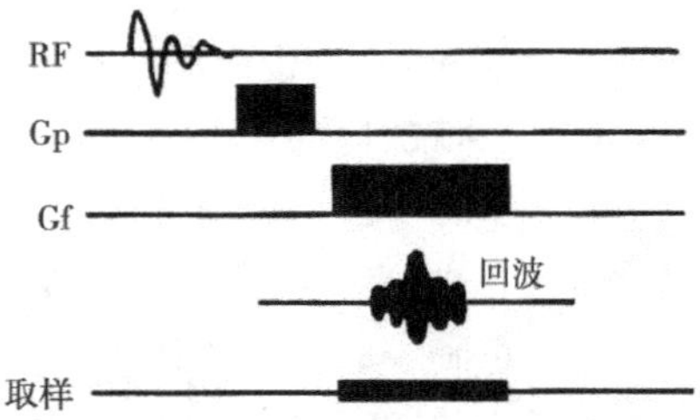

图 3-11　RF 与 Gp 和 Gf 的关系

为便于理解，首先分析 Gf（图 3-12）。该磁场梯度 Gf 的作用，使层面 XY（已被选层梯度激发）内 X 方向上不同位置的方条具有不同的磁场强度及不同的质子进动频率，MR 接收线圈收集到的信号也

同样由上述不同频率的信号叠加而成。虽然看上去信号很复杂，但如果该复杂的MR信号经Fourier变换(简称Fr)，则很容易将不同频率的信号区分开，再根据频率与位置的对应关系，可找到各自MR信号的位置。

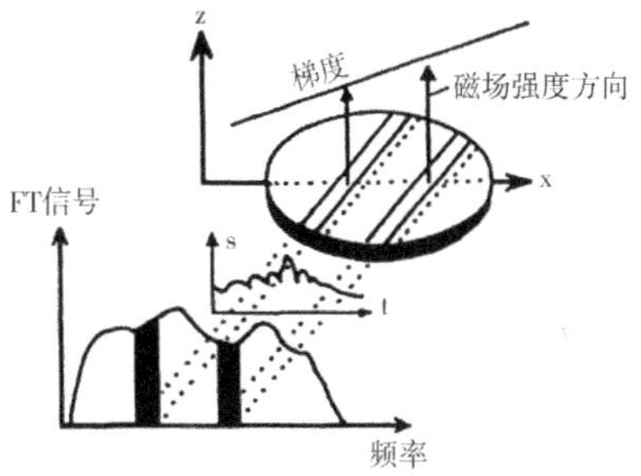

图 3-12 Gf 对质子在 X 方向上进动的影响

Gf 使质子在 X 方向上进动频率产生差异。对时间 / 强度信号行 FT 后，可得质子 MR 信号在 X 轴上的投影

至此，我们已完成层面内 X 方向上 MR 信号的定位，下一步要完成的，是 XY 平面中 Y 方向上质子 MR 信号的空间定位。Y 方向上 MR 信号的空间定位是通过 Gp 实现的。Gp 给予的时间是在选层梯度关闭以后、Gf 开启之前。在此梯度场的作用下，XY 平面中 Y 方向上的质子出现不同的进动频率。又由于该梯度场给予的时间极短，关闭后，Y 方向上的质子又恢复其相同的进动频率，但遗留下不同的进动相位，即相位编码。这种相位的不同构成了 Y 方向上 MR 信号空间定位的基础。与频率编码方向上 MR 信号的空间定位不同的是，相位编码方向上的信号空间定位不可能只通过一次相位编码实现，这是由 Fr 决定的。一幅 256×256 矩阵的图像，必须有相应的 256 次 Gp 的作用，且每次 Gp 的大小必须不同（一般从负向到正向呈规则变化），对上述一组 MR 信号行 Fr（必须明确的是，每个回波信号都来源于整个层面，在 3D 取样中来源于整个体积内的质子），方能实现 Gp 方向上 MR 信号的空间定位。与其相对应，也必须有 256 次 RF 激发和 256 次 Gf（大小不变化）。

Gf 和 Gp 的作用，使 XY 平面内不同点（或体素）中的质子 MR 信号具有不同的进动频率和不同的进动相位。通过 X 和 Y 方向上的二次 FT 变换，便可实现 XY 平面内 MR 信号的空间定位，实现断面图像的重建。

（三）K 空间（K-Space）

如前所述，由于采用了 Gp 和 Gf，任何一个回波信号中包含有空间的信息，要解译出空间信息，需反复多次激发获得一组 MR 信号，并对其进行 FT。

通过取样获得的一组原始 MR 信号（时间强度信号），在对其进行 FT 之前，需存储在计算机的某一特定“空间”，此空间称为 K 空间。每幅图像对应于一个 K 空间。图 3-13 所示的 K 空间是目前 MRI 中最常用的一种 K 空间形式。K 空间内的每“一条”代表单个原始 MR 信号，它来源于整个层面（3D 中，来源于整个体积）内的质子信号。Kx 值代表回波取样时间（与 Gf 相对应）；Ky 值对应于相位编码步（steps），它与相应的 Gp 大小对应。Ky=0 时的信号，代表了相位编码梯度等于零时获得的信号位置。该型 K 空间内的信号，以 Kx=0 和 Ky=0 为中心，分别具有对称分布的特点。

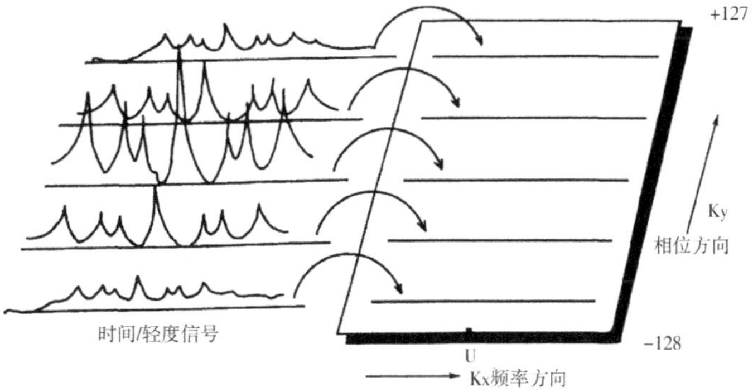

图 3-13 K 空间示意图

另外，尚有螺旋形和放射状取样对应的K空间。对该型K空间内信号行FT后所得图像的信噪比及对比度会与前述K空间得的图像有一些差异。

（四）变换层厚的措施

1. 变换RF频率的范围　用作激发的RF不是单一频率而是一个范围内的频率，这个范围被称作带宽（band width）。带宽与扫描层厚有关，采用的带宽窄则扫描层厚薄，反之亦然。

2. 变换梯度磁场坡度　梯度磁场坡度陡峭则扫描层薄，坡度缓则厚。

第二节　磁共振成像特点与质量控制

一、MRI成像系统的特点

1. 磁共振检查的优点　①多参数、多序列、多方位成像。②无放射性损伤，安全可靠。③比CT有更高的软组织分辨率。④无骨伪影存在。⑤基于流空现象，无须造影剂可直接显示心脏和血管结构，特别是磁共振增强扫描时所用的顺磁性造影剂无毒性反应，可代替CT检查中造影剂过敏者行增强扫描。⑥特殊的成像方法：MR水成像、MR血管造影。⑦MR功能成像：扩散成像、灌注成像、脑功能成像和MR波谱分析。

总的来讲，与其他成像技术相比，MRI检查具有能够早期发现病变、确切显示病变大小和范围，且定性准确率高等优点，可用于各个部位先天性发育异常、炎性疾病、血管性疾病、良恶性肿瘤、外伤以及退行性和变性疾病等的发现和诊断。

2. 磁共振检查的限度和不足　①MRI显示钙化不敏感；②对于骨骼系统以及胃肠道方面不及X线方便、敏感；③对呼吸系统的病变显示和诊断还远远不及CT；④磁共振检查比较复杂，检查时间较长，特别要注意的是磁共振检查存在禁忌证和相对禁忌证。

二、特殊技术

（一）磁共振血管造影技术

磁共振血管成像（MRA）是一种无创性的血管造影技术，它利用流动血液MR信号与周围静态组织MR信号的差异来建立图像对比度，而无须使用造影剂；它不仅能反映血管腔的解剖结构，而且能反映血流的方式及速度的特征。MRA成像方法主要有下列三种：①二维时间飞越法和三维时间飞越法：利用血流流入成像层面的信号增强效应。②二维相位对比法和三维相位对比法：利用沿磁场梯度方向运动的自旋核产生的相位偏移效应。③“黑血”法（DB法）：应用预饱和、反转恢复或失相位的梯度消除血液信号，而背景组织保持较高的信号。以时间飞越法和相位对比法最常用。

1. 时间飞越法（TOF）　时间飞越法的基本原理——流动相关增强效应：成像容积内的静态组织，受到射频脉冲的反复激励，重复时间远小于T_1时间，其纵向磁化来不及恢复，Mz很快下降并进入稳定状态，使得静态组织所产生的MR信号幅度很小，这就是所谓饱和信号。在成像容积内的静态组织进入到饱和状态时，成像容积以外的流体，未受到射频脉冲的反复激励，保持较高的纵向磁化。当其以一定的速度流入成像容积时，流体的信号就远高于静态组织的纵向磁化，因此在下一次射频脉冲激励产生MR信号时，流体的信号就远高于处于饱和状态的静态组织，呈高信号。

二维时间飞越法（2D-TOF）是应用破坏性梯度回波脉冲序列连续采集一系列切层后，用最大强度投影法（MIP）按投影顺序叠加而成。三维时间飞越法（3D-TOF）是用相似的脉冲序列采集一个扫描块的数据，然后重建出0.8～1.2mm的薄层，再用MIP处理得到血管的图像。

3D-TOF法的分辨率优于2D-TOF法，但由于成像厚度大，容易产生饱和效应而使血流信号减弱，对慢血流尤为明显，因此适用于较快血流的大血管的显示；2D-TOF法对慢血流的显示较3D-TOF法好，适用于颅内静脉和小动脉的显示。

2. 相位对比法（PC）　相位对比法的基础是相位效应：在梯度磁场作用下，不论是运动自旋还是静止自旋，它们的相位都会发生改变，这种单个自旋在梯度磁场中的相位改变，称为相位偏移效应。先后施加大小和持续时间相等、方向相反的双梯度脉冲，静止组织产生的相位位移被完全取消，而流动质子在这两个梯度脉冲的作用期间已移动了一段距离，即由第一个梯度脉冲引出的相位位移，不能被第二次极性相反、大小相等的脉冲所取消，所剩余的相位位移与质子在第二次梯度脉冲期间移动的距离成正比，也就是说与流动的速度成正比。PC 法一般采集两次不同角度的流动编码图像，因为流动编码梯度对静止组织没有作用，两次图像所得的静止质子信号相同，而流动质子信号随流动编码改变而改变，将两个图像进行减影处理，即可得到流动质子像，即血管形态图像。

2D-PC 是在连续采集一系列切面数据后进行图像重建，由于同一体素内可能包含几条血流方向不同且交叉重叠的血管，从一个体素采集的不同血管的相位不同可产生相互干扰，以致信号消失。3D-PC 法直接采集三维空间的图像资料，可避免上述 2D-PC 法的缺点，能有效去背景，提高血流和周围组织的对比，无饱和效应，大扫描块内仍可显示小血管，图像质量优于 3D-TOF。PC 法可按血流速度进行调整，不仅可用于流速快的动脉，对流速慢的静脉也敏感。

3. 预饱和技术　选择饱和脉冲使血流呈低信号，和选择适当的参数使静止组织呈高信号。在成像容积外和射频脉冲前施加饱和带，再在血液流入成像容积后施加射频脉冲。由于已饱和的质子不再接受新的激励，因此血流无信号。在 MRI 图像上，血流呈黑色，称为“黑血”法；黑血技术虽分辨率差，但可分辨复杂血流引起的信号丢失，较真实地显示血管狭窄程度。

4. 造影剂对比增强 MRA　通过静脉注射 Gd 类顺磁性造影剂，缩短血液的 T_1 时间，使之较周围组织的 T_1 时间更短，利用 2D 或 3D 梯度回波技术采集兴趣区血管，再经 MIP 技术重建，可以得到从任何角度观察的三维血管像。该技术利用造影剂缩短血流的 T_1 值，与血流的流动效应无关，无须心电门控和空间预饱和技术，从而克服了非增强 MRA 的技术不足，3D 动态增强磁共振血管造影（3D DEC MRA）已广泛用于全身各部位的血管成像。

（二）心电门控技术

采用心电门控技术进行 MRI 扫描成像，既可以观察到心脏、大血管的内部结构，又可以减少心脏搏动引起的伪影，从而得到较高质量的 MRI 图像，最重要的是能得到心动周期预定点上的图像。在进行 MRI 扫描检查时，应将扫描序列与生理性触发点联系在一起，因此 TR 的长短由心电图 RR 间期决定，其成像参数的选择也受到一定的限制。一般情况下多采用心电门控，但在使用心电门控有困难时，也采用脉搏门控。心电门控效果比脉搏门控好，心电门控既可用于心脏大血管的检查扫描，也可用于胸部或其他部位的检查扫描。

1. 心电触发技术　用心电 R 波作为 MRI 测量的触发点，并选择适当的触发延迟时间，可观察到心动周期上任意相位上的图像。

2. 心电门控技术　当心电门开放时再收集扫描资料，这样可得到多相位扫描的恒定信号强度。技术人员可自由选择心电门的宽度和位置。把心电门控对 MRI 信号的干扰降到最低，需将心电触发的电极与人体长轴平行排列，还需将导线拉直，并禁止与呼吸门控接触。因为环形的导线在高磁场下将产生电流，该电流将干扰 MRI 信号。当 R 波幅度较小时，有可能会影响心电触发。R 波幅度增加的方法：调整电极位置，或将患者一侧身体抬高，并使其与床面成适当的角度。

（三）呼吸门控技术

由于呼吸会干扰胸腹部的 MRI 成像，采用呼吸门控技术可使呼吸运动产生的伪影减少。在进行胸部的 MRI 成像时，如与心电门控一起使用，效果将会更好。采用呼吸门控技术，可通过选择采集呼吸某一时相的信号来实现。用胸腹部气压感受器检测呼吸周期的频度，并选择呼气或吸气相，多采用呼气相采集 MRI 信号。为了充分发挥呼吸门控的作用和缩短检查时间，在使用呼吸门控之前，应训练患者，并使其保持有规律的呼吸。

（四）脂肪抑制技术

脂肪抑制在常规磁共振检查中为达到不同的目的而经常被应用。主要有两种适应证：首先，脂肪抑制被用来抑制正常脂肪组织的信号，从而达到降低化学位移伪影或提高增强效果的作用；其次是为了突出组织的特性，尤其是在肾上腺肿瘤、骨髓浸润、脂肪类肿瘤以及脂肪变性等情况下。应用脂肪抑制技术取决于需要被抑制的病变的脂肪含量。抑制含有大量脂质的白脂肪信号与抑制脂肪浸润或含少量脂肪病灶信号的方法不同。

1. 短时反转恢复法（STIR） 在反转恢复成像中，首先加一个180° 射频脉冲，将磁化矢量从Z轴变为负Z轴。当脉冲停止后，磁化矢量将向Z轴方向恢复。脂肪的T_1时间比水的时间短，这将导致脂肪纵向磁化矢量恢复比水快。如果在脂肪组织纵向磁化矢量于纵轴上恢复量为零时施加90° 射频脉冲，脂肪组织将不产生信号。组织纵向弛豫过零的时间点（反转时间，TI）大约位于其T_1时间的0.7倍处。T_1时间及TI时间有磁场依赖性，因此在进行抑制脂肪信号时，应根据不同场强选择不同的TI时间。

优点：STIR法可以抑制整个脂肪信号，包括其中水的成分。这是对磁场均匀性不敏感的方法，而且可以在低场强系统中应用；图像对比好，具有长T_1长T_2的组织都会表现为亮信号，可以提高肿瘤的检出率。

缺点：因为成像序列在TI时间开始，此时大部分质子在纵轴上还没有完全弛豫，因而处于部分饱和状态，将导致整体信号丢失，因此反转恢复成像的信噪比比较低。

2. 频率饱和法 在频率饱和法成像采集中，在没有梯度磁场的情况下，通过施加一个与脂肪共振频率相同的频率选择性饱和射频脉冲，紧接着施加均一的毁损梯度以使脂肪中的氢质子失相位，这样，被下一层选择性射频脉冲所激励产生的信号中就不包含来自脂肪的信号。

优点：频率饱和法是脂肪特异性的抑制序列。在对比剂增强T_1加权与突出组织特性方面，尤其是在含有大量脂肪组织的区域抑制效果非常可靠；频率饱和法可以更好地显示细微的解剖细节。

缺点：不可靠的脂肪抑制。频率选择性饱和脉冲的频率必须与脂肪共振的频率相同，然而，主磁场的不均匀将会使水和脂肪的共振频率发生偏移。这样，饱和脉冲频率此时不可能恰好等于脂肪共振的频率，这种偏移将导致较差的脂肪抑制效果。可采用减小视野、把感兴趣区置于视野中央以及自动匀场等技术加以纠正。射频脉冲场的不均匀性也会降低脂肪抑制的效果。水和脂肪间的化学位移伪影随场强的增加而增加，因此在低场强中频率饱和法效果较差。频率饱和法明显增加扫描时间。

3. 反相位成像 反相位成像技术是基于在不同回波时间所采集的图像相位不同。所谓相位是指磁化矢量在XY平面的角度。因为脂肪和水的氢质子有着不同的共振频率，经过初始激励以后，两者的相对相位会随着时间而变化。在激励刚结束时，两者处于同相位（相位差为零），然而，水的质子比脂肪质子进动快，因而经过几毫秒后，两者的相位差是180°，再经过几毫秒，相对于脂肪的质子、水质子整整旋转了360°，此时两者再次处于同相位。因而可通过设计恰当的回波时间从而在同相位或反相位时采集信号。通常，此项技术只用于梯度回波序列。在磁共振成像过程中，每个像素的信号是这个像素中水和脂肪信号的矢量和。在同相位图像中水和脂肪的信号是相加的。但是反相位图像中信号是两者的差值。所以，反相位成像可降低含脂肪组织的信号。反相位成像非常适合于抑制水和脂肪含量基本相同的组织信号。

优点：反相位成像简单、快速，而且在所有的磁共振系统中均可运用。检出少量脂肪以及水－脂混合物的能力是此项技术的最大优点。

缺点：对于被大量脂肪组织包埋的小肿瘤的检出比较困难。此种缺陷发生在乳腺成像时。

4. 水激励技术 它使用的是一个复合式脉冲，包含几个独立的脉冲，彼此间有极其短暂的间隔，仅仅用来激励水氢质子，可以产生很好的抑脂效果。

优点：水激励比频率饱和法有时间优越性，可大大缩短成像时间，尤其在T_1加权像，几乎可以减少一半时间；相对于频率饱和法，水激励成像在各种加权像上有着更好的信噪比。

缺点：正像频率饱和法那样，水激励对磁场的不均匀性也非常敏感，需要自动或体积匀场。

5. Dixon法及Chopper法 Dixon法也是基于化学位移原理。它包括两次自旋回波成像，而不像常规同一反相位成像那样在梯度回波中进行。第1次为常规的自旋回波成像，采集到水和脂肪的信号之和；第2次自旋回波，旋转180° 重聚相位与第1次相比，被延迟了一小段时间，而回波时间保持不变，采集到水和脂肪的信号之差。两幅同、反相位图像的和将产生纯水图像；两幅同、反相位图像的差将产生纯脂肪的图像。Chopper 法是对 Dixon 法改进后的脂肪抑制技术，在获得图像的过程中就可以自动处理数据，省去了图像数据采集后的重建过程，因此可减少患者运动所造成的伪影，目前中场强的机器一般采用此脂肪抑制技术。

6. 混合法　实际上这并不是特别的脂肪抑制技术，它是应用两种独立的物理机制来消除脂肪信号，把各种抑脂技术整合到一个序列中，从而达到更好的抑脂效果。例如：SPIR 法，它代表的是选择性频率预饱和法和反转恢复成像法结合在一起，是一个适合于个体的脂肪频率抑制技术，对每一个患者都能做到抑脂完全，可与各种扫描方法结合使用。

（五）增强扫描技术

将对比剂经静脉注入人体，当对比剂通过组织细胞时，将改变组织的 T_1 或 T_2 弛豫时间，以达到增加组织之间、组织与病变之间的对比度，通过病灶增强方式和类型的识别帮助定性的目的。

1. 对比剂的种类　如下所述。

（1）顺磁性螯合物类对比剂：研究表明，改变质子周围的局部磁场，质子的 T_1 和（或）T_2 弛豫时间就会发生改变，能引起氢质子弛豫时间缩短的离子或小分子物质称为顺磁性物质。顺磁性对比剂含有多个不成对的电子，它们与质子一样具有磁矩。由于这些电子的磁矩比氢质子磁矩大 657 倍，将导致局部组织产生巨大的磁场波动，使附近的氢质子的 T_1 和 T_2 弛豫时间大为缩短，造成质子的弛豫增强。该种对比剂缩短弛豫时间受下列因素的影响：①对比剂中顺磁性物质的浓度。浓度越高，T_1 缩短越明显。但当剂量过大时，反而会使含对比剂的组织呈低信号。②对比剂中顺磁性物质的磁矩。当不成对电子越多时，其磁矩也就越大，使 T_1 和 T_2 缩短越明显。③如果顺磁性物质结合的水分子数越多，顺磁作用将越强。

（2）超顺磁性和铁磁性粒子对比剂：它们都能使质子弛豫时间缩短。由于它们的磁矩和磁化率都高于人体组织，也高于顺磁性螯合物，将导致磁场不均匀。当质子通过这种不均匀磁场时，它们的横向磁化相位将发生变化，从而加速了去相位过程，使 T_2 大大缩短，即 T_2 弛豫增强。对比剂的磁化率越高，去相位作用也就愈快。此种对比剂将使 T_2 缩短，增强信号为低信号，图像为黑色。

2. 对比剂的应用剂量　Gd-DTPA 的注射剂量为成人 0.1mmol/kg（0.2ml/kg），非离子型对比剂 Cadoterridol 的注射剂量为 0.3mmol/kg。对比剂的应用剂量应根据情况而定，还可选用常规剂量的半量，或 1/4 剂量；为排除肿瘤的转移或复发，使用 0.6ml/kg 体重的 Gd-DTPA 常常能提高诊断的可信度。

3. 对比剂的注射途径　对比剂的注射途径为静脉。

4. 对比剂的不良反应　资料统计表明：GD-DTPA 的不良反应通常是轻至中度而且是一过性的。常见有头痛、不适、恶心、呕吐等反应，癫痫患者可能诱发癫痫发作，严重的不良反应较少发生。由于正常人体内钆离子含量极少，当少量自由钆离子进入人体后，就可引起不良反应。进入人体内的钆离子与血清蛋白结合后，将进入肝、脾、骨髓等器官，使这些器官中毒。患者的临床症状为共济失调，神经、心血管与呼吸抑制等。如果将对比剂中自由钆与 DTPA 络合成螯合物，它的毒性将大大降低。如果在 Gd-DTPA 中加入钙离子，将使副反应减轻。

5. 对比剂的排泄途径　Gd-DTPA 主要由肾脏排泄。当它们经肾脏排泄时，将受到浓缩，浓缩后的对比剂在肾盏、肾盂、输尿管和膀胱内的浓度较高。由于它们不透过细胞膜，在细胞外液，并与血浆蛋白结合较少，因此不易透过血脑屏障。当血脑屏障受到破坏时，它们才可能进入脑与脊髓。又由于 Gd-DTPA 口服时，人体不吸收，因此可将它们作为胃肠对比剂，它们在体内不经代谢，直接被排出体外。

6. 对比剂应用的适应证、禁忌证及注意事项　如下所述。

（1）适应证：①肿瘤与非肿瘤组织的鉴别诊断；②脊髓肿瘤的发现；③肿瘤内部解剖结构的观察；④良、恶性肿瘤的鉴别诊断；⑤水肿组织鉴别诊断；⑥明确肿瘤的数目与范围；⑦肿瘤手术后的随诊等。

（2）禁忌证：①对对比剂注射液的任何成分过敏；②重度肾功能损伤；③妊娠三个月以内的孕妇。

（3）注意事项：哺乳期的妇女，在注射对比剂后 24h 内，应禁止给婴幼儿哺奶。

（六）磁共振水成像技术

磁共振水成像（MR，water imaging）的原理是利用重 T_2WI 的效果，即 TR 加特长的 TE 使含水器官显影。长 TR（重复时间）指的是 TR 值 >3 000ms，特长的 TE（回波时间）指 TE 值 >150ms。体内静态或缓慢

流动的液体具有长 T_2 弛豫值呈高信号，脑脊液（水）300 ~ 500ms；周围组织 T_2 弛豫值较短呈低信号，骨骼肌为 47ms，肝 43ms，肾 58ms，脾 62ms，脂肪 82ms，脑灰质 101ms，脑白质 92ms，扫描所选的 TE 值如高于以上组织所具有的 T_2 值，其信号为低（组织呈黑色），如相接近，信号为中等（组织呈灰色）；所用的 TE 值低于组织的 T_2 值，则信号高（组织呈白色），如含水器官，因此达到水造影的目的。实际上长 TR 主要是为了取得 T_2 效果，特长的 TE 是为了增强 T_2 的效果，更重要的是将一般的组织结构信号压低（变黑），从而使含水的信号更加突出。因此 TE 值在水成像中非常重要，是成功的关键。也就是说此技术对流速慢或停滞的液体（如脑脊液、胆汁、尿液等）非常灵敏，呈高信号，而使实质性器官和流动液体呈低信号，再将原始图像采用最大强度投影法（MIP）重建时，得到类似于注射造影剂或行静脉肾盂造影一样的影像。临床上常见的运用水成像进行检查的技术主要包括磁共振胰胆管成像、磁共振脊髓成像、磁共振泌尿系统成像、磁共振内耳成像、磁共振涎腺管成像、磁共振输卵管成像等。

三、磁共振成像系统的质量控制

（一）信噪比（SNR）

1. 信噪比的概念　它是组织信号与随机背景噪声的比值，信噪比与图像质量成正比。当比值增大时，人体组织的信号成分越多，噪声越小，图像质量越好。

2. 影响信噪比的因素　①磁场强度：信噪比与磁场强度呈正比，磁场强度越大，信噪比越高。②射频线圈：MR 信号强度与射频线圈到被检部位的距离成反比关系，即距离越大信号强度越小；而线圈所接收到的噪声强度又和线圈敏感区域内组织的大小成正比关系，即线圈敏感区域内所包含的组织越多噪声强度越大，因此要提高 MR 图像的信噪比就必须选择合适的射频线圈，一是要尽量贴近被检查部位，以提高 MR 信号强度；二是要使线圈敏感区域所包含的组织尽可能的少。③体素容积：体素容积增大，MR 信号增强，信噪比也就增高。增加体素容积的方法有，一是保持图像矩阵不变，增加 FOV；二是保持 FOV 不变，降低图像矩阵；三是 FOV 和图像矩阵都保持不变，增加采集层厚。④重复测量次数：当平均次数增加时，导致扫描时间增加，而信噪比的增加只与平均次数的平方根成正比。当扫描时间延长时，出现运动伪影的概率增大，将导致图像质量下降。⑤重复时间：重复时间决定纵向磁化恢复的程度，当重复时间延长时，导致组织的纵向磁化倾向最大限度增加。与此同时，信号强度也增加，使信噪比增加，但增加是有限的。因为组织一旦经过充分的纵向弛豫，它的信噪比将不会再增加。⑥回波时间：射频脉冲结束后，开始横向弛豫，而回波信号的大小取决于信号读出时横向磁化的大小，当回波时间延长时，会使横向磁化衰减增多，回波信号降低，引起信噪比相应减低，减低的程度各组织间有差异。⑦翻转角：所谓翻转角，就是在射频脉冲作用下，纵向磁化偏离 Z 轴的角度。翻转角增大，XY 平面内的横向磁化 M_{XY} 也就提高，相应的 MR 信号就增强，信噪比就可以提高。

（二）空间分辨率

1. 空间分辨率的概念　图像的空间分辨率是指在一定对比度下，图像所能分辨的相邻物体的最小距离，也就是指对解剖细微结构的显示能力。一个像素代表一个体元大小，由观察视野面积除以像素值来表示空间分辨率。空间分辨率被分为常规分辨率，即像元大于 1mm；高分辨率，即像元在 0.5 ~ 1.0mm；超高分辨率，即像元小于 0.5mm。

2. 影响空间分辨率的因素　MR 图像灰度取决于断层内各体素所产生的 MR 信号的强度，因此 MR 图像无法把一个体素内的不同成分区分开来，而是把它们当成同一个物体，所以空间分辨率就取决于体素的大小，当体素减小时，图像空间分辨能力提高；当体素容积增大时，图像空间分辨能力降低。体素的大小取决于断层厚度、FOV 和像素矩阵的大小：①断层越薄，空间分辨率越高；高分辨图像层厚应在 3mm 以下。②当 FOV 一定时，像素矩阵越大，体素越小，空间分辨率就越高。③当像素矩阵一定时，FOV 越小，体素也就越小，空间分辨率就越高。

（三）对比度

1. 对比度的概念　对比度是指图像中不同区域在信号强度上所存在的相对差异。它由两个方面组成，即组织信号的对比度和由磁共振信号转换成影像的对比度，前者直接影响后者。

2. 影响对比度的因素　①噪声。②层面间距：层面间距越大，噪声就越小，图像对比度就越高。③不同的脉冲序列和不同的序列参数调整不同组织特性对图像对比度的影响，形成所谓的质子密度加权图像，T_1 加权图像或 T_2 加权图像。

（四）伪影

伪影是指在磁共振成像过程中，由于某种或某些因素，而出现了人体组织原来并不存在的影像，被称为伪影。当出现伪影时，应仔细分析伪影出现的原因，用有效的方法来防止、抑制，甚至消除伪影，提高影像质量。

1. 设备伪影　是指 MRI 系统本身产生的伪影。此种伪影是由于在设计、生产、安装、调试和应用 MRI 系统过程中，某些人为因素、匹配不当、操作者设置的各种参数不当等因素所造成的伪影。

2. 化学位移伪影　在磁共振成像时，是用施加梯度磁场导致人体不同部位共振频率的差异的方法确定人体不同位置。由于脂肪和水分子内氢原子共振频率不同，导致两者在 MRI 图像上沿频率编码方向上产生化学位移伪影。

3. 卷摺伪影　当被扫描检查部位的范围超过了 FOV 范围时，造成扫描范围外的解剖结构的影像移位或卷摺到下一幅影像上。解决办法是：将被扫描检查部位的最小直径放置在相位编码方向上或扩大视场。

4. 截断伪影　在 MRI 信号发生突然跃迁时，在两个界面上可能发生信号振荡，沿频率编码方向上出现环形黑白条纹，被称为截断伪影。抑制和消除方法是：多采用增大矩阵的方法；或采用在傅立叶变换前对信号进行滤过的方法，此种方法有可能导致空间分辨率下降。

5. 部分容积效应　是由于扫描层面过厚，或病变较小并骑跨于扫描切层之间，周围高信号组织将其掩盖而形成的假影，被称为部分容积效应。解决方法是：①采用薄层扫描；②调整扫描位置。

6. 运动伪影　是由人体生理性和自主性运动造成的伪影。消除方法是：①采用心电门控技术；②呼吸门控技术；③尽量减少检查时间；④在进行扫描检查前，应对患者进行训练，以得到患者的配合；⑤快速成像技术、改变矩阵、减少信号采集次数等。

7. 金属异物伪影　是由于患者身体上的抗磁性物质与铁磁性物质引起的。消除方法是：在患者进入扫描检查室之前，请他们仔细地检查一下身上的此类物质，并将它们去除掉。

四、磁共振成像的新进展

（一）并行采集技术

并行采集技术是指使用相控阵线圈、多个独立射频采集通道和线圈敏感曲线来减少扫描时间的一种快速扫描技术。目前有两大类技术：

1. 敏感编码（sensitivity encoded，SENSE）　并行采集技术利用相控阵线圈的空间敏感性信息，部分代替了传统费时的空间编码过程，通过增加 K 空间中的采样距离，表示为加速因子（reduce factor，简称 R），减少相位编码线数目，从而减少图像采集时间。SENSE 技术中由于 K 空间原有 K 值未变，所以能保持原有的空间分辨率和图像的对比度不变。当然，图像的信噪比会降低，减少到加速因子的平方根倍。SENSE 技术是一种基于图像的算法，在获得准确的敏感性校准图的基础上重组出的图像信噪比最优，但受 FOV 的限制，FOV 的设定要充分考虑到不同方向扫描时的区域大小，避免由于组织超出 FOV 造成的卷折伪影。

2. 空间谐波（simultaneous acquisition of spatiall harmonics，SMASH）　并行采集技术 SMASH 是基于 K 空间算法的重组技术。如果有 n 个线圈单元，那么就有 n 个谐波信号，减少了相位编码线的数目，将扫描时间减少到原来的 1/n。临床上采用此技术的是西门子公司的 GRAPPA 技术，它只要求采集合适的 K 空间线，不受小 FOV 影响，允许小 FOV 成像，因此对心脏成像和骨科成像更有用。

（二）运动校正技术

为了控制在磁共振检查中出现的运动伪影，近几年出现了许多运动伪影校正技术，值得注意的两种方法就是螺旋桨技术（propeller）以及八分仪或叶型导航技术。

1. 螺旋桨技术（propeller） 全称是“周期旋转重叠平行线强化重建技术”。该技术采集以K空间原点为中心的多个矩形条带数据，每一个条带均在K空间中心区域采样，使人们可以对条带之间的相互位置、角度和相位空间不一致性进行校正。先根据校正测量指示，对无用的层面方向的运动数据加以抛弃；最后通过对低空间频率数据取平均的方法，进一步减少运动伪影的产生。目前，该技术主要用于两种场合。第一，应用于不能配合扫描检查的患者，如儿童和帕金森症患者，可以提供具有临床诊断意义的MRI图像。第二，改进了扩散MRI图像的质量。

2. 叶型导航技术 是一种改良的K空间轨道填充技术，它与相应程序结合，可以在最短的额外采集时间内，做到快速的数据在线校正、在线旋转和平移。

（三）弥散加权成像（DWI）

弥散为分子在媒介中的一种随机热运动，即布朗运动（Brownian motion）。当温度高于绝对零度时，所有分子均有布朗运动。

弥散加权成像（diffusion weighted imaging，DWI）是建立在人体组织微观流动效应的基础之上，利用人体内不同情况下水分子弥散程度的不同所造成的信号改变而进行的磁共振成像。

DWI是在常规SE序列基础上，在180° 聚焦射频脉冲前后加上一个位置对称、极性相反的梯度场。在梯度场作用下水分子扩散时其中的质子于横向磁化上发生相位分散，不能完全重聚，导致MR信号衰减，故形成了DWI上的异常信号。该过程受弥散系数和弥散梯度强度的影响。水分子在活体组织内的扩散与组织的空间结构有关。细胞膜、基底膜等膜结构的分布，核浆比以及胞浆内大分子物质如蛋白质的分布均影响组织内水分子的扩散。病理状态下，细胞内外的大分子分布发生变化，以及膜结构的完整性遭到破坏，使其中水分子的扩散速度发生改变，从而形成DWI上信号异常。目前国内外的MR扩散加权成像主要应用于中枢神经系统疾病，可早期发现脑梗死，鉴别脑囊肿与肿瘤性病变，以及用扩散的各向异性来判断脑组织的病理状态。近年来扩散加权成像已经应用于肝脏、椎体、四肢关节、脊髓、前列腺、乳腺及子宫肿瘤中。

DWI的信号强弱与表观扩散系数（apparent diffusion coefficient，ADC）值有关，它们之间存在负指数函数关系，即ADC值增大，DWI信号降低（即高弥散区，水分子运动区）；反之，ADC值减小，则DWI信号增高（即低弥散区，水分子运动受限区）。如生物膜结构的阻挡和大分子蛋白的吸附作用在一定程度上限制了水分子的扩散，导致ADC值减小，DWI信号增高。

（四）弥散张量成像（DTI）

弥散张量成像（diffusion tensor imaging，DTI）是由弥散加权成像（diffusion weighted imaging，DWI）技术改进和发展而来的一项新型磁共振成像技术，可利用弥散敏感梯度从多个方向对水分子的弥散各向异性进行量化，从而反映活体组织内的细微结构。此技术在中枢神经系统的应用已日趋成熟。

（1）弥散各向异性：自由水的弥散是随机的，在不同方向上弥散程度相同，这种现象被称为各向同性（isotropy）；而在生物体组织结构中，水分子的弥散过程包括随机弥散、浓度梯度下的弥散、分子的跨膜弥散等，受到多种局部因素的限制，表现为单位体积内不同方向上分子弥散程度的总和各不相同，这种现象被称为各向异性（anisotropy）。水分子的各向异性与其所在介质的特定物理学排列特点或限制分子运动的障碍物的存在有关。在非自由的细胞间屏障或不规则的细胞形状存在的情况下，障碍方向上的分子弥散明显减少。大部分生物组织内水分子的弥散运动是各向异性的，获得了单位体积内的各向异性信息，即可研究生物体的细微解剖结构及功能改变。

（2）弥散张量：弥散运动不是平面内的过程，而是发生于三维立体空间中的。普通的弥散成像只用一个标量参数描述，即表观弥散系数，弥散程度的测量限制在平面内，往往低估组织的各向异性。弥散各向异性的研究进展起始于Basser等，引入的弥散张量（diffusiontensor）成像的概念，从三维立体的角度分解、量化了弥散各向异性的信号数据，使组织微结构的显示更加精细准确。由于各向异性的存在，弥散需要用张量（tensor，D）进行描述。弥散张量可显示为一个3×3的对称矩阵，可分解为6个矢量成分、3个对角线成分D_{XX} D_{YY} D_{ZZ}和3个非对角线成分D_{XY} D_{XZ} D_{YZ}。还可应用“各向异性椭圆体”的概念进行解释，椭圆体3个主轴不等长，由大到小分别为λ_1、λ_2、λ_3（即为弥散的3个本征值）。若$\lambda_1=\lambda_2=\lambda_3$即为各向同性。扫描应用的梯度场方向越多，在椭圆体表面选取的点就越多，采样误差越小，各向异性的测量越准确。现阶段临床应用的DTI序列常采用6～25个方向（普通弥散加权成像仅应用3个正交方向）。

（3）平均弥散度（各向同性弥散系数）：其数值不受组织 T_1、T_2 时间的影响，只表现出组织内水分子的弥散特性。平均弥散度越大，组织自由水含量越多。

（4）弥散各向异性系数：弥散各向异性系数越大，组织的各向异性越强，组织结构排列越规律紧密。不同作者运用的各向异性系数各不相同。应用部分各向异性（faction anisotropy，FA 值）的作者较多，原因有以下几点：① FA 值是不随坐标系旋转方向改变而改变的；② FA 图可提供较好的灰白质对比；③ FA 图信噪比较高；④ FA 值是组织的物理特性，在同一对象不同时间、不同对象间、不同成像设备获得的数值间具有可比性。

（五）磁共振波谱分析（MRS）技术

MRS 技术是一种无创伤检测体内化学成分的手段。MRI 信号的频率由磁旋比和原子核所处的磁场强度所决定，而这种磁场强度又由外加的磁场强度所决定。与此同时原子核也受自身周围电子与邻近原子核周围电子的作用，由于这些电子与外磁场的相互作用，导致原子核局部磁场强度的改变，此种现象被称为化学位移。

人体内不同化学成分的原子核，都以不同频率进行共振，产生不同的 MRI 波峰。利用化学位移的方法来研究分子结构，并对分子进行波谱定量分析，被称为波谱分析。波谱定量用两个参数，波峰的位置用 ppm 表示；而谱线所覆盖的、正比于原子核密度的面积表示磁共振信号的强度。MRS 技术要求采用较短的射频脉冲激励，然后再进行信号采集，最后将这种信号通过傅立叶变换成波谱。MRS 技术要求高场强和磁场均匀性较好的 MRI 系统。采用 MRS 技术可对人体内的肌肉、肝脏、脑、肾脏等进行代谢产物的研究。

（六）脑功能磁共振成像技术

大脑皮质微血管中血氧水平的变化，会引起局部磁场均匀性变化，从引起 MR 信号的变化，称之为血氧水平依赖性（BOLD）效应。当局部脑组织被激活时，将导致血红蛋白和脱氧血红蛋白的变化，和相应区域磁化率的变化。将这一变化记录下来，经处理后所得到的图像，被称为脑功能成像。由于脑功能区被激活时，该区域的血流量增加，但耗氧量增加不明显，又由于该区域的氧合血红蛋白和脱氧血红蛋白之间比例发生改变，导致在 T_2 加权像上，该区域的信号也随之发生变化。因为超高场强磁共振对局部磁化率变化的检测较为灵敏，再加上超高速成像技术等的应用，可显示较大范围的功能区，同时还能显示局部血流灌注情况。

（七）磁共振灌注成像（PWI）

磁共振灌注成像（perfusion weighed imaging，PWI）是一种反映微血管分布及毛细血管血流灌注情况的磁共振检查技术，用于评估局部组织活力及功能。常用方法为对比剂首过灌注成像技术。

对比剂首过灌注成像技术：经静脉团注对比剂后，当对比剂首次通过受检组织时，由于对比剂主要分布在毛细血管内，而毛细血管外间隙分布量很少，血管内外浓度梯度最大，引起局部微观磁场的均匀性发生改变，邻近氢质子的横向弛豫加快，T_2 缩短，表现为 T_2WI 上信号强度的下降。通过计算局部血管容量、平均通过时间、局部血流速度等数据来评估局部组织的灌注水平。

第三节　磁共振成像系统的操作方法

一、磁共振成像系统的安全性与检查禁忌证

磁共振检查已经成为一种主要的影像学检查手段。正确使用磁共振检查是安全、有效的。然而，它也是唯一一种可以立即造成患者损伤甚至死亡的成像形式。磁共振具有较高的静磁场。当一个铁磁性物质靠近磁体时，有两种形式的力产生：平移力和旋转力，均可造成严重的后果。因此，应严格禁止把铁磁性物质带入扫描室。

体内有植入物和磁或电触发装置的患者进入扫描室会造成严重的损伤。任何进入扫描室（或超过 5 高斯线）的人都应接受经过培训的 MR 技师的检查。

1. MRI 检查的禁忌证　①带有心脏起搏器、疑有眼球金属异物、动脉瘤用银夹结扎术后患者；②检查部位存在不可卸除的金属物者；③病情危重并带有生命监护和维持系统者；④癫痫发作状态患者；⑤幽闭恐惧症患者。

2. MRI 检查的相对禁忌证　①无法控制或不自主运动者、不合作者；②怀孕 3 个月以内者；③高热或散热障碍者；④体内非检查部位有金属物（如假牙、内固定器、宫内避孕环）者。

以上人员慎做 MRI 检查，如需 MRI 检查，应事先向患者（或家属）做好解释说明工作，及采取相应必要的措施（药物控制、尽可能去除金属异物等）后再行 MRI 检查。

二、磁共振扫描检查前准备工作

在磁共振扫描前患者的准备工作应根据扫描部位和扫描方式来定，这里只介绍常规准备工作。

（1）为防止患者将灰尘带进磁共振机房，患者在磁共振检查前应更换衣服和鞋子。

（2）为了解除患者的思想顾虑和紧张情绪，在磁共振扫描前应向患者做好解释工作。

（3）为了防止产生异物伪影，在扫描前请患者或帮助患者除掉检查部位的饰物、异物及全身的金属物。

（4）在进行胸、腹部磁共振扫描前，应做好患者的呼吸训练工作，以减少由于患者呼吸而产生的移动伪影，并确保扫描层面的准确性。

（5）对昏迷和不合作的患者，可适当给予镇静剂，特殊情况下应给予麻醉剂。

三、磁共振成像系统的操作规程

在使用磁共振机以前，使用人员应详细阅读磁共振机操作手册，并熟悉磁共振机的性能和结构。磁共振机操作规程如下：

1. 开机　将磁共振机开关闭合，给磁共振机各系统接通电源。接通电源后，磁共振机进行自检。在磁共振机自检时，禁止按任何按键和移动鼠标。在磁共振机自检完成后，根据监视器屏幕上的提示进行下一步操作。

2. 清磁盘　磁盘是图像储存的重要工具。它的储存空间是有限度的，为了确保扫描工作不受影响，在对患者扫描前，应首先访问一下磁盘，了解一下磁盘存储的剩余空间是否够用。如果不够用，应将处理过的图像数据删除。

3. 扫描检查　医技人员应根据临床医师所开申请单的项目和扫描技术要求对患者进行磁共振扫描检查。

4. 关机和切断电源　在每日工作完成以后，按照磁共振机关机程序进行关机，并切断磁共振扫描机的电源。

四、患者进行磁共振扫描检查的操作程序

1. 患者资料的输入　在对患者进行磁共振扫描之前应将患者的姓名、性别、年龄、出生年月日、体重、磁共振号、住院号、普通 X 线检查号和 CT 检查号等资料输入到磁共振扫描仪内的计算机上。

2. 患者的检查体位　患者的体位应按照磁共振扫描申请单上所要求的扫描部位、操作人员所采取的扫描方法而定。其原则为：患者被合理地安置在扫描床上，在不影响扫描要求的前提下，应尽量使患者感到舒适。患者体位安置方法：利用检查床旁的操作台和（或）扫描架上的操作键，将检查床升高到扫描高度，将患者送到预定的扫描位置上。应打开定位灯对人体的扫描部位进行标志，在进行某些部位磁共振扫描时，还可使用如头架、膝关节托、固定软垫、头　部及体部固定带等定位辅助工具。

3. 确定扫描范围　常采用以下两种方法确定扫描范围：①先扫描一张定位片，在定位片上划出磁共振扫描的起点与终点；②在摆体位时，用定位指示灯直接从患者体表上定出扫描的起点位置。应尽量

将扫描范围包括在所选线圈内。

4. 磁共振扫描　按临床与诊断要求选择冠状位、矢状位或横断位等位置对患者进行扫描检查。

5. 数据储存　将磁共振扫描所获得的影像数据储存到长期存储器中。

五、图像显示与摄片

磁共振扫描图像在送交医师出诊断报告之前，应根据诊断的需要进行各种图像的处理或测量。由于计算机功能软件的不断开发，磁共振图像的后处理功能也越来越多，下面简单介绍几种与图像显示有关的图像后处理功能以及图像显示技术。

1. 窗口技术和图像缩放技术　选择适当的窗宽和窗位是数字图像后处理工作中的一项重要内容。为了得到较清晰的磁共振扫描图像，清晰地显示病灶，应正确地选择和运用窗口技术，并根据临床与诊断要求对图像进行适当的缩放处理。

2. 图像重建　为了观察病灶组织结构的形态、大小、范围、与相邻组织间的关系，需对所获信息进行图像重建。

3. 黑白反转与方向旋转、三维图像重建、多平面重组图像　图像黑白反转与方向旋转可按磁共振指令进行，也可在激光打印机上进行。

4. 摄片　用激光打印将磁共振扫描图像打印在胶片上。患者的所有磁共振扫描图像用一份胶片进行总结，供医师对患者的病情进行研究。

磁共振胶片上的图像质量，除与冲洗和摄片因素有关外，还与荧屏图像处理、显示技术有关。在摄片时应注意以下几个问题：

（1）窗宽、窗位：应根据病变情况和要观察的内容，选择合适的窗宽与窗位。

（2）按磁共振扫描顺序进行图像排列和摄片，以利于保持一个整体的概念。

（3）不要将平扫和增强扫描的图像进行交叉排列，应分别按其扫描顺序进行图像排列，以便系统分析。

（4）应将局部病灶进行放大、测量、重建的图像布置在序列图像的后面。

（5）图像幅式应大一点，过小将影响观察效果。幅式组合应简单化，图像太复杂将影响其美观。

第四章

超声成像技术

第一节　超声成像概述

一、基本原理

超声检查（ultrasound examination）是根据声像图特征对疾病做出诊断。超声波为一种机械波，具有反射、散射、衰减及多普勒效应等物理特性，通过各种类型的超声诊断仪，将超声发射到人体内，在传播过程中遇到不同组织或器官的分界面时，将发生反射或散射形成回声，这些携带信息的回声信号经过接收、放大和处理后，以不同形式将图像显示于荧光屏上，即为声像图（ultrasonogram 或 echogram），观察分析声像图并结合临床表现可对疾病做出诊断。

二、相关概念

（一）超声波

超声波是指频率超过人耳听觉范围，即大于 20 000Hz 的声波。能传播声波的物质叫介质。临床上常用的超声频率在 2 ～ 10MHz。

（二）反射与折射

声波在人体组织内按一定方向传播的过程中遇到不同声阻抗的分界面，即产生反射与折射，可利用超声波的这一特性来显示不同组织界面、轮廓，分辨其相对密度。

（三）分辨力与穿透力

超声波具有纵向和横向分辨力，纵向分辨力与超声频率有关，频率越高，纵向分辨力越高；横向分辨力与声束的宽窄有关，声束变窄，可提高横向分辨力。

（四）声能的吸收与衰减

超声波在介质传播过程中其声能逐渐减少，称为衰减。在人体组织中衰减的一般规律是：骨组织 > 肝组织 > 脂肪 > 血液 > 纯液体。其衰减对特定介质来说是常数，超声通过液体几乎无衰减，而致密的骨化、钙化和结石，衰减值特别大，其后方减弱以致消失，出现声影。

（五）超声波的人体生物效应

超声波在人体组织中被吸收后转化为热能，使局部升温，并向周围组织传导。另外，超声波对人体组织还有空化作用和机械作用。声波超剂量的照射会对人体组织产生一定的损伤，临床应用中应注意超声照射的剂量和时间，根据不同个体和检查器官限制在安全范围内。也可有目的地利用超声的人体生物效应达到某种治疗目的，如高能聚焦超声治疗肿瘤。

（六）多普勒效应

多普勒效应（Doppler effect）是指发射声源与接收器之间存在相对运动时，接收器收到的频率因运动而发生变化的物理现象。发射频率与接收频率之间的差值称为频移，与运动速度成正比。根据这一原理，多普勒技术可用于测量血流速度、血流方向及血流的性质（层流或湍流）。多普勒超声即根据这一效应研制，分为频谱多普勒和彩色多普勒成像两大类。

第二节 超声成像特点及主要应用

一、成像特点

（一）回声强度

通常把人体组织反射回声强度分为四级，即高回声、中等回声、低回声、无回声。对后方伴有声影的高回声，也称为强回声。

1. 强回声 如骨骼、钙化、结石和含气的肺，超声图像上形成非常明亮的点状或团块状回声，后方伴声影。但小结石、小钙化点可无声影。

2. 高回声 如血管壁、脏器包膜、瓣膜、肌腱、组织纤维化等，高回声与强回声的差别是不伴后方声影。

3. 中等回声 如肝、脾、胰腺实质等，表现为中等强度的点状或团块状同声。

4. 低回声 又称弱回声，为暗淡的点状或团块状回声，典型低回声为脂肪组织。

5. 无回声 病灶或正常组织内不产生回声的区域，典型者为尿液、胆汁、囊肿液和胸腹腔漏出液。

6. 暗区 超声图像上无回声或仅有低回声的区域，称为暗区，又可分为实性暗区和液性暗区。

7. 声影（acoustic shadow） 由于障碍物的反射或折射，声波不能到达的区域，即强回声后方的无回声区，称为声影，见于结石、钙化及致密软组织回声之后。

（二）超声图像的分析与诊断

观察分析声像图时，应注意以下内容：

1. 定位 超声检查中为明确脏器或病变的方位，通常以体表解剖标志或体内重要脏器为标志标明方位，定位观察还应包括病变位于某脏器或脏器的某一部位。

2. 大小 脏器及病变组织的大小测量，通常测三维径线的最大值即前后径、上下径及左右径，亦可测面积和周径。

3. 外形 脏器的形态轮廓是否正常、有无肿大或缩小；如是占位性病变，其外形是圆形、椭圆形、分叶形或不规则形。

4. 边缘轮廓 脏器或肿块有无边界回声、是否光滑完整、有无模糊中断以及边缘回声强度如何，对病变性质的鉴别以及了解肿瘤的生物学活性等均有一定意义。

5. 内部结构特征 应注意观察内部回声的强度大小、分布是否均匀、回声形态如何以及结构是否清晰。

6. 后壁及后方回声 根据不同的后壁及后方回声，可对病变性质作进一步鉴别。

7. 周围回声及毗邻关系 根据局部解剖判断病变与周围结构的关系，有无压迫移位、粘连或浸润，周围结构内有无异常回声，有无局部淋巴结肿大和继发性管道扩张。

8. 位置及活动度 脏器位置是否偏移，固有的活动规律是否存在。病变的确切位置，是否随体位变动或呼吸运动而移动。

9. 量化分析 包括对脏器或病变进行径线、面积、体积等测量，以及应用多普勒超声观察病变或脏器内部的血流分布、走行及形态，对有关血流动力学参数进行测量。

二、主要应用

（一）超声解剖学和病变的形态学研究

超声检查可获得各脏器的断面声像图，显示器官或病变的形态及组织学改变，对病变做出定位、定量及定性诊断。

（二）功能性检查

通过检测某些脏器、组织的生理功能的声像图变化或超声多普勒图上的变化做出功能性诊断，如用超声心动图和多普勒超声检测心脏的收缩及舒张功能；用实时超声观察胆囊的收缩和胃的排空功能。多普勒超声技术的发展使超声从形态学检查上升至“形态 – 血流动力学”联合检查，使检查水平进一步提高。

（三）器官声学造影的研究

声学造影即将某种物质引入“靶”器官或病灶内，以提高图像信息量的方法。此技术在心脏疾病的诊断方面已经取得良好效果，能够观察心腔分流、室壁运动和心肌灌注情况，测定心肌缺血区或心梗范围及冠状动脉血流储备。目前此技术已推广至腹部及小器官的检查。

（四）介入性超声的应用

介入性超声（interventional ultrasound）包括内镜超声、术中超声和超声引导下进行经皮穿刺、引流等介入治疗。高能聚焦超声还可用来治疗肿瘤等病变。

三、优点和限度

（一）优点

（1）无放射性损伤，属无创性检查技术。

（2）能取得多种方位的断面图像，并能根据声像图特点对病灶进行定位和测量。

（3）实时动态显示，可观察器官的功能状态和血流动力学情况。

（4）能及时得到检查结果，并可反复多次重复观察。

（5）设备轻便、易操作，对危重患者可行床边检查。

（二）限度

（1）超声对骨骼、肺和胃肠道的显示较差，影响成像效果和检查范围。

（2）声像图表现的是器官和组织的声阻抗差改变，缺乏特异性，对病变的定性诊断需要综合分析并与其他影像学表现和临床资料相结合。

（3）声像图显示的是某局部断面，对脏器和病灶整体的空间位置和构型很难在一幅图上清晰显示。三维超声技术可部分解决此问题。

（4）病变过小或声阻抗差不大，不引起反射，则难以在声像图上显示。

（5）超声检查结果的准确性与超声设备的性能以及检查人员的操作技术和经验有很大关系，为操作人员依赖性（operator-dependent）技术。

第三节　三维超声波成像技术

一、静态结构三维超声波成像技术

（一）信息采集

1. 机械驱动扫描检查　超声波扫描检查探头被固定在超声波扫描仪的机械臂末端上，由计算机内特定的扫描程序控制步进电动机带动探头做平行扫描检查、扇形扫描检查和旋转扫描检查。扫描检查时的运动轨迹是预先设计好的。

（1）机械驱动扫描检查方法的优点：①计算机容易对所获取的二维图像进行空间定位；②信息处理与三维图像重建速度快；③重建的三维图像准确性较高。

（2）机械驱动扫描检查方法的缺点：①机械装置体积较大、较重，且不易与探头匹配；②扫描检查时噪声较大；③扫描检查方式单一，信息采集部位难以确定，且扫描检查时间受到限制。

2. 自由扫描检查　如下所述。

（1）声学定位扫描检查：将一个声发射装置安装在超声波探头上，并在检查床的上方安装多个声音接收装置，通过测量声传播中不同的时间延迟来估算出探头所处的空间位置。扫描检查不受限制，但空间定位的精确度较差。

（2）磁场空间定位扫描检查：用磁场空间定位系统进行定位。电磁场发生器由计算机控制产生电磁波，并向空间发射形成电磁场。再在探头上安装一套空间位置感测器。在给患者进行超声波扫描检查时，计算机即可感测到探头的运动轨迹，再由探头的运动轨迹确定图像的空间位置。磁场空间定位扫描检查的优点在于：体积较小、重量较轻、操作灵活、采集信息方便等。

（二）定量测量

直接利用三维超声波图像进行各种数据测量。

（三）图像处理技术

1. 未知数值的推测　未知数值的推测是信息采集的逆过程，数字图像是离散场，只有少数位置的数值是已知的，而原始的场是连续的。在进行三维图像重建时，常常需要用已知任意一点位置的值来推测未知的值。

推测未知数值的方法很多，运算量和效果差异也比较大。最简单的方法是用最邻近的数值来推测未知数值，任意一点就用最近的一个采样点的值来替代。最常用的是线性（liner）推测法，假设相邻采样点之间的变化全是线性的，这种方法计算快、效果好。高次的多项式推测法，计算量较大，但效果不一定比线性好。

2. 高通滤波与低通滤波　三维图像的滤波与二维图像滤波是基本一致的，滤波又分为高通滤波和低通滤波。滤波器的种类也比较多，其中的非线性滤波器可以满足某些特殊要求，例如去除噪声、保持边缘细节等。

（1）高通滤波：高通滤波被用于锐化图像或提取物体边缘。

（2）低通滤波：低通滤波被用于去除图像中的噪声；也被用于获取更大的图像，以便进行图像分析。

3. 图像分割　在进行图像处理与分析时，常常需要将人体体素数据进行区域分割，把医师与技术员感兴趣的区域挑出来。在对人体体素数据进行区域分割时要求采用自动化分割的方法进行分割，并保证对图像进行正确分割。由于人体解剖结构的变化差异较大，因此，在进行图像分割时同时满足以上两项要求难度较大。为了同时满足以上两项要求，并保持图像分割的正确性，有时还需进行手工分割。但手工分割的速度太慢，影响了图像的处理速度。为了提高图像处理速度，在保证图像正确分割的情况下，应尽量进行自动分割操作。

图像分割的方法有：①阈值分割法：适用于同一物体内灰度较一致，或不同物体间灰度明显的情况。②种子限域生长分割法：适用于软组织的图像分割，因为软组织的密度差别不明显。③自动边缘检测分割法：用户只需提供曲线的起点和终点，计算机就可自动沿着检测到的物体边缘划分。④多参数分割法：用两种或两种以上的图像，在两个或两个以上参数构成的参数空间中指定物体的取值范围，就更容易对图像进行正确分割了。⑤数学形态学分割法：在用阈值分割法对物体进行初步分割后，再对其进行一些数学形态学操作，以按需要改变其连通性。

4. 重合处理　假如要利用不同设备采集的三维图像信息，或同一设备不同时间采集的三维图像信息进行三维图像重建，由于两个图像中人体的空间位置可能不一致，在进行图像的三维重建之前，应首先对它们进行匹配，即进行变换，使一个图像经过变换后与另一个图像尽可能地进行物体的重合。

（四）三维图像重建技术

1. 表面重建成像　以CT三维图像重建技术为例，简单介绍一下表面重建成像技术。通过确定兴趣区所要显示结构的实际密度所包含的最高和最低CT值，设定最高和最低阈值水平，然后标定兴趣区所要显示的结构，重建程序将根据代表该结构密度范围对所有邻近像素进行识别，将阈值范围内的连续性像素构筑成单个的三维结构模型，产生一个标记的成像源以显示用灰阶编码的表面显示图像。可以用多个CT阈值进行表面遮盖显示，并对不同CT值的结构用彩色显示。表面遮盖显示能极好地显示复杂结构，尤其是结构重叠区域的三维关系。但是这种以CT阈值为参数的图像处理，丢失了大量与X线衰减有关的信息，对设定阈值以外的像素不能显示，小的血管也难以显示，重度狭窄可表现为血管腔闭塞，血管壁钙化和管腔内造影不能区分，所以对狭窄的管径有可能显示不清，尤其是在只设定单一阈值水平时。

表面重建三维图像的步骤：首先，用采集到的密度数据信息进行图像的表面重建，即重建出三维物体表面；然后再进行表面再现。根据光照模型确定的算法给物体表面加阴影，投影在平面屏幕上。表面遮盖显示重建出的立体三维图像直观、真实感较好。表面重建的目的在于求出三维物体的表面几何形状。计算机既可用大量的小片拼接来表示三维物体的表面几何形状，又可以用小立方体拼接来表示三维物体的表面几何形状，但表示的基本单元上都必须有法矢量。

表面重建数据之间采样间隔的大小有两种情况：假如采样间隔是基本相同的三维灰度图像，只需指定一对阈值就可分割出三维物体表面；假如采样间隔是较大的断层图像，为了得到效果较好的重建三维图像，应先在断层图像上分割感兴趣区，然后再对这些二维的感兴趣区进行基于形状的未知数值的推测，并将这些推测出的数值插入。

用表面重建成像法重建出的三维图像结果的好与坏，与图像的分割有关。图像分割得越好，重建的三维图像质量越高。假如采用阈值分割法对图像进行分割的话，则阈值对三维物体的尺寸影响较大。法矢量计算得是否准确对表面遮盖显示法的最终效果也有较大的影响。

表面重建成像的特点：①适应人的视觉习惯，立体形态的真实感效果较好，表面遮盖显示法特别适用于物体空间结构较复杂的情况；②该法使用的加速硬件造价要求不高，即在低价的加速硬件上就能实现复杂的人机交互操作；③容易进行定量测量和对三维物体操作；④在进行三维物体表面分割时，分割参数对结果影响较大，并且需要烦琐的人工操作；⑤部分容积效应对显示结果影响较大，细小的血管容易产生狭窄、堵塞状的伪像，误诊率较高；⑥伪像的真实感较强，应引起特别的重视；⑦结果图像不提供密度信息。

该重建法适用于含液性结构和被液体包绕的结构。

2. 透明成像　由于实质性器官在进行超声波扫描检查时为实质性均匀回声，重建出的三维图像无法观察到器官与组织的内部结构，采用透明成像技术，可以观察到器官的内部结构。

（1）透明成像的方法：①最大回声模式：它可以显示沿每条声束上的最强回声之三维结构。②最小回声模式：它可以显示沿每条声束上的最低回声之三维结构。③X线模式：它可以显示沿每条声束上的灰阶平均质，重建出与X线相类似的扫描检查图像。

（2）透明成像的临床意义：①可以观察到器官内血管结构改变的立体形态；②可以观察到器官内组织结构或病变与血管结构的空间位置关系。

3. 多普勒血流三维成像技术　首先用超声波多普勒扫描仪采集血管成像信息，再利用计算机的三维重建特殊软件重建出器官血管的三维立体结构，用于了解器官的血液供应情况。多普勒血流三维成像的临床意义：①了解移植器官的血流灌注情况，诊断有无排斥反应；②了解移植器官的血流灌注情况，诊断实质性器官有无梗死情况；③观察肿瘤滋养血管的三维结构，判断肿瘤的大小、形态和位置等情况。

（五）图像的显示与储存

计算机将重建好的超声波三维图像显示在监视器上，或储存在计算机的硬盘上，或用激光打印机打印成图片供医师们诊断。可以从任意方向和任意角度对超声波三维图像进行显示与观察，也可以从任意方向和任意角度对超声波三维图像进行切割显示与观察器官和病灶的大小、形态、体积、内部结构等信息。

二、动态结构三维超声波成像技术

（一）信息采集

下面以心脏三维超声波检查为例，简单介绍一下动态结构三维超声波的信息采集方法。

1. 三维超声波扫描检查的窗口　如下所述。

（1）经食管超声波扫描检查窗：将全平面经食管探头插入患者食管内进行超声波扫描检查。其优点为：消除了肋骨、肺、脂肪对超声波影像的影响，其图像质量最好。

（2）经胸壁超声波扫描检查窗：经胸壁全平面超声波扫描检查探头，或扇形扫描探头。

2. 动态结构三维超声波成像信息的获取方法　如下所述。

（1）经食管平行扫描检查方法：将探头插入食管，并将探头沿食管上下移动，以获取各个不同水平高度的系列二维横断图像，现已不再使用。

（2）扇形扫描检查方法：首先将探头固定，然后在某一方向上变动扫描检查角度进行扇形扫描检查。

（3）旋转扫描检查方法：首先将探头固定，然后由计算机检测系统控制探头操作柄上的步进电动机，使探头按设定的程序进行 180° 的旋转，可得到系列夹角相等、轴心固定的二维图像。

3. 动态三维超声波的扫描检查方法　首先将探头固定在胸壁上，并将固定点作为轴心，然后顺时针将探头转动 180°，每隔 3° 左右扫描一幅二维图像，计算机利用图像三维重建软件进行图像立体三维重建。在相同的扫描范围内，采集到的二维图像越多，重建出的三维图像质量越好。

（二）定量测量

直接利用三维超声波图像进行各种数据测量。

（三）图像处理技术

请参阅静态结构三维超声波成像技术的内容。

（四）超声波血管三维图像的重建

在进行血管系统三维立体图像重建时，应选择一个能充分显示主动脉瓣的切面，分别从主动脉瓣上短轴、主动脉瓣下短轴及主动脉瓣长轴等不同角度对主动脉瓣进行重建，重建时仔细调节灰度阈值及透明度，以增强图像的实体感并减少伪影。

（五）图像的显示与储存

计算机将重建好的超声波三维图像显示在监视器上，或储存在计算机的硬盘上，或用激光打印机打印成图片供医师们诊断。可以从任意方向和任意角度对超声波三维图像进行显示与观察，也可以从任意方向和任意角度对超声波三维图像进行切割显示与观察器官和病灶的大小、形态、体积、内部结构等信息。

三、三维超声波成像的优缺点

（一）三维超声波成像的优点

三维超声波成像与二维超声波成像方法相比，三维超声波成像有以下的优点：①更清晰地观察人体各器官与病灶的形态、大小等指标；②更清晰地观察人体各器官、病灶与相邻解剖结构的关系；③可以从不同的角度观察病灶；④能够显示二维超声波不能显示的病灶；⑤可以观察到器官与病灶的全貌。

（二）三维超声波成像的缺点

三维超声波成像与二维超声波成像方法相比，三维超声波成像有以下的缺点：①三维图像的好与坏，受二维图像质量的影响；②图像质量受多种因素影响，影响三维图像质量的因素比二维多；③由于其具有操作较复杂、费用高、检查时间长等缺点，一时难以在较大范围内推广应用。

第二篇

X 线临床应用

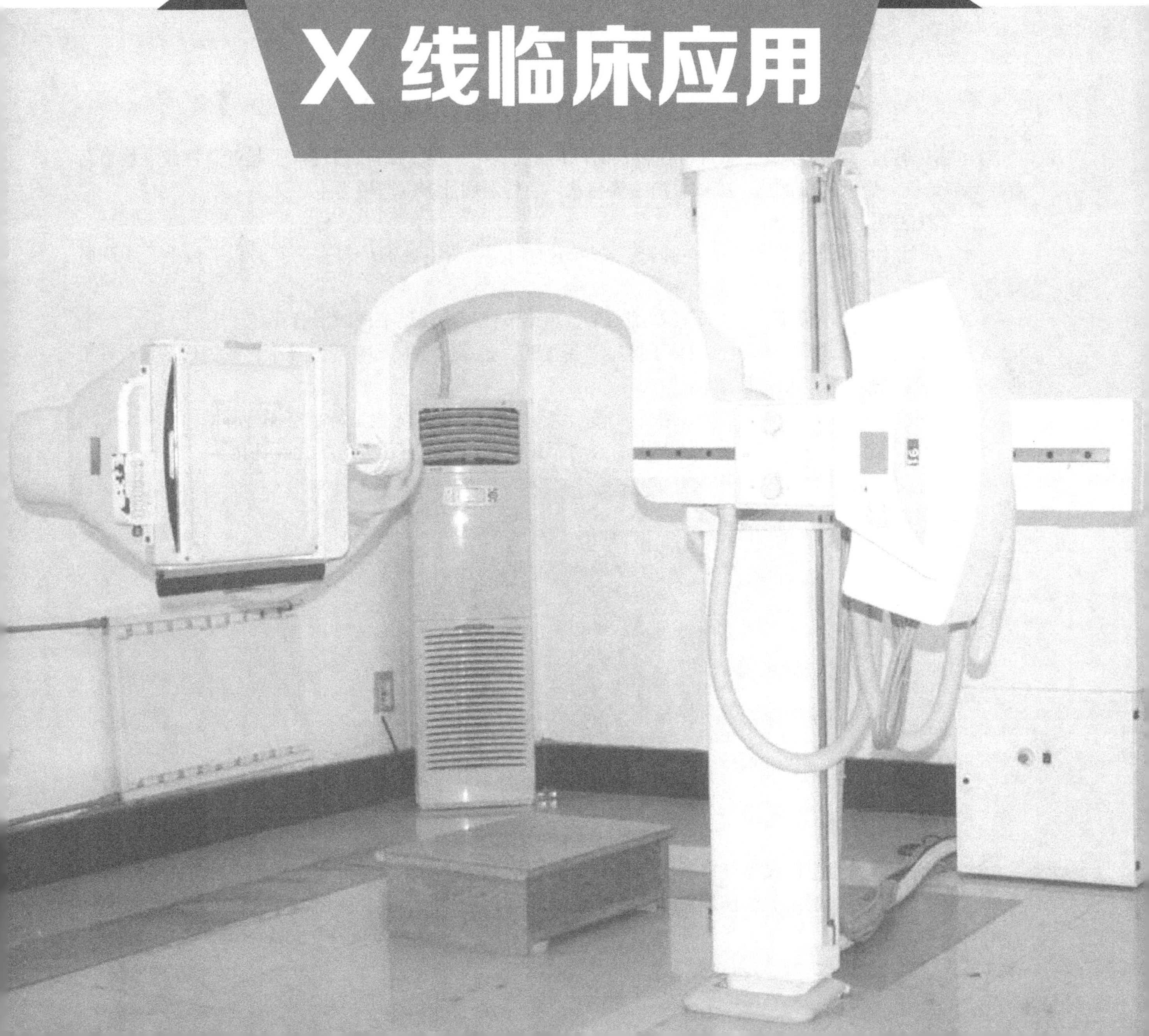

第五章

呼吸系统的 X 线诊断

第一节　弥漫性肺部病变

一、亚急性或慢性血行播散型肺结核

1. 临床特点　多见于成年患者，在较长时间内由于多次少量的结核菌侵入引起亚急性或慢性血行播散型肺结核。患者可有低热、咳嗽、消瘦等症状。病理上病灶多以增殖为主。

2. X 线表现　如下所述。

（1）病灶主要分布于两肺上、中肺野。分布不均匀，锁骨下区病灶较多；有时以一侧上、中肺野为主。

（2）病灶结节大小极不一致，粟粒样细结节、粗结节或腺泡样结节同时混合存在。

（3）结节密度不均匀，肺尖、锁骨下区结节密度高，边缘清楚，可有部分纤维化或钙化；其下方可见增殖性病灶或斑片状渗出性病灶。

（4）病变恶化时，结节融合扩大，溶解播散，形成空洞，发展成为慢性纤维空洞型肺结核（图 5–1）。

粟粒样细结节大小不一致，分布不均匀，锁骨下区病灶较多，有部分纤维化及钙化。

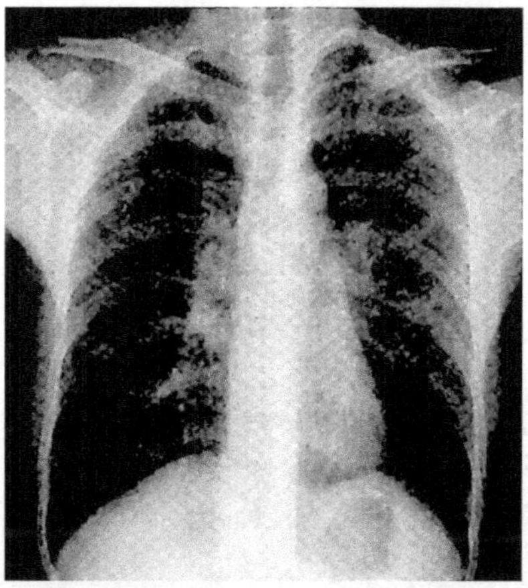

图 5–1　慢性纤维空洞型肺结核

3. 鉴别诊断　亚急性或慢性血行播散型肺结核的特点是三不均匀（分布、大小、密度）。多位于两肺上、中肺野，病灶结节大小不等，病灶可融合、干酪坏死、增殖、钙化、纤维化、空洞。需与经

常遇到的粟粒型支气管肺炎、尘肺病（肺尘埃沉着症）、肺泡细胞癌、粟粒型转移癌以及含铁血黄素沉着症等相鉴别，鉴别参照急性血行播散型肺结核的鉴别诊断。

4. 临床评价　亚急性、慢性血行播散型肺结核起病较缓，症状较轻，X 线胸片呈双上、中肺野为主的大小不等、密度不同和分布不均的粟粒状或结节状阴影（图 5-2A），新鲜渗出与陈旧硬结和钙化病灶并存，结合实验室检查一般诊断不难（图 5-2B）。胸部 HRCT 对于细微钙化影，有助于诊断。

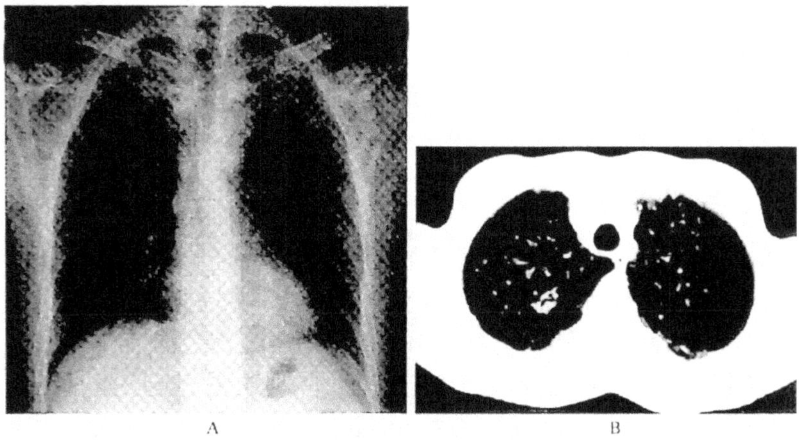

图 5-2　血行播散型肺结核

X 线（A）显示两肺散在粟粒；CT（B）显示两上肺散在粟粒，右肺上叶可见小斑片状钙化

二、肺泡细胞癌

1. 临床特点　本病为多发性的细支气管肺癌，癌肿起源于细支气管上皮或肺泡上皮，女性多于男性，发病年龄 30 ~ 60 岁，病程进展快。有人认为是多中心性发展为癌肿，亦有人认为是支气管播散的癌肿。细支气管肺泡癌分为三种类型：弥漫型、结节型和浸润型，临床工作中以弥漫型多见。临床症状有胸痛、顽固性咳嗽、呼吸困难、痰液量多而呈黏稠泡沫状，易误诊为肺转移癌。

2. X 线表现　为两肺弥漫、大小不一的结节影，轮廓模糊，细如粟粒（图 5-3），粗的可似腺泡样结节，一般在肺门周围较多地密集，8% ~ 10% 病例可伴有血胸。有时可表现如小叶性肺炎样浸润粗大斑片影（直径 1 ~ 2cm），边缘模糊。肺泡细胞癌有时亦可表现为巨大球状肿块影，边缘呈分叶状，直径大小为 2 ~ 6cm，类似周围型肺癌。

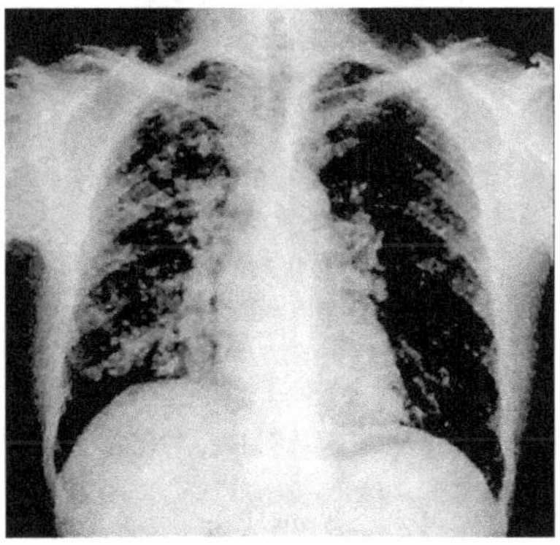

图 5-3　肺泡细胞癌

两肺弥漫、大小不一的结节影，轮廓模糊，细如粟粒

3. 鉴别诊断　弥漫型肺泡细胞癌需与粟粒型肺结核鉴别，后者病灶直径较小，多为 1 ~ 2mm，且大小一致，分布均匀，密度相同；尚需与肺转移灶鉴别，对有肺外肿瘤病史的应首先想到转移瘤，其病灶可大可小，轮廓相当整齐，分布于两肺中下部，病灶无支气管充气征；亦需与尘肺鉴别，但其有职业病史，除弥漫性结节状病灶外，肺纹理明显增多紊乱，交织成网状，肺门影增大，甚至出现壳状钙化。此外，需与肺真菌病、肺寄生虫病、结节病相鉴别。

浸润型肺泡细胞癌病变与肺炎渗出性病变相似，但后者改变快，经过有效治疗后，短期内明显吸收消失。

4. 临床评价　结节型表现为孤立球形阴影，轮廓清楚，与周围性肺癌的X线表现相似，空泡征在此型肺癌较多见。浸润型与一般肺炎的渗出性病变相似，轮廓模糊。病变可呈片状，亦可累及一个肺段，甚至整个肺叶。病理上细支气管肺泡癌的组织沿肺泡壁生长蔓延，然后向肺泡内突入，肿瘤组织和分泌物可填塞和压迫肺泡腔和外围细小支气管，但较粗支气管腔仍保持通畅，因此在病变范围内通常夹杂未实变的肺组织，使其密度不均匀，并常见支气管充气征。弥漫型肺泡细胞癌表现为两肺广泛结节状病灶，直径多为3～5mm，密度均匀，边缘轮廓较清楚。病变有融合的趋势，形成团块状或大片状实变影，在实变阴影中可见支气管充气征。

三、特发性肺间质纤维化（Hamman-Rich综合征）

1. 临床特点　本病主要是原因不明的弥漫性肺间质纤维变，亦可能是一种自体免疫性疾病。由于主要病理改变有肺泡壁的炎性细胞增多，继以纤维化，故最近又称为纤维化性肺泡壁炎。患者男性多于女性，症状为进行性气短、咳嗽、胸闷、胸痛，如伴继发感染，可有发热、咳脓性痰，病程除少数急性者外，多数为数年至十数年的慢性过程，最后可导致肺动脉高压与右心衰竭而死亡。

2. X线表现　本病最早期的X线表现为细小的网状阴影，以下肺多见，此时患者可无症状，而肺功能检查已有异常表现，为肺弥散功能减退。后逐渐变为粗糙的条索状阴影，交织成粗网状影像，表现为两肺呈弥漫性索条状和网状影相互交织；肺纹理增多、增粗，延伸至外带，并呈广泛的蜂窝样结构，含有无数的、直径为3～10mm的囊性透亮区，囊壁多数较厚；有时亦可见到直径3～5mm的结节影，或呈细颗粒状的毛玻璃样阴影；晚期由于继发感染，可伴有炎症性的模糊片状影，以及右心室肥大的征象（图5-4）。如肺部出现弥漫性肺间质纤维变的蜂窝样改变，而不能以肺源性疾病或尘肺解释时，应多考虑到本病的可能性。

3. 鉴别诊断　患者的胸片上突出表现为两侧中下肺野弥漫性肺间质纤维化，而能产生肺部弥漫性间质纤维化的疾病很多，原发性弥漫性肺间质纤维化为其中一种，其病因尚未明确。对该病诊断必须慎重，首先要排除其他疾病导致的肺间质纤维化后，才可考虑本病的可能。

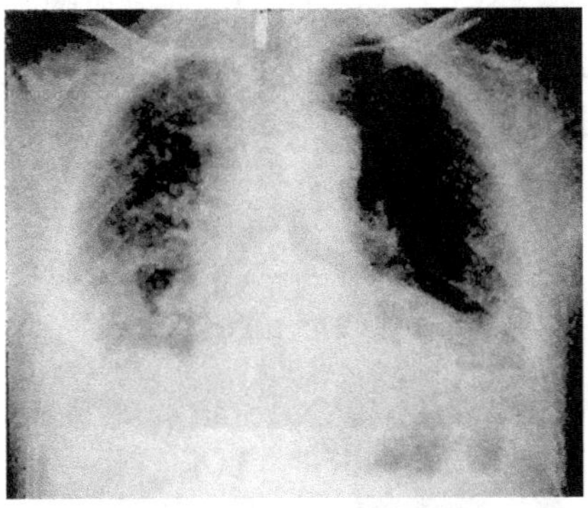

图5-4　特发性肺间质纤维化

X线见细小的网状阴影伴条索状影及有炎症性的模糊片状影，两下肺多见

4. 临床评价　本病的X线征象没有特征性，需结合临床表现，如患者有气急、咳嗽、体重减轻和乏力；一般痰量不多，可伴有血丝；可产生发绀和肺动脉高压，最后发展为肺源性心脏病，常有杵状指。肺功能检查最显著的改变为肺弥散功能减退。胸部HRCT检查有助于本病的诊断，可提出本病之可能，确诊往往依赖纤维支气管镜肺活检。

四、尘肺病（肺尘埃沉着症）

1. 临床特点　患者有长期接触粉尘的职业病史。病变以肺间质纤维组织增生为主，细支气管及血管周围纤维增生，肺泡壁及小叶间隔亦增厚，胸膜亦见增厚粘连，并有胶原纤维尘肺结节形成，肺门淋巴结轻度或中度肿大。临床上，患者可有胸痛、咳嗽、气短等症状。病变常自两下肺开始，逐渐向上肺发展。

2. X 线表现　两肺肺纹理普遍增多、增粗，扭曲紊乱，粗细不匀，并有蜂窝样网状纹理，纹理改变伸展至两肺外带，两肺纹理间并有弥漫分布的圆形或不规整形致密斑点影，斑点大小不等，直径多在 2 ~ 6mm。结节的分布可以表现为均匀的成堆或不均匀的散在出现，有时可融合成团块状。两侧肺门影增宽而致密，可有蛋壳样钙化淋巴结影。网状影可出现于整个肺野，同时胸膜可增厚钙化（多见于矽酸盐肺），形成胸膜斑、胸膜钙化。胸膜斑好发于第 7 至第 10 肋侧胸壁及膈肌腱膜部，表现为胸膜壁层胼胝样增厚伴凸向肺野的圆形或不规则形结节，一侧或双侧，但不对称。胸膜斑内可有线状、点状或不规则形钙化。胸膜斑发生于膈肌腱膜及纵隔胸膜，致使心缘模糊、毛糙，称蓬发心。肺和肋膈角胸膜极少累及，有时可有少量胸腔积液。矽酸盐肺患者易并发肺癌或胸膜间皮瘤，必须密切注意。

早期尘肺病（尘肺病Ⅰ期）结节影局限于中、下肺野的 1 ~ 2 个肋间隙范围内，往往是右肺先发现结节影。尘肺病Ⅱ期结节影大量增多，弥散于全肺野，自锁骨下区至膈面均有结节影，唯两侧肺尖区往往清晰而有气肿，结节极少或无（图 5-5）。肺底区亦有气肿，两侧膈面常见有幕状胸膜粘连。晚期尘肺病（尘肺病Ⅲ期）可见两上肺结节融合为直径 3 ~ 4cm 的纤维肿块影，两侧对称或不对称存在（图 5-6）。

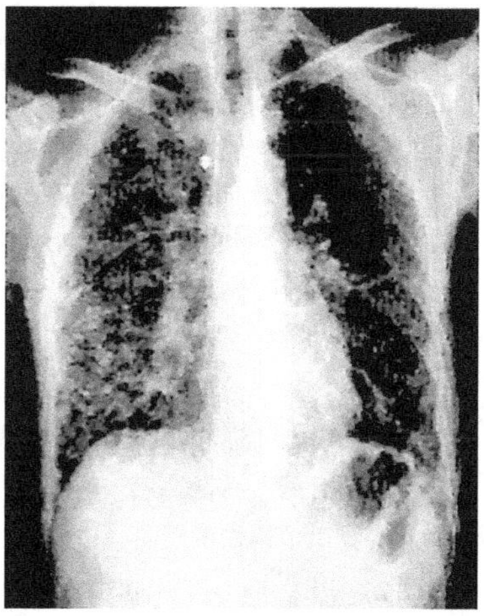

图 5-5　Ⅱ期尘肺

两侧肺门影增宽而致密，两肺肺纹理增多、增粗，扭曲紊乱，粗细不匀，并有蜂窝样网状纹理，纹理改变伸展至两肺外带，两肺纹理间并有弥漫分布的圆形或不规整形致密斑点影，斑点大小不等，直径 2 ~ 6mm

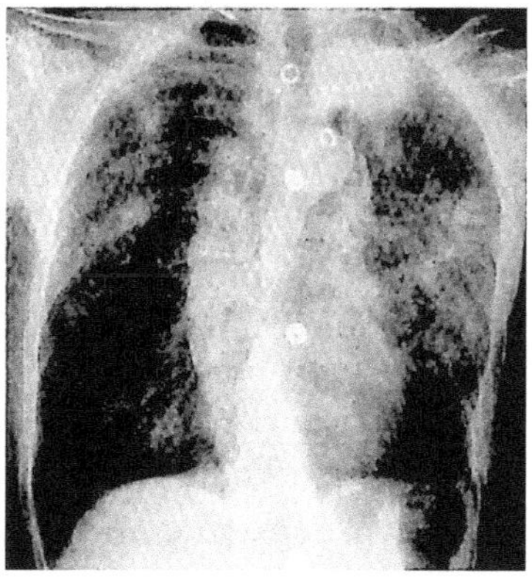

图 5-6　Ⅲ期尘肺

两肺肺纹理增多、增粗，扭曲紊乱，粗细不匀，并有蜂窝样网状纹理，纹理改变伸展至两肺外带，两肺纹理间并有弥漫分布的圆形或不规整形致密结节影，结节大小不等，部分融合为直径 3 ~ 4cm 的纤维肿块影

3. 鉴别诊断　尘肺病X线表现为两肺有广泛的肺纹理改变和纤维条纹以及网状阴影，使整个肺野都像蒙上一层窗纱，或如毛玻璃样。尘肺结节的分布呈散在性，形态可不规则，密度较高，边缘较锐利，肺内有散在局灶性肺气肿透明区域存在。如果X线片上出现如此改变，在未了解到职业史的情况下，尚需与急性粟粒型肺结核、肺炎、恶性肿瘤、寄生虫病、肺泡微石症、含铁血黄素沉着症等相鉴别。急性粟粒型肺结核的结节状影直径一般在1～2mm，大小一致，分布均匀，密度相同，肺纹理增加不明确。肺炎临床有感染症状与体征，结节状影边缘模糊；细支气管癌的结节较本例患者结节大，直径一般为3～5mm，痰细胞学检查可多次找到癌细胞，无粉尘接触史。血行肺转移瘤，一般结节较大，且分布肺外围较多，有肺外恶性肿瘤病史。寄生虫病根据疾病流行区、接触史、粪便培养、血清学检查可诊断。肺泡微石症的胸片，肺纹理不能显示，沙粒样钙质密度影，多孤立存在，不融合（图5-7）。含铁血黄素沉着症有原发和继发两种，前者发病年龄在15岁以下，反复咯血；后者多有心脏病史，尤其是二尖瓣狭窄的患者，有左心衰竭、肺静脉高压，可资鉴别。

4. 临床评价　本病患者一般年龄较大，发病缓慢，患者身体情况尚可，主要表现有气急现象，有咳嗽，但痰不多。晚期患者有杵状指及肺源性心脏病症状。实验室检查一般无重要发现。当患者出现两肺弥漫性肺间质病变时，应详细询问其职业病史，如有明确的粉尘接触史，应想到本病的可能，及时移交给职业病鉴定相关机构。胸部HRCT检查对本病的鉴别诊断有帮助。

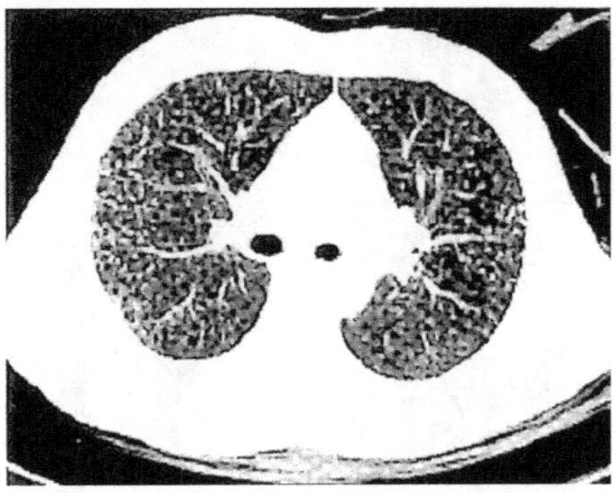

图5-7　矽肺患者

示两肺粟粒型结节，密度较高，边界锐利

【附】我国卫生部2015年最新发布的《尘肺病诊断标准》（GB/Z 70-2015）

1. 尘肺病的分类　根据引起尘肺的矿物粉尘的性质，尘肺病分为矽肺和尘肺两类。

矽肺——由含游离二氧化硅为主的粉尘引起的矽肺。

尘肺——由含硅酸盐为主的粉尘引起的硅酸盐尘肺，包括石棉肺、水泥尘肺、滑石尘肺、云母尘肺和陶工尘肺等；由煤尘及含碳为主的粉尘引起的尘肺，如煤工尘肺、石墨尘肺和炭黑尘肺；由金属粉尘引起的金属尘肺，如铝尘肺。

有些有机粉尘例如棉尘，虽然也能引起肺部及呼吸道的改变（棉尘肺），且属于职业病的范围，但其病变性质与一般尘肺不同，故不属于尘肺病。

2. 最新尘肺病的诊断标准　卫生部发布的最新《中华人民共和国尘肺病诊断标准》规定，尘肺病分为3期。

（1）一期尘肺病：是指有总体密集度1级的小阴影，分布范围至少达到2个肺区。

（2）二期尘肺病：是指有总体密集度2级的小阴影，分布范围超过4个肺区，或有总体密集度3级的小阴影，分布范围达到4个肺区。

（3）三期尘肺病：是指有下列情形之一者：有大阴影出现，其长径不<20mm，短径不<10mm；有总体密集度3级的小阴影，分布范围超过4个肺区并有小阴影聚集；有总体密集度3级的小阴影，分布范围超过4个肺区并有大阴影。

所谓肺区是指将肺尖至膈顶的垂直距离等分为3，用等分点的水平线把每侧肺野各分为上、中、下3个肺区。

1、2、3 级小阴影是指直径或宽径不超过 10mm 的阴影；大阴影是指肺野内直径或宽径 >10mm 的阴影。所谓密集度是指一定范围内小阴影的数量（应结合尘肺病诊断标准判断）。

五、粟粒型肺转移癌

1. 临床特点 粟粒型肺转移癌最多见于血供丰富的原发肿瘤（如甲状腺癌、前列腺癌、绒毛膜癌，癌细胞直接侵入静脉系统→右心→肺毛细血管），或见于原发支气管肺癌，癌肿可贯穿于肺动脉，引起大量的癌细胞播散。临床症状有咳嗽、咯血、呼吸短促、发绀。

2. X 线表现 两肺有弥漫分布的细结节影，大小不一，结节分布很密，中、下肺较上肺多些（图 5-8、图 5-9），结节边界模糊，但肺尖区常无结节，这点可与粟粒型肺结核区别。肺纹理一般性增强，可并发胸腔积液。

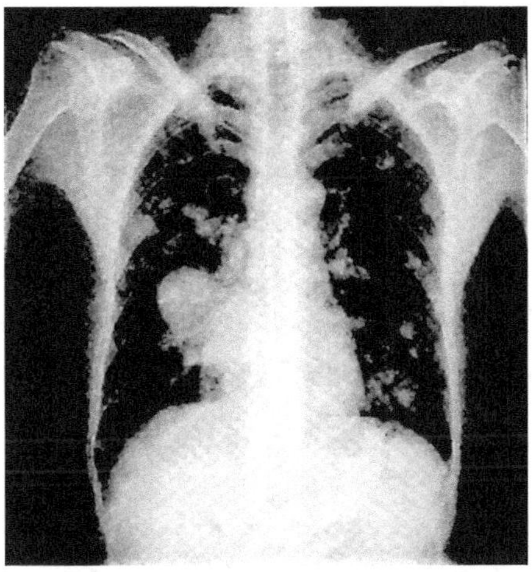

图 5-8 右下肺癌伴两肺弥漫性转移

两肺有弥漫分布的细结节影，大小不一，局部结节分布很密，中、下肺较上肺多些

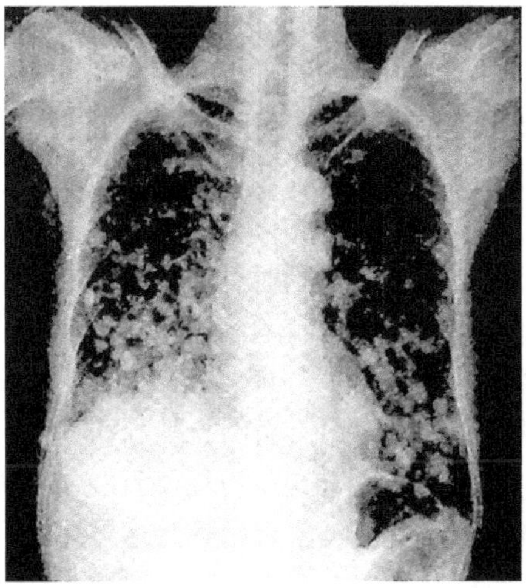

图 5-9 右肾癌术后 7 个月，两肺见弥漫性转移癌

两肺有弥漫分布的细结节影，大小不一，局部结节分布很密，中、下肺较上肺多

3. 鉴别诊断 粟粒型肺转移癌应与急性粟粒型肺结核、粟粒型支气管肺炎、尘肺以及含铁血黄素沉着症等相鉴别。

急性粟粒型肺结核 X 线片早期两肺野呈毛玻璃样密度增高，两肺从肺尖至肺底有均匀分布、密度相似、大小一致的粟粒样结节，即“三均匀”特征。结节边缘较清楚，当结节为渗出性或结节融合时边缘可模糊。正常肺纹理被密集结节遮盖而不能显示，可有肺门或纵隔淋巴结增大。

尘肺有明确的职业病史，X 线表现肺纹理增粗增多、紊乱扭曲、粗细不匀，甚至中断消失，并有蜂窝网状纹理。肺纹理间有大小不一、边缘清晰的结节影，直径在 2 ~ 6mm。密度较高，结节是按支气管走向分布的，可为均匀地成堆出现或不均匀地散在出现，一般结节影变化非常缓慢，逐渐增大，密度增高，直至出现融合现象；一般都有弥漫性肺气肿改变，而粟粒型肺转移癌一般没有肺气肿征象。

粟粒型支气管肺炎又称小灶性支气管肺炎，病原体常由支气管侵入，引起细支气管、终末细支气管及肺泡的炎症。多见于婴幼儿，病情严重，有咳嗽、咳痰、气促、高热等症状，X线平片两肺野呈广泛分布的模糊粟粒状结节影，可伴有较大的斑片状致密影，以两下肺及内带较密；抗炎治疗，病灶吸收消散较快，病程较短。实验室检查白细胞计数值升高明显，血沉正常。根据以上几点可与粟粒型肺转移癌相鉴别。

肺含铁血黄素沉着症为肺内多次少量出血，血液吸收后肺泡内吞噬细胞内有含铁血黄素沉着。多见于有心脏病病史者，也可为特发性，或并发肾小球肾炎（Goodpasture 综合征）。X线多表现为双肺中、下野弥漫性结节影，密度较高，边缘清晰，阴影长时间无变化。

此外，有时尚需与细菌和病毒感染、寄生虫病、肺泡微石病、新生儿肺透明膜病、肺泡蛋白沉着症及真菌病等相鉴别，结合粟粒型肺转移癌X线影像学特点、临床病史及实验室检查可鉴别。

4. 临床评价　肺部是转移性肿瘤最多发生的部位，其他脏器的恶性肿瘤均可以通过血液或淋巴系统转移到肺部，所以常有肺外恶性肿瘤病史。肺转移瘤在未行治疗前，一旦发现进展迅速，半个月至1个月内病灶可增多、增大。有时初诊往往误为粟粒型肺结核，在发现原发肿瘤或在积极抗结核治疗下，弥漫性病变不但不见缓解，相反进展恶化，即应高度怀疑转移癌的可能。甲状腺癌用放射碘治疗，子宫绒毛膜癌用抗癌药治疗，肺部粟粒型转移灶可全部吸收治愈。

六、肺结节病

1. 临床特点　肺结节病也称肉样瘤、鲍氏类肉瘤（Boeck sarcoid）等，属于一种非干酪性肉芽肿。国内较少见，有明显的地区性；温带较多，欧洲发病率较高。就人种而言，黑人最多，白人次之，黄种人少见。女性略多见。任何年龄均可发病，发病年龄多见于 20 ~ 50 岁。病程变化大，有自愈倾向。

病因不清，多认为与病毒感染有关。结节病的基本病理改变，系非干酪性肉芽肿（由上皮样细胞、郎格汉斯巨细胞、淋巴细胞及纤维细胞组成），可侵犯全身淋巴结、肺、眼、皮肤、肝、骨等组织。病变可在淋巴结或肺实质。结节可在数月内完全吸收，也可被纤维组织所代替，形成肺间质的弥漫性纤维化。

临床上多无症状或仅有轻微呼吸道症状，胸部体征阴性。全身性周围淋巴结肿大的约占 40%，肝脾大的约占 20%。血沉增快，皮内结核菌素试验常为阴性。

2. X线表现　为两侧对称性肺门及气管旁纵隔淋巴结肿大，呈分叶状肿块影，边界清晰锐利，一侧或两侧气管旁淋巴结增大，往往以右侧为主，同时可伴有肺门淋巴结增大（图 5-10）。淋巴结多呈中等增大，边缘清楚，多发性结节呈土豆块状。约有 60% 病例当肺门淋巴结缩小消退时，两肺野出现弥漫性粟粒状（直径 1 ~ 5mm）结节影，伴有网状纤维素条状阴影；经随访 1 ~ 3 年，大多数病例肺门淋巴结影与肺部浸润影可完全吸收。但有 15% ~ 20% 病例，肺部病变不见吸收而转化为肺间质纤维变，最后导致呼吸衰竭或肺源性心脏病。肿大淋巴结压迫支气管引起狭窄可致肺气肿或肺不张，累及骨骼出现趾、指的囊肿样改变，以及易出现肾结石等。糖皮质激素治疗可促使病变吸收。

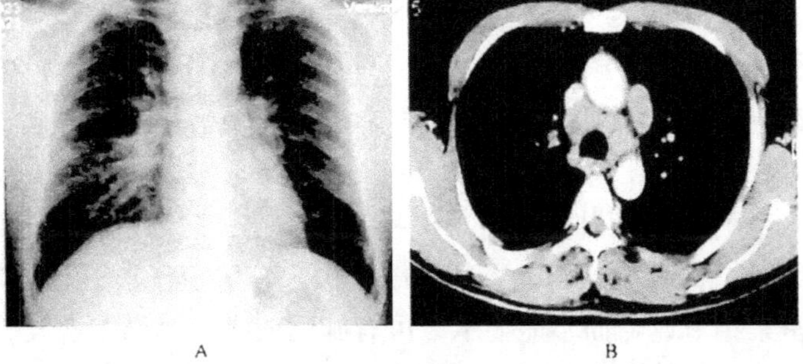

A　　B

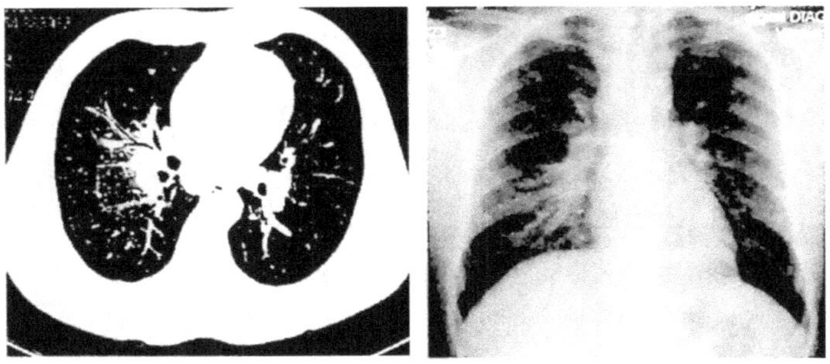

C D

图 5-10 肺结节病

胸片（A）示上纵隔增宽，两肺门影增大，两中肺野肺纹理明显增多，并见细小结节影；CT 增强纵隔窗（B）示纵隔淋巴结增大；CT 肺窗（C）及胸片（D）示两肺门增大，右肺内见散在小结节影

3. 鉴别诊断　结节病的诊断常应与淋巴瘤、淋巴结结核、转移瘤及肺癌的纵隔淋巴结转移等鉴别。淋巴瘤通常从气管旁淋巴结开始，最常累及气管旁淋巴结、肺门及内乳淋巴结，早期累及单一淋巴结。肿瘤较小时，X 线表现轻微，多难以确认；淋巴结增大明显时，其典型 X 线表现为纵隔多向两侧呈对称性增宽，肿瘤主要在气管两旁，可压迫气管变窄，肿瘤边缘清楚呈波浪状，或呈明显的分叶状，该类肿瘤对放射线的敏感性较大。淋巴结结核通常发生在儿童或青年，而结节病常发生在成人，淋巴结结核往往为单侧性的，结核菌素试验阳性，提示结核。原发肺肿瘤及肺转移瘤常伴有纵隔、肺门淋巴结肿大，但好发于中老年人，原发肺肿瘤常表现为肺内单个病灶，转移性肿瘤大多有肺外原发病灶。

4. 临床评价　非干酪性肉芽肿并非结节病所特有，因此本病诊断需结合临床、X 线和病理检查的结果而定。结节病侵犯肺部 X 线表现多种多样，根据不同的病理基础分为淋巴结型、浸润型和硬变型。肺部的病变可以完全吸收。如存在时间较久而未吸收即可发展为间质纤维病变，而表现为间质纤维病变和结节病变同时存在，或者甚至以间质纤维病变为主。结节病两侧肺门淋巴结肿大，临床症状轻微，为其特点。常应用淋巴结及前斜角肌脂肪垫活检、支气管镜检查、结核菌素试验（PPD，5TU）及 Kveim 试验等方法证实。但有作者提出肝活检有助于诊断。还有作者指出，血管紧张肽转换酶（ECA）≥ 60U/mL 有确诊意义。

胸部 CT 尤其是 HRCT 检查有助于本病的影像学诊断，除了能清晰显示纵隔、肺门淋巴结肿大，还能显示肺内结节及肺间质增厚征象（图 5-11）。

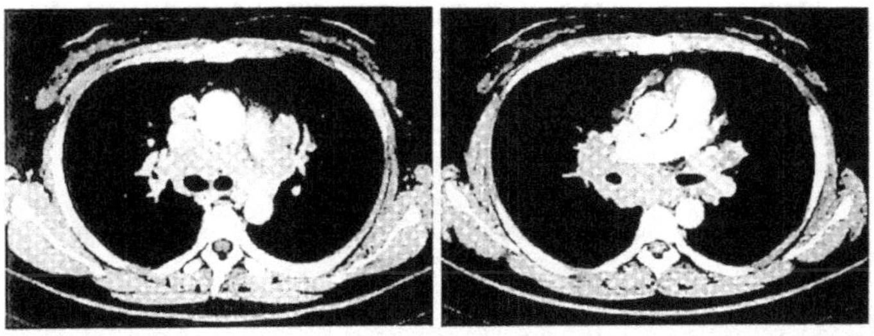

A B

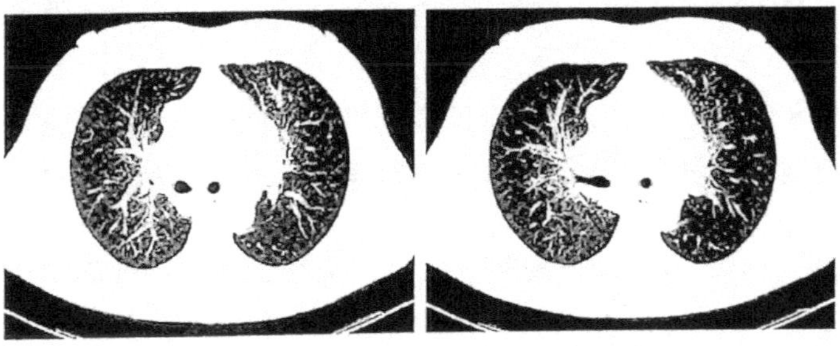

C D

图 5-11 肺结节病 CT

CT 增强纵隔窗（A、B）显示纵隔淋巴结广泛肿大，淋巴结边缘清晰，部分呈分叶状。CT 肺窗（C、D）显示两肺小叶间隔增厚，局部呈细网状改变，并伴有支气管血管束增厚

七、过敏性肺炎

1. 临床特点　系一种肺部的过敏性表现，临床特征为肺内有一过性的、游走性的炎症病变，血液中嗜酸粒细胞增多，全身症状一般不显著。患者常有个人或家族史。不少患者查不出过敏源，可能有自体免疫的因素，常见的病原有各种寄生虫感染，也可由药物、花粉、真菌孢子过敏引起。病理改变为在肺间质、肺泡壁及末梢细支气管壁内及肺泡渗出液内有嗜酸性粒细胞浸润。许多病例可无症状，有时只在体检透视时被发现。有些患者可有咳嗽、咳少量黏液性痰或有头痛不适感。多数病例不发热，或仅有低热。白细胞计数正常或有轻度至中度增高，而嗜酸性粒细胞分类可增高至 0.1 ~ 0.7，血沉稍快。

2. X 线表现　病变无特征性，常表现为肺野内密度较低，边缘模糊的斑片状或大片状影像，以两肺中、下野较密集，肺尖区可无病变。往往多发、散在和非节段性分布，大多不与肺门相连。其影像较淡，与周围正常肺组织无明显界限，呈薄纱状；少数患者可表现为粟粒样，但密度低，亦可表现为结节状（图 5-12）。可有轻微胸膜反应，病灶一般在 3 ~ 4 天内可自行消失，但可在其他部位又出现新病灶，这种病灶的暂时性和游走性是本病的特点。病变后期肺内可出现不规则小结节、线样影、网状或蜂窝影。

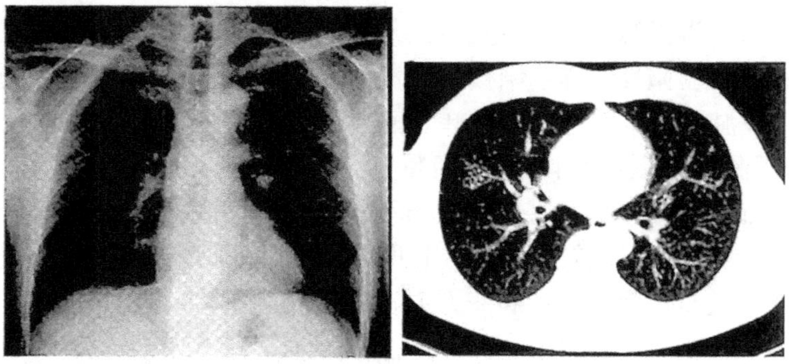

A　　B

图 5-12　过敏性肺炎（1）

A. 胸片示两肺弥漫分布粟粒样、淡密度、边界模糊影；B. 同一患者的 CT 肺窗示两肺弥漫分布粟粒样、淡密度的小叶中心性结节

3. 鉴别诊断　过敏性肺炎的弥漫性粟粒影多不均匀，常伴有小斑片状实变影，病灶的形态、密度短期内可出现变化，肺内病灶的暂时性和游走性是本病的 X 线影像特点（图 5-13）；另外，肺内病变较重，而患者的临床表现较轻，是本病的另一临床特征。本病需与支气管肺炎、间质性肺炎、肺结核等相鉴别。

支气管肺炎常表现为两下肺内、中带见沿着肺纹理分布的颗粒状、小斑片或斑点状阴影，可融合成大片状，整个病变密度不甚均匀，边缘模糊不清，单个病变处中央部密度较高，可有小空洞，但较少见。

间质性肺炎表现为病变较广泛，分布常以胸膜下外带肺组织为主，肺门结构模糊，密度增高，轻度增大，细小支气管梗阻引起弥漫性肺气肿或肺不张表现，病变吸收较实变性炎症慢，慢性病例可导致肺间质纤维化。

肺结核的临床表现与本病有较多相似处，影像表现以其不同的病理阶段而表现不同，肺内常出现纤维空洞、钙化病灶，且肺结核的病变分布以上、中肺野多见，有相对好发的部位，结合痰找抗酸杆菌、结核菌素试验等检查，可与过敏性肺炎鉴别。

4. 临床评价　过敏性肺炎一般均有过敏源接触史，因此必须详细询问病史，尽可能找出过敏源，实验室检查嗜酸粒细胞增高，依据其影像表现，可确立诊断。因其肺内病灶的暂时性和游走性的 X 线影像特点，短期 X 线胸片复查是其必要的鉴别诊断手段。CT 检查，特别是 HRCT 检查有利于发现肺内病灶及提供鉴别诊断信息。

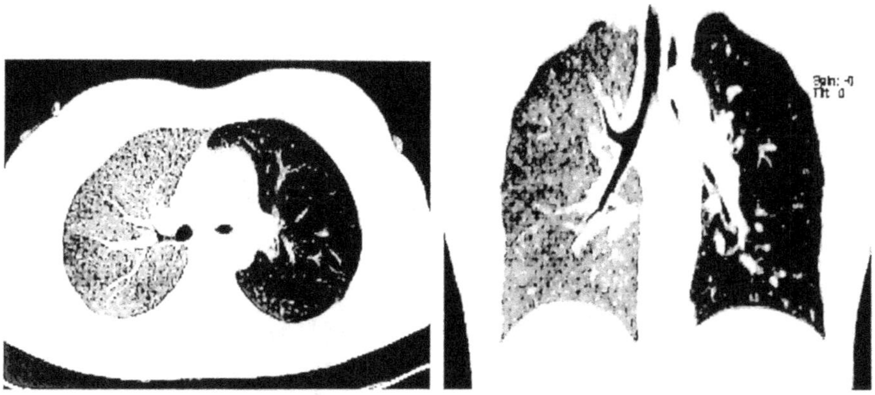

A B

图 5-13 过敏性肺炎（2）

胸部 CT 示：右侧肺野弥漫性细粟粒影，呈均匀分布，并见双肺密度不均；左侧密度减低，可能系左肺代偿性气肿所致

第二节 肺内孤立性和多发性球形病灶

一、周围型肺癌

1. 临床特点 肺癌大多数起源于支气管黏膜上皮，也称为支气管肺癌，少数起源于肺泡上皮及支气管腺体；近年来，肺癌的发病率明显增高，处于各恶性肿瘤的前列。多发生在 40 岁以上的成年人，男性多于女性，但近年来女性的发病率也明显升高。

周围型肺癌系指发生于肺段以下支气管直到细小支气管的肺癌。位于肺中间带及周边部，在肺内形成肿块，以腺癌及鳞癌多见。临床表现为咳嗽、咳痰、痰中带血，也可无任何临床症状。发生在肺尖部的肺上沟癌可有霍纳综合征，部分病例可伴有关节肿痛及内分泌紊乱症状。多数患者临床症状出现较晚。

真正的病因至今仍不完全明确。大量资料表明：长期大量吸烟，特别是多年每天吸烟 40 支以上者，肺癌的发病率是不吸烟者的 4 ~ 10 倍。环境污染是肺癌的一个重要致病因素，人体自身的免疫状况、代谢活动、遗传因素、肺部慢性感染等也可能对肺癌的发病有影响。

以往，肺癌分为小细胞及非小细胞肺癌，非小细胞肺癌又分为鳞状细胞癌、腺癌、复合癌和大细胞未分化癌。目前，临床将肺癌分为常见的 4 种类型：①鳞状细胞癌：肺癌中最常见类型，多见于 50 岁以上男性，以中央型肺癌常见。放化疗敏感，先淋巴道转移，血行转移较晚。②小细胞癌：发病率相对较低，多见于年龄较轻男性，以中央型肺癌常见。虽放化疗敏感，但预后差，较早发生转移。③腺癌：发病率相对较低，多见于年龄较轻女性，以周围型肺癌常见。细支气管肺泡癌也属此型。预后一般，较早发生血行转移。④大细胞癌：肺癌中最少见类型。预后最差。

2. X 线表现 早期肿块较小，直径多在 2cm 以下，显示为密度较低、轮廓模糊的阴影，平片与炎症相似，癌肿继续发展，成为 3cm 以上较大的球形或圆形块影，可有以下征象。

（1）单发性肿块阴影，直径一般为 2 ~ 6cm，以 3 ~ 4cm 者多见。

（2）肿块影密度较高，多数比较均匀，部分呈结节堆集而浓淡不均（图 5-14）。部分病例可有空洞形成，洞内壁不规则，可见壁结节，少见气液平；以鳞癌多见。X 线片少见瘤内钙化。

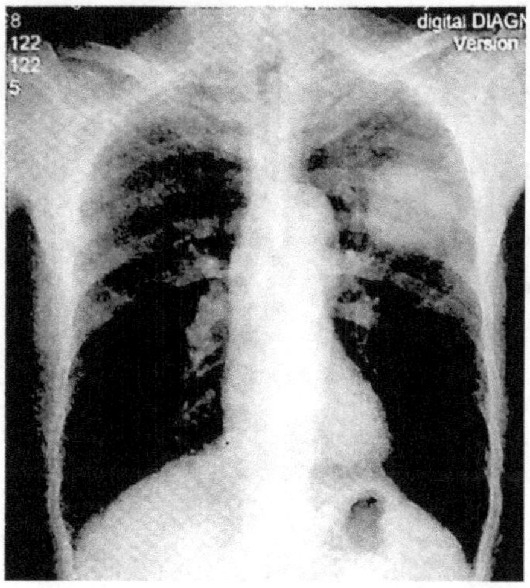

图 5-14　左上肺周围型肺癌

X 线胸片示左上肺球形病灶，可见浅分叶和毛刺，密度尚均匀

（3）肿块边缘多数有分叶或脐样切迹，也可呈边缘光滑的球形阴影（图 5-15）。肿块影周边较模糊及毛刺是一重要 X 线征象。

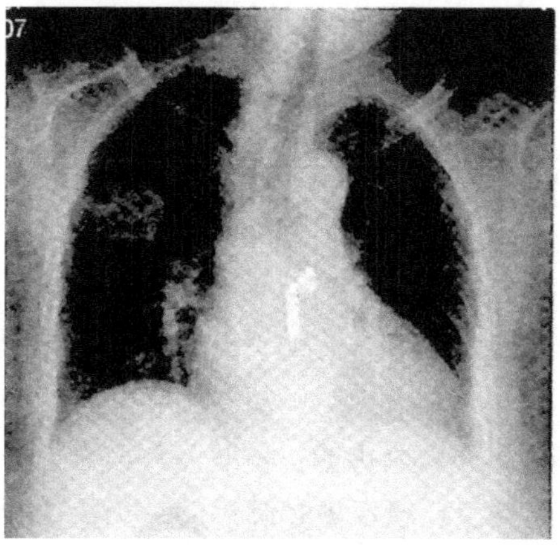

图 5-15　右上肺周围型肺癌

X 线胸片示右上肺球形病灶，可见分叶征，密度尚均匀

（4）瘤体周边部可有斑片状阻塞性肺炎阴影。

（5）胸膜下肿块易引起胸膜增厚及胸膜凹陷，亦可有肋骨破坏。

（6）胸内转移时可有胸腔积液、肺门及纵隔淋巴结增大。

（7）CT 检查能更清晰显示瘤周征象和瘤内结构，对确诊及检出转移灶有极大帮助。

3. 鉴别诊断　周围型肺癌的诊断要点是外围肺组织内发现结节或肿块，直径 3cm 以下者多有空泡征、支气管充气征、分叶征、毛刺征以及胸膜凹陷征；直径较大者可有分叶征，肿块内可发现癌性空洞。周围型肺癌须与肺结核球、肺囊肿、肺良性瘤（炎性假瘤）、慢性肺脓肿等相鉴别。

结核球周围有小结核病灶，即卫星灶；或有其他结核依据，如对侧或同侧其他部位有结核病变，或有结核性胸膜炎等。结核球有时可见外围粗长的毛刺，由周围指向中心，毛刺靠近病灶边缘常中断，是由于病灶周围纤维化形成。有时病灶边缘呈浅小的分叶状。

由于结核球融合过程中浓缩，在瘤体周围可形成 1 ~ 2cm 的环形透光影，称“月晕”征。病变多在上叶尖后段的肺表面部位（图 5-16）。结核球的发展较慢，在观察复查过程中，多数病例无增大或增大不明显。1 年以上无大小改变，基本可肯定结核球的诊断。癌性空洞是癌组织液化坏死并经支气管排出后形成。肺癌空洞较肺结核空洞少见，肺癌空洞通常偏心性、壁厚、内壁凹凸不平，外壁可见分叶和毛刺征象如有肋骨、胸椎等骨骼侵蚀或转移时，诊断就更为可靠。而肺结核空洞周围有“卫星病灶”，可有支气管引流，洞壁一般比较光整。依靠上述征象结核球可与周围性肺癌鉴别。

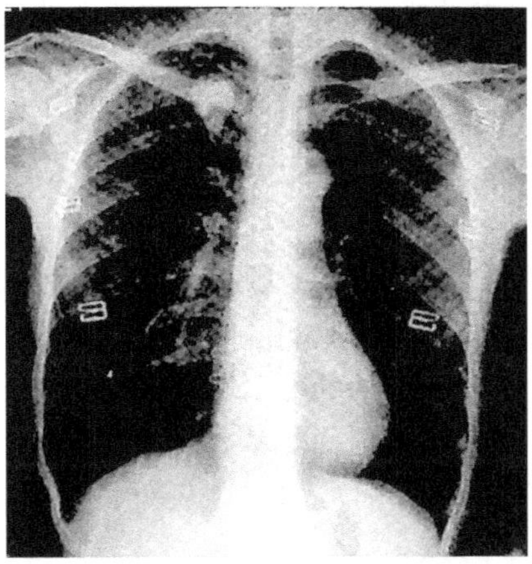

图 5-16　右上肺结核球

X 线胸片示光滑锐利的球形致密支气管肺囊肿

（1）支气管肺囊肿：在 X 线上表现为圆形、椭圆形阴影，单发或多发薄壁透光区，卷发状、蜂窝状阴影；虽反复感染，病灶部位不变，其他肺野无新病灶出现（图 5-17）。充分了解病史，一般鉴别诊断不困难。

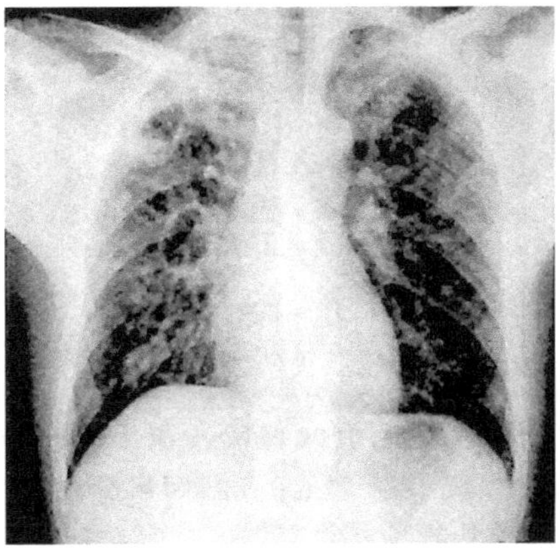

图 5-17　支气管肺囊肿

X 线上表现为圆形、椭圆形阴影，单发或多发薄壁透光区

（2）肺炎性假瘤：在组织结构上主要为成纤维细胞、大量的血管组织和各种炎性细胞的混合。本病的病因尚不完全明确，多数学者认为是炎性病变修复改变所形成。X 线表现为肺内团块状阴影，密度较高而均匀，边缘整齐，肿块直径多数在 2 ~ 4cm，但个别病例可以超过 4cm，最大者可达 10cm 以上，肿块不出现空洞。一般肿块邻近肺野清楚，无炎性病变，也无胸膜改变。大多发生于肺表浅部位，生长缓慢，甚至无变化。极个别病例，病变阻塞叶支气管，形成肺叶不张、包裹性肿块，甚似中央型肺癌表现，给诊断带来困难，进一步支气管镜检查可帮助诊断。该病变为良性，当胸片难以定性时，可经皮穿刺活检，可确定诊断。

（3）肺脓肿：早期表现可见受累的肺段呈楔形或不规则类圆形的致密影，中心浓而周围略淡，边缘模糊，与一般肺炎实变相似。1 ~ 2 周后，致密影中出现含有液平的空洞透亮区，空洞周围有浓密的炎症浸润影。病程超过 3 个月以上的，往往转变为慢性肺脓肿，呈肺段性致密影，含有厚壁空洞及液平，常侵及邻近肺段，形成多房性肺脓肿。脓肿四周有粗乱的纤维条索影，病灶影可继续扩大，伴有胸膜增厚。短期内随访，可显示病变病理演化，可与周围型肺癌鉴别。

其他肺孤立性球形病灶错构瘤、脂肪瘤、单发转移瘤等，均可表现为肺孤立性球形病灶，但这类病变都有其各自的 X 线影像特征及典型病史，因此，综合病史及影像学特征可明确诊断。

4. 临床评价 肺癌起源于支气管黏膜上皮，并向支气管腔内或（和）邻近肺组织内生长，引起相应支气管的狭窄、闭塞，引起远端肺实质的继发性改变，局部形成占位征象。同时癌组织可侵犯淋巴、血管，通过淋巴道、血管、支气管转移扩散。常规X线胸片对诊断周围型肺癌有一定的局限性，特别是对早期周围型肺癌和隐匿在心影后方的病灶，有时较难发现；对是否有肺门及纵隔淋巴结转移更是难以显示。CT检查可弥补常规X线胸片的不足，对病灶内部及周边的细节CT能提供较多的信息，CT增强检查及CT灌注成像对周围型肺癌的鉴别诊断有极大的帮助。

CT检查对周围型肺癌的征象（图5-18）有：①结节肺界面：有毛刺征、放射冠及分叶征等。有上述征象者多支持肺癌的诊断。②结节内部征象：肺癌内部密度多不均匀；若病灶中心有坏死，可形成壁厚薄不均空洞；肺癌还可见到结节内的空泡征、支气管充气征；肺癌内钙化少见，仅占2%～5%。③胸膜及胸壁侵犯：病灶与胸膜间可见对诊断周围型肺癌较有特征意义的胸膜凹陷征，较大肺癌可累及邻近胸膜至胸壁，在CT显示肿块与胸膜界面不清楚；有时可见肋骨破坏，胸膜面小结节。④肺内转移征象，两肺可见大小不同结节灶，两下肺较多见。

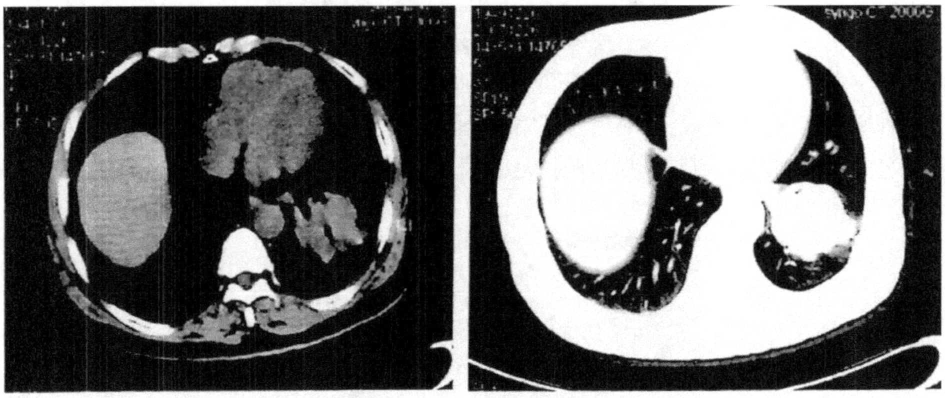

A B

图5-18 周围型肺癌

CT检查示分叶状球形病灶，内见空泡征，胸膜侧见胸膜凹陷征

MRI周围型肺癌主要表现为肺内孤立性结节或肿块，在T_1WI呈中等信号（与肌肉相仿），T_2WI与质子密度加权像均为高信号，显示肺内病变不如CT，但对病变向周围侵犯情况及纵隔、肺门淋巴结转移情况可提供较多信息。

周围型肺癌还可沿血管周围直接向肺门浸润，产生球形阴影与同侧肺门之间的索条状阴影，通常较细而紊乱，断续地引向肺门，此时肺门通常已有肿大的淋巴结出现。周围型肺癌的诊断是一个比较复杂的问题，除了充分利用多种X线检查手段取得材料，还应密切结合痰细胞学检查、纤维支气管镜检查以及临床各方面的资料进行判断。

二、肺结核球

1. 临床特点 结核球（结核瘤）常为浸润型肺结核病变过程中的一种表现，病理上为局限性干酪化病，为纤维组织包绕的干酪样坏死团块，按形成过程分为4型：①干酪样肺炎局限而成的结核球，纤维包膜很薄，厚度仅1mm。②同心圆层状结核球，系结核球扩展、再扩展后，历次形成的纤维包膜、历次扩展的厚度不等的干酪坏死层相间而成。③阻塞空洞型结核球，由于结核空洞的引流支气管完全阻塞，内容物浓缩凝固而成。④肉芽肿型结核球，结核性肉芽肿发生干酪样坏死而形成，由数个病灶融合而成。

2. X线表现 结核瘤边缘多光滑、清楚或有索条，无分叶或仅浅分叶，偶有典型分叶；常有点状或斑点状、斑片状钙化，也可有空洞，其空洞为边缘性或呈裂隙样，大多数病例病灶周围有卫星灶，表现为致密的小或微小结节、索条状影等，有时可见肺纹理牵拉等肺结构扭曲改变（图5-19）。

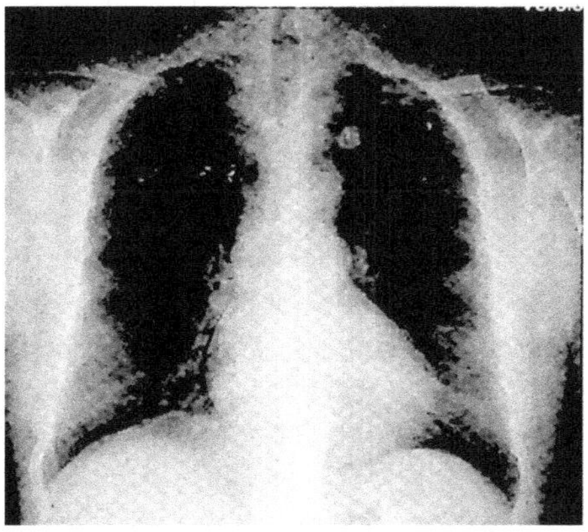

图 5-19 左上肺结核球（1）

X 线胸片示左上肺结节状高密度致密影，边缘多光滑、清楚，见环形钙化

3. 鉴别诊断 典型的结核球诊断不难，以往常有肺结核病史，病灶内有斑点及斑片状钙化、周围有卫星病灶是其特征性影像表现。与其他疾病的鉴别诊断详见本节周围型肺癌鉴别诊断。

4. 临床评价 结核球的主要特征为球形病灶，其大小根据文献记载一般直径为 1 ~ 4cm，大者可达 8cm，个别可达 10cm，但极罕见。由于在结核球形成过程中产生包膜，故一般呈圆形或椭圆形，边缘整齐、光滑。病灶密度较高而且均匀，其中可有钙化、干酪病变、浸润或液化，或小空洞。绝大多数病例，结核球周围有结核病灶，即卫星灶；或有其他结核依据，如对侧或同侧其他部位有结核病变，或有结核性胸膜炎等。结核球有时可见外围粗长的毛刺，由周围指向中心，毛刺靠近病灶边缘常中断，是由于病灶周围纤维化形成。（图 5-20）有时病灶边缘呈浅小的分叶状。由于结核球融合过程中浓缩，在瘤体周围可形成 1 ~ 2cm 的环形透光影，称“月晕”征。结核瘤的数目大多为一个，有时可达几个。病变多在上叶尖后段的肺表面部位。结核球的发展较慢，在观察复查过程中，多数病例无增大或增大不明显。1 年以上无大小改变，基本可肯定结核球的诊断。依靠上述征象可与其他病变鉴别。但缺少特征性改变时，可采取 CT 检查或经皮穿刺活检，甚至手术切除也是明智的，以免延误肺癌的诊断和治疗。

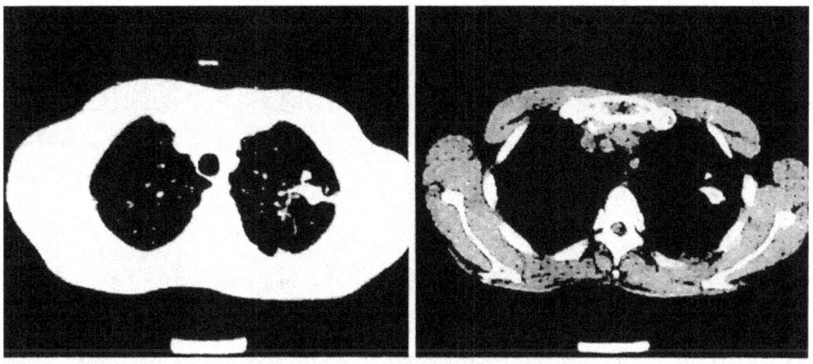

A B

图 5-20 左上肺结核球（2）

CT 示左上肺高密度结节状钙化影，周围见卫星灶及纤维条影

三、球形肺炎

1. 临床特点 形态呈孤立、圆形病变的肺炎，称球形肺炎，是一种以 X 线胸片的形态表现特点而命名的肺炎。本病的临床特点是：多数患者有急性炎症的表现，如发热、咳嗽、咳痰、白细胞计数升高和血沉加快，还多并发有基础性疾病。常好发于肺门旁下叶背段或上叶后段的节段性肺炎。其形成机制，有人认为与呼吸道吸入性有关，也有人认为是由炎性渗出物通过肺泡小孔，向邻近周围肺泡呈放射状扩散蔓延而成。

2. X 线表现 球形肺炎阴影的范围接近一个肺段（5 ~ 6cm），呈球形，无分叶及毛刺。仔细观察球形肺炎影的密度较淡而不均匀，深浅不一，含有隐约的透亮区，边界模糊，缺乏清晰的轮廓（图 5-21）。

多数患者病灶周围及肺门方向有较长索状阴影，及所谓“局部充血征象”提示肿块为炎症。经2 ~ 3周的随访复查，肺炎阴影常迅速消散，而获最后确诊。

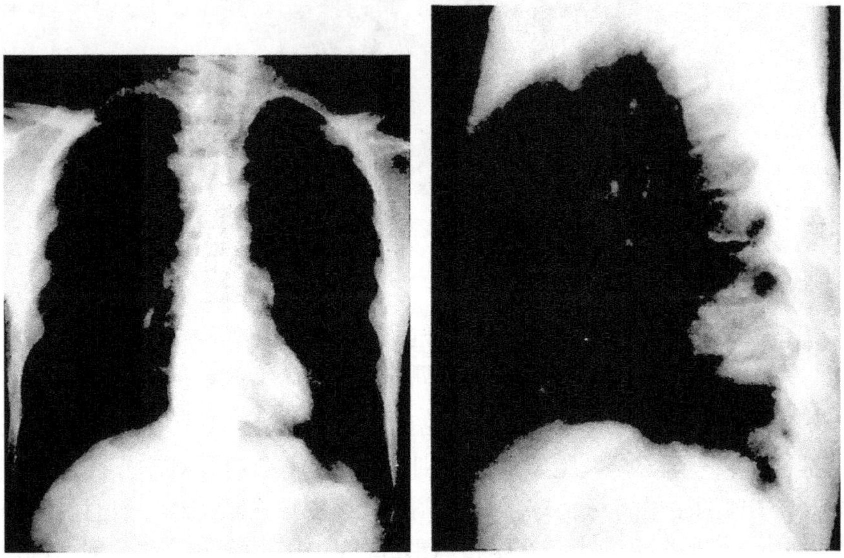

A（正位）　　　　B（左侧位）

图5-21　左下肺中内侧段类圆形孤立性球形病变 - 球形肺炎

左侧位片示病灶位于左下肺背段，边缘模糊

3. 鉴别诊断　最主要的是与周围型肺癌鉴别诊断。有人认为X线胸片上球形病灶的一半以上边缘模糊为肺炎表现，相反肺癌大部边缘清晰。另外是肺栓塞，可呈星球形或类圆形，也是需要注意鉴别的。短时间内经抗炎治疗吸收消散是其与其他肺内孤立性球形病变的重要鉴别点。

4. 临床评价　鉴别诊断困难时，CT和经皮肺穿刺活检为球形病灶的确诊提供了有效的手段。CT对病灶的密度、边缘、强化征等征象显示更为确切。

四、肺脓肿

1. 临床特点　肺脓肿是由多种病原菌引起的肺部化脓性感染，早期为化脓性肺炎，继而发生坏死、液化和脓肿形成。引起肺脓肿的病原菌与上呼吸道、口腔的常存菌一致，常见的有肺炎链球菌、金黄色葡萄球菌、溶血链球菌、克雷白杆菌等。急性肺脓肿常为上述细菌的混合感染。

发病机制分为3种类型：①吸入性：60%的肺脓肿是由于吸入口腔或上呼吸道带有病菌的分泌物、呕吐物等所致，尤其是在口腔、鼻腔及上呼吸道存在感染灶时，此外在受寒、极度疲劳或昏迷等使全身抵抗力降低，咽喉保护性放射减弱等情况下均有利于感染性分泌物的吸入。吸入性肺脓肿发生的部位与体位有关，好发于右肺上叶后段、下叶背段与左肺下叶后基底段，且右侧多于左侧。②血源性：身体其他部位感染性，引发败血症的脓毒栓子经血行播撒至肺，使肺组织发生感染、坏死及液化，形成肺脓肿。血源性肺脓肿多为两肺多发病灶，以金黄色葡萄球菌多见。③继发性：肺脓肿也可继发于支气管扩张、支气管囊肿、支气管肺癌等。急性肺脓肿随着有效抗生素的应用，脓液排出，脓腔可缩小而消失，但若在急性期治疗不彻底，脓液引流不畅，炎症持续不退，则脓肿周围的纤维组织增生使脓肿壁增厚，肉芽组织形成，病灶迁延不愈而转变为慢性肺脓肿。急性肺脓肿的表现类似于急性肺炎，如寒战高热、咳嗽咳痰、胸痛，全身中毒症状较明显等。发热1周后常有大量浓痰咳出，若为厌氧菌感染，则为臭痰。慢性肺脓肿有经常咳嗽、咳脓痰和血痰，不规则发热伴贫血、消瘦等，病程都在3个月以上，并可有杵状指。

2. X线表现　肺脓肿早期呈较大区域的密度增高影，边缘模糊，呈楔形的肺段或亚段实变，底部贴近胸膜。进一步发展，中央出现低密度液化坏死区，经支气管排出坏死物质后，形成空洞（图5-22、图5-23）。急性肺脓肿形成期的空洞内壁可凹凸不平，并多见气液平面，形成近肺门侧常见支气管与脓腔相通。急性肺脓肿可伴有反应性胸腔积液和胸膜增厚，可因肺脓肿破入胸腔而形成局限性脓胸或脓气胸。短期间，病灶阴影可有明显改变（吸收缩小或进展扩大）。肺脓肿痊愈后可不留痕迹，或仅留下少量纤维条索影。慢性肺脓肿以纤维厚壁空洞伴肺组织纤维化为主要特征，内外壁界限均比较清晰，邻近肺野有慢性炎症、支气管扩张、新的播散灶和旧的纤维化等。血源性肺脓肿多为两肺多发片状或结节状密度增高影，边缘模糊。有些结节中央出现液化坏死，有些则出现空洞，可见透亮区及液平面。

3. 鉴别诊断 吸入性肺脓肿需与癌性空洞及继发于阻塞性肺炎的肺脓肿鉴别；伴有液平时，还需与结核空洞、肺囊肿伴感染相鉴别。继发于阻塞性肺炎的肺脓肿，肺门部可见肺癌的原发病变，癌性空洞呈厚壁，外缘呈分叶，可见毛刺，边界清晰等可资与鉴别。结合病史分析及痰液检查，可以确诊。

4. 临床评价 大多数肺脓肿为吸入性，结合病史分析及痰液检查，X线表现病灶边缘模糊，洞壁光滑整齐，内多见液平，多数肺脓肿可明确诊断。CT检查可提供确立诊断和鉴别诊断的更多信息。

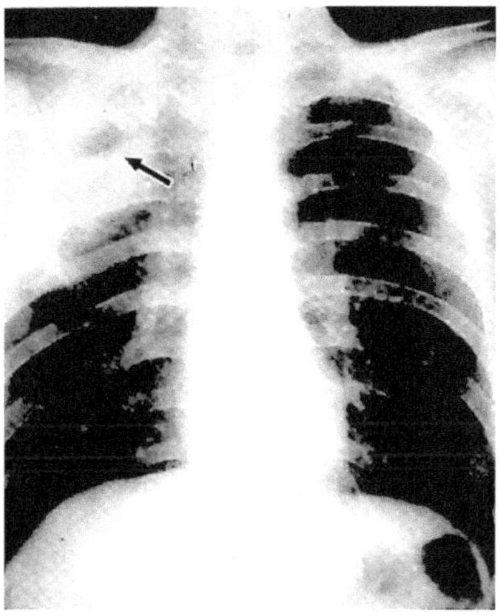

图5-22 右肺上叶肺脓肿（1）

正位胸片，为一类楔形实变，边缘模糊，病灶内出现厚壁空洞（箭头）

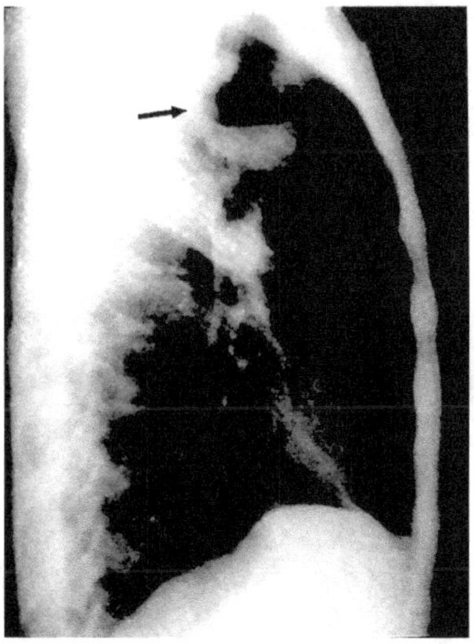

图5-23 右肺上叶肺脓肿（2）

右侧位胸片，箭头示空洞，洞内见气液平

五、血行转移性肺癌

1. 临床特点 人体许多部位的原发性恶性肿瘤均可经血行转移至肺内。血行转移途径多由于局部癌细胞侵入静脉系统，通过右心癌栓分布至肺血管及毛细血管，发展为两肺转移性癌灶。绒癌、乳腺癌、肝癌、胃癌、骨肉瘤、甲状腺癌、肾癌、前列腺癌、精原细胞瘤及肾胚胎瘤均可发生肺转移。

肺转移癌的临床症状：可无任何临床症状。两肺多发转移瘤可有咳嗽、咯血、胸痛及呼吸困难，随着肺内转移瘤数量增多长大，呼吸困难可进行性加重。

肺转移癌可是原发瘤的初发症状。有些患者肺转移癌得到病理证实，而找不到原发灶部位。

2. X 线表现　如下所述。

（1）两肺野多发散在结节或球形肿块影，病灶密度中等，边缘清楚。因受血流分布影响，中、下肺野较多。4% 左右的球形灶内可出现空洞。

（2）由于转移发生的时间有先后，故转移性球形灶的大小不等。

（3）短期内随访，球形肿块影的数目不断增多，体积亦渐增大。

（4）有时可伴发胸膜腔或心包腔血性积液。

（5）有些肺转移癌可以单发而较大，可误为原发的肺癌，每见于胃癌或肾癌的转移。

（6）有些肺转移癌可呈粟粒样结节，似粟粒型肺结核，每见于甲状腺癌的转移。

（7）成骨肉瘤的肺内转移灶可发生骨化，球形灶的密度增高如骨质。

（8）子宫绒毛膜癌的肺转移灶，可呈多发圆球形肿块影或为粟粒样结节影，经抗癌治疗后，常能完全吸收而治愈。

3. 鉴别诊断　肺转移癌需与肺结核、金黄色葡萄球菌肺炎及其他病源引起的肺炎、真菌病、胶原病、尘肺、恶性组织细胞病（恶性组织细胞增生症）、结节病、淀粉沉着症等相鉴别。其中以肺结核需与转移癌鉴别的机会较多，特别是发生于两肺中下肺野的血行播散型肺结核。

（1）急性粟粒型肺结核：有高热、咳嗽、呼吸困难、头痛、昏睡及脑膜刺激等症状。有的患者临床症状轻微，可仅表现低热、食欲减退及全身不适。血沉增快。在胸片上表现为两肺野从肺尖到肺底均匀分布的粟粒样大小结节阴影，其特点是“三均匀”：病灶大小均匀、密度均匀和分布均匀。病灶边缘较清楚。

（2）亚急性及慢性血行播散型肺结核：在临床上起病不明显，可有低热、咳嗽、咯血、盗汗、乏力及消瘦等临床症状。在胸片上特点是“三不均匀”：表现为大小不等阴影，密度较高与密度较低病灶可同时存在，有的病灶还可纤维化或钙化。病灶主要分布在两肺上、中肺野，但分布不均匀。

有时仅根据 X 线影像鉴别比较困难，应重视临床材料。对于一时鉴别确实有困难的病例可先行抗结核治疗，进行短期观察，或进行经皮穿刺活检确诊。

4. 临床评价　血行转移性肺癌较常见，X 线检查是发现肺部转移癌较简单而有效的方法。在一般情况下 X 线片能够明确诊断。胸部 CT 检查发现肺转移癌较常规 X 线胸片敏感（图 5-24），可发现胸片未能显示的肺内转移癌。由于转移性肿瘤常无明显特异性，因此，对原发灶不明的患者，应积极寻找原发病灶。

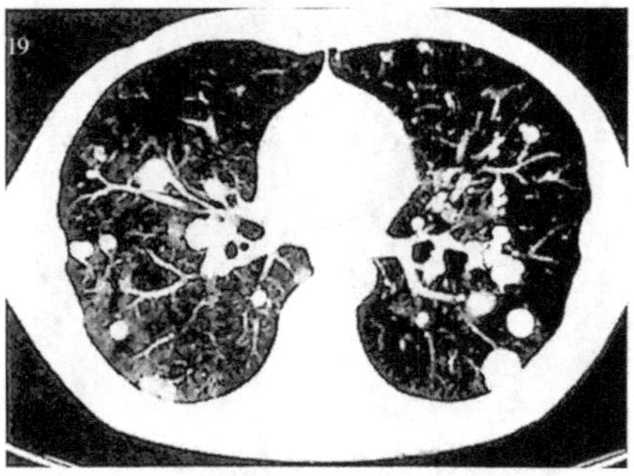

图 5-24　肺内多发转移癌

CT 肺窗示两肺多发、界消、大小不等的结节影

六、金黄色葡萄球菌肺炎

1. 临床特点　金黄色葡萄球菌肺炎是金黄色葡萄球菌引起的化脓性炎症。肺部病灶出现之前，患者常先有皮肤疮疖或化脓性骨髓炎的临床表现，后因脓性栓子侵入血流，经血行播散而侵入肺组织致病。

发病年龄以青壮年居多。临床有寒战、高热、咳嗽、胸痛、气促、发绀、脓性痰带血，病势严重。两肺均有散在的湿啰音。白细胞计数显著增高，中性粒细胞比例明显增高。血培养阳性。

2. X 线表现　如下所述。

（1）两肺野中、外带有散在多发的圆球状病灶（直径 1 ~ 3cm），或不规则的大小片状影，密度较高，边缘模糊，有时圆球的边缘亦可光整（图 5-25、图 5-26）。

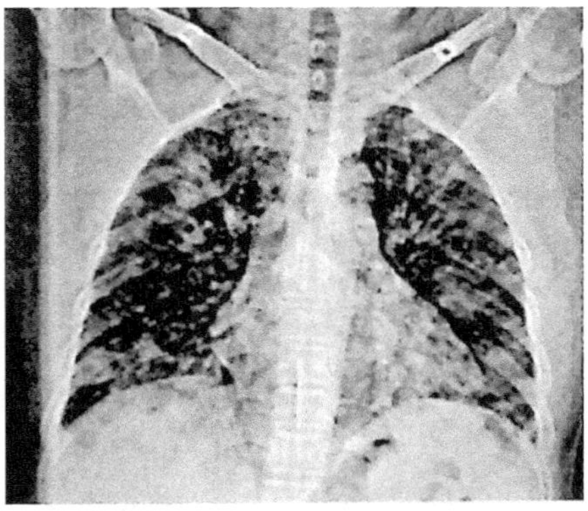

图 5-25　金黄色葡萄球菌肺炎 1

患者因大腿软组织蜂窝织炎就诊，定位胸片示两肺弥漫分布、斑片状及结节状、边界模糊影

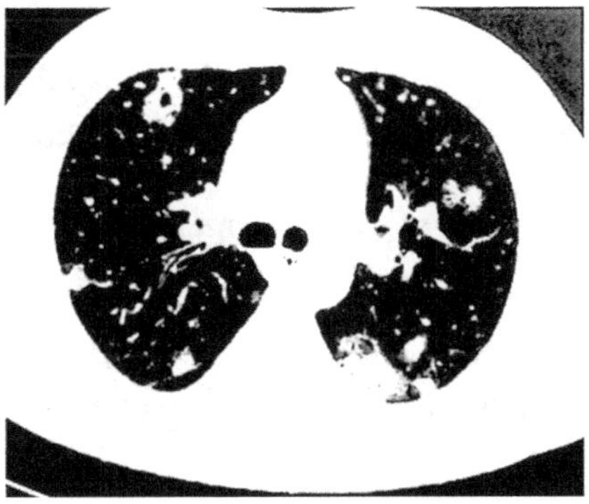

图 5-26　金黄色葡萄球菌肺炎 2

与 5-25 图示是同一患者，对应的 CT 肺窗示两肺弥漫分布、斑片状及结节状、边界模糊影，部分结节内见透亮区

（2）在球状或片状影内，可出现透亮区及小液面，称为多发性肺脓肿。脓腔壁较薄，周围浸润影较少。

（3）同时由于活瓣性细支气管阻塞，可出现薄壁圆形肺气囊（肺气肿），肺气囊壁菲薄。

（4）肺气囊直径 1 ~ 4cm 不等，肺气囊的大小形态在短期内变化很快，且易于消失。

（5）常并发气胸或脓气胸，甚至可并发化脓性心包炎。

（6）本病经积极抗菌药物治疗后，肺内炎症影、小脓肿影及肺气囊影均可迅速吸收、消散，可遗留少许纤维索条影。

3. 鉴别诊断　根据临床症状、体征，结合 X 线病变易形成肺脓肿和肺气囊，常并发脓胸、动态变化快等特点，较易与其他炎性病变鉴别。确诊有赖于细菌学检查。

4. 临床评价　该病起病急、病情危重、病死率高，需尽早介入医学干预。由于细菌学检查（如血细菌培养）需较长时间才得到结果，当临床上怀疑金黄色葡萄球菌败血症时，如果 X 线检查发现典型的血源性金黄色葡萄球菌肺炎的 X 线表现，可为确诊提供有力的证据。X 线检查对于及时处理患者很有价值。CT 检查可提供更多信息。在细菌学检验结果未得到前，必须有针对性地选用抗生素先进行试验性治疗，以免贻误病情。

七、肺吸虫病

1. 临床特点 本症为地方性流行病，如在我国浙江（绍兴）、台湾，以及朝鲜等，因食用含有囊蚴的生的或未煮熟的蟹类而感染疾病。常见症状为咳嗽、胸痛、咳铁锈色痰、反复咯血。在痰中可查到嗜酸粒细胞和夏柯－雷登结晶，有时痰中还可找到肺吸虫卵。

2. X线表现 如下所述。

（1）出血破坏期：两侧中、下肺野有散在的椭圆形或圆形浸润影（直径2cm左右），边缘模糊（图5–27）。

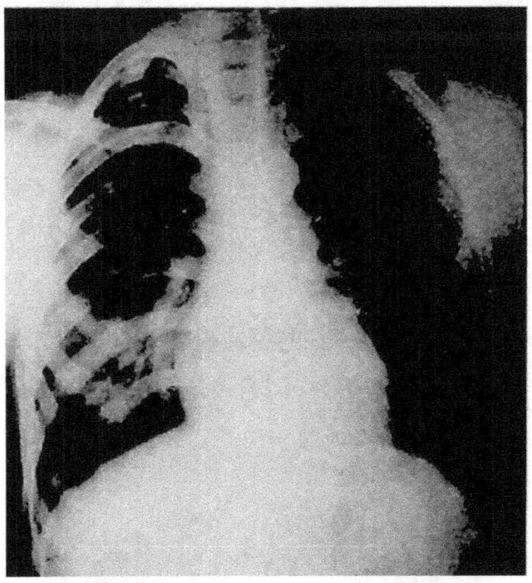

图5–27 肺吸虫病

两中下肺见数个小圆形高密度影，边界欠清

（2）囊肿期：肺部浸润阴影内可见单房或多房性透明区，其周围可见条索状阴影伸向肺野。

（3）囊肿后期：肉芽组织和结缔组织增生包裹，形成边界清楚的圆形或椭圆形结节阴影。可单发，亦可聚集成团块状。

（4）愈合期：病灶缩小，密度增高，可见环状、点状或片状钙化，亦可呈条索状阴影。

3. 鉴别诊断 肺吸虫病无论哪一期的X线表现均无特异性，与肺结核的多形态X线表现鉴别较困难。

4. 临床评价 有食用未熟螃蟹、蛤蜊与蝲蛄史，如果肺吸虫皮内试验与补体结合试验阳性，痰内查到肺吸虫病卵即可确诊。

第三节 肺部索条状病变

一、先天性心脏病

1. 临床特点 先天性心脏病（房间隔缺损、室间隔缺损、动脉导管未闭）由于左心压力高于右心，常产生左向右的分流，引起右心系统压力增高，肺动脉高压，肺动脉增粗。分流量以房间隔缺损为最大。

2. X线表现 如下所述。

（1）肺血管纹理影普遍增粗，边缘锐利（图5–28）。

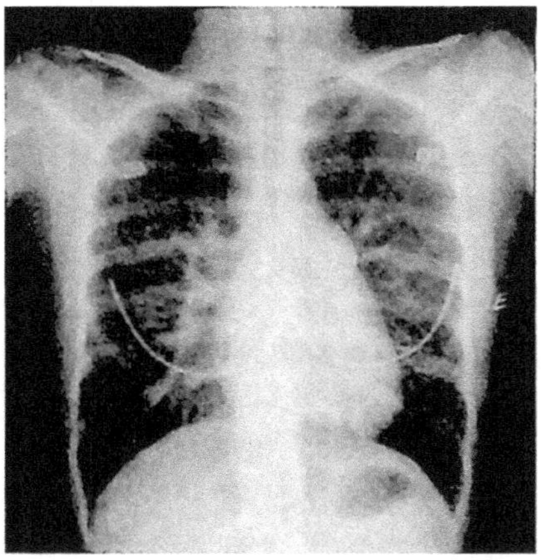

图 5-28 房间隔缺损

肺动脉段突出，主动脉结缩小。右心房影增大。右心室增大使心尖上翘。肺充血征象：肺纹理增多，增粗，边缘锐利

（2）肺动脉段明显膨隆（图 5-29）。

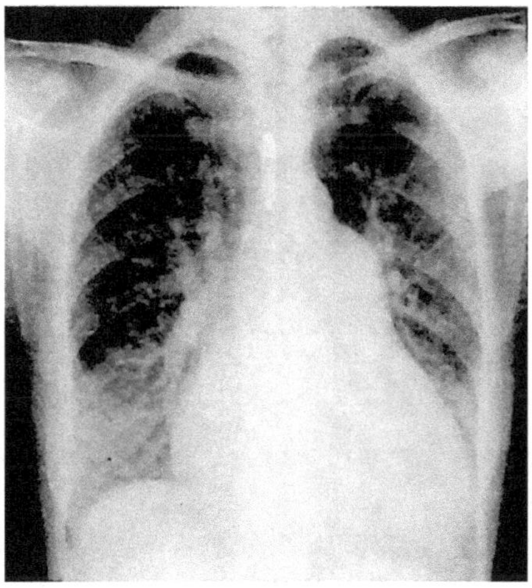

图 5-29 室间隔缺损

肺动脉段突出，主动脉结缩小。右心室、左心室增大。肺充血征象：肺纹理增多、增粗，边缘锐利。右心室增大使心尖上翘

（3）肺门舞蹈征 X 线透视下肺动脉搏动增强所致。

（4）残根征：由于长期的肺动脉高压，肺门区的中心肺动脉特别怒张，右下肺动脉干宽度 >15mm。而外围的小动脉痉挛收缩，小动脉壁增厚，使管腔变细，故周围肺纹理特别稀少而清晰。

3. 鉴别诊断 肺充血引起纹理增加的需与肺瘀血相鉴别。肺瘀血肺野透亮度减低，肺纹理增多，模糊。肺门影模糊。肺野可见间质性水肿线。而肺充血肺纹理边缘锐利，肺野无明显改变。以资鉴别。

4. 临床评价 肺充血为一些先天性心脏病的一种征象。心脏扩大以右心房、右心室为主，肺动脉段明显膨隆。结合临床病史、心脏杂音位置和性质，可以做出明确的诊断。

二、风湿性心脏病

1. 临床特点 风湿性心脏病各瓣膜均可受累，但以二尖瓣最为常见，尤其是二尖瓣狭窄。由于肺静脉血液回流受阻，肺部常发生瘀血征象。

2. X 线表现 如下所述。

（1）心脏呈典型的梨形，左心房和右心室扩大。

（2）肺野模糊，透亮度减低如雾状。肺静脉影扩张，模糊。

（3）肺门血管影亦增宽，边缘模糊。

（4）长期肺瘀血，引起继发性肺小动脉扩张，此时肺动脉、静脉均见扩张增粗。两上肺明显，下肺血管由于反射性挛缩反可变细，使上肺纹理多于下肺，称“肺血倒置”（图 5-30）。

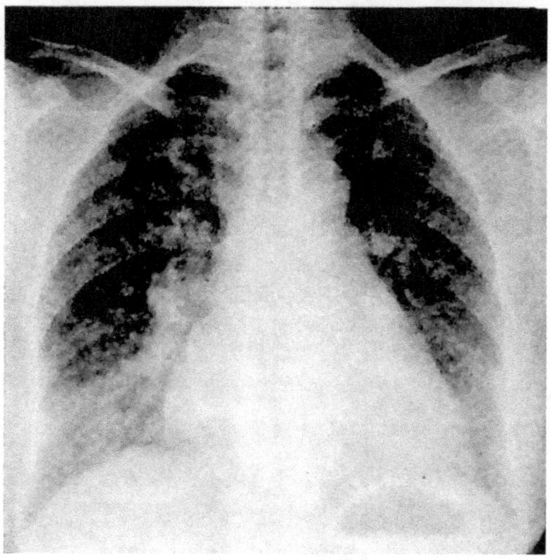

图 5-30 风湿性心脏病

肺瘀血征象：肺野透亮度减低，肺门影增大，模糊；肺纹理增多，模糊

（5）两肺中、下野的中、外带小静脉影普遍增粗、紊乱，交织如网状。

（6）可出现 Kerley B 线。

3. 鉴别诊断　X 线不能直接显示瓣膜系统，需与某些血流动力学相似的疾患鉴别。

4. 临床评价　X 线平片简便易行、心肺兼顾，可用于监测病变的演变。通过术前后的对照，可用于手术疗效的评价。

三、心力衰竭

1. 临床特点　心室收缩力减退，导致心血排量降低，从而引起体和（或）肺循环的瘀积，称为充血性心力衰竭，可分为右心衰竭、左心衰竭和全心衰竭。

2. X 线表现　如下所述。

（1）右心衰竭（图 5-31）：①两肺野清晰，无瘀血征象或有轻度瘀血，胸腔可有积液。②右上纵隔上腔静脉影增宽。③肝脏瘀血致右膈肌抬高。

（2）左心衰竭：两肺瘀血程度严重，两肺可出现下列特征（图 5-32）。①肺门影增宽，轮廓模糊。②两肺上叶静脉扩张。③两侧肺纹理普遍增粗、模糊，肺野浑浊（肺间质水肿）。④小叶间淋巴管水肿，出现 Kerley B 线。⑤叶间胸膜及两侧肋膈角有积液表现。⑥心影扩大。

3. 鉴别诊断　X 线需对左心衰竭、右心衰竭和全心衰竭做一个鉴别诊断，根据其相应临床表现及特征性 X 线表现，鉴别不是很困难。

4. 临床评价　左心衰竭、右心衰竭的 X 线征象与临床表现一致，但近 1/4 左心衰竭的患者中，X 线表现早于临床；而右心衰竭 X 线表现常晚于临床。左心衰竭用药控制后，肺部瘀血水肿征象多可迅速消失，肺门影缩小，肺纹理亦减少，肺野变为清晰。X 线胸片可评价治疗效果。

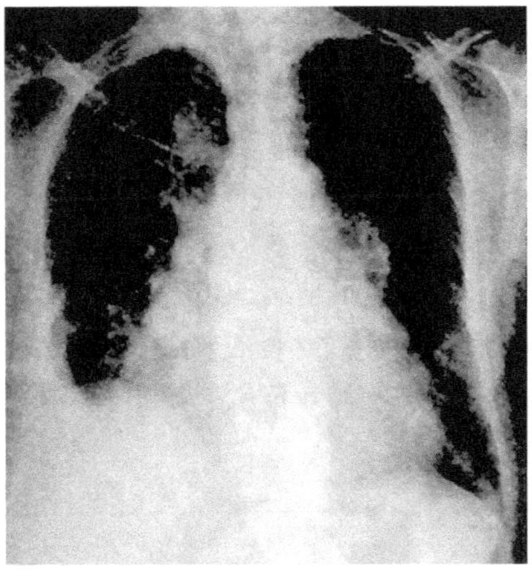

图 5-31 右心衰竭

上腔静脉影增宽，肝脏瘀血肿大致右膈肌抬高；双侧肺野内见轻度肺瘀血；右侧中等量胸腔积液

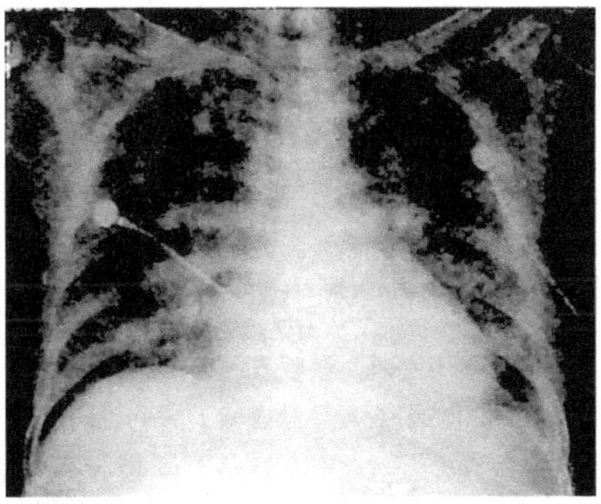

图 5-32 左心衰竭

两肺透亮度减低，肺纹理普遍增粗模糊，上肺静脉扩张。肺门影增大，轮廓模糊

四、支气管扩张症

1. 临床特点 支气管扩张是指支气管内径的异常增宽。少数患者为先天性，多数患者为后天发生。根据形态可分为：柱状支气管扩张、静脉曲张型支气管扩张、囊状支气管扩张。临床表现有咳嗽、咳脓痰、咯血。病人的病史较长，反复发生感染。

2. X 线表现

（1）支气管扩张症的粗索条纹理改变，多位于两下肺以及右肺中叶或左肺中叶，少数位于上肺。

（2）支气管影不规则增粗、扭曲，索条纹理的远端增粗更为明显，有时呈卷发状（图 5-33）。

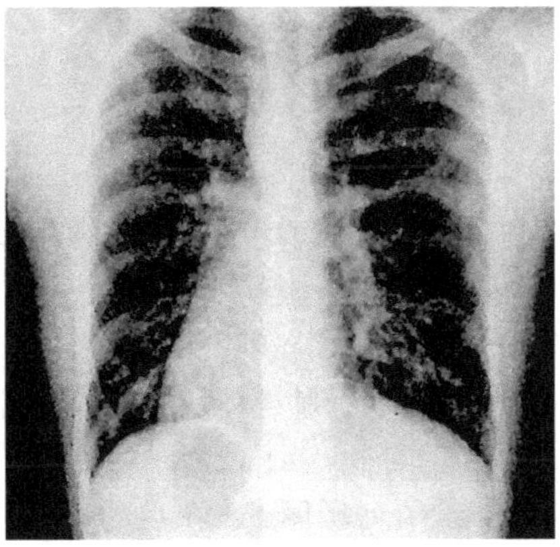

图 5-33 支气管扩张症

左下肺见柱状扩张支气管影，远端扩张，呈杵状指。此例有全内脏反位

（3）充气的管状透亮区或为薄壁圆囊状透亮区，大小约1cm，相互重叠。个别圆腔中伴有小液平。有时索条影间可夹杂有炎症性模糊斑片影（图5-34）。

（4）受累的肺叶或肺段常有萎缩肺不张改变。

（5）支气管造影检查，充盈的支气管呈囊状、柱状或囊柱状的扩张改变。

3. 鉴别诊断　当中青年患者有咯血或反复肺部感染的病史，X线平片见两下肺片状阴影不易吸收，肺纹理明显增粗，特别是有多发环状阴影时提示本病的可能性。

4. 临床评价　X线平片对本病的诊断有限度，既往确定诊断需做支气管造影检查，现可行CT检查，尤其是HRCT可明确支气管扩张的存在、累及肺叶范围、严重程度及其扩张类型（图5-35）。

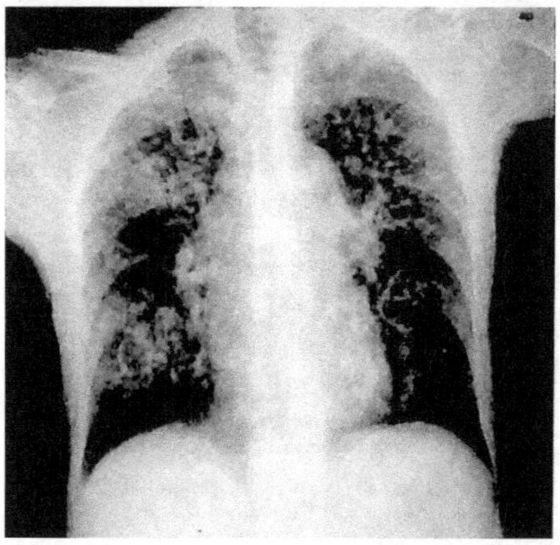

图5-34　囊状支气管扩张

两肺支气管影不规则增粗、扭曲，呈卷发状，内见类圆形薄壁囊状透亮区

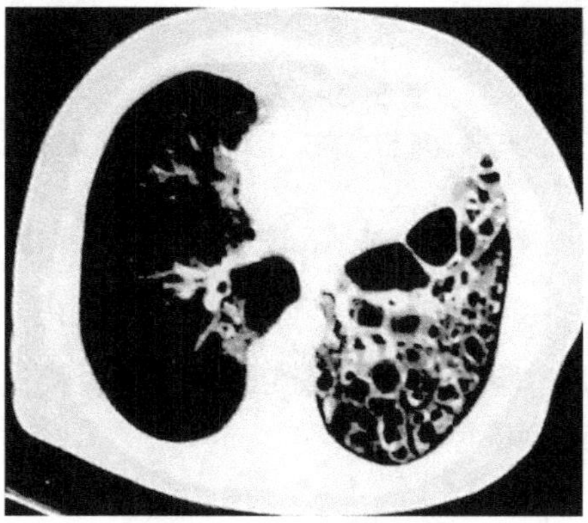

图5-35　支气管扩张

HRCT示左下肺多发薄壁囊状低密度影

五、急性毛细支气管炎

1. 临床特点　多见于婴、幼儿，由于急性感染，产生广泛的细支气管管壁炎性水肿增厚伴痉挛收缩。病理改变是毛细支气管上皮细胞坏死和周围淋巴细胞浸润，黏膜下充血、水肿和腺体增生、黏液分泌增多。毛细支气管狭窄甚至堵塞，导致肺气肿和肺部不张，出现通气和换气功能障碍。

临床表现主要是喘憋和肺部哮鸣。呼吸困难可呈阵发性，间歇期呼气性哮鸣消失，严重发作者，面色苍白、烦躁不安，亦口周和口唇发绀。全身中毒症状较轻，可无热、低热、中度发热、少见高热。体检发现呼吸浅而快，伴鼻翼扇动和三凹征；心率加快，肺部体征主要为喘鸣音，叩诊可呈鼓音，喘憋缓解期可闻及中、细湿啰音，肝、脾可由于肺气肿而推向肋缘下，因此可触及肝脾。由于喘憋，PaO_2降低，$PaCO_2$升高，SaO_2降低而致呼吸衰竭。本病高峰期在呼吸困难发生后的42 ~ 72小时，病程一般为1 ~ 2周。

2. X线表现　如下所述。

（1）两肺见有弥漫的细索条状影，两肺内、中带为多，下肺多于上肺。

（2）由于两肺细支气管痉挛以及管腔内分泌物造成的不全性细支气管阻塞，极易产生末梢细支气管性肺泡气肿，两肺出现明显的弥漫性肺气肿，两肺透亮度明显增强。

3. 鉴别诊断　本病主要 X 线表现为弥漫的细索条状影及细支气管性肺泡气肿，影像改变无特殊性。结合典型临床症状，一般鉴别诊断不难。

4. 临床评价　急性毛细支气管炎主要由呼吸道合胞病毒（RSV）引起，副流感病毒之某些腺病毒及肺炎支原体也可引起本病，最近发现人类偏肺病毒（HMPV）也是引起毛细支气管炎的病原体。毛细支气管炎常常在上呼吸道感染 2 ~ 3 天后出现持续性干咳和发作性喘憋，常伴中、低度发热。病情以咳喘发生后的 2 ~ 3 天为最重。咳喘发作时呼吸浅而快，常伴有呼气性喘鸣音即呼气时可听到像拉风箱一样的声音，以喘憋、三凹征和喘鸣为主要临床特点。典型的临床病史结合影像改变，可确立诊断。

六、慢性支气管炎

1. 临床特点　诊断标准：慢性进行性咳嗽、咳痰，每年至少 3 个月，连续 2 年以上，并除外全身性或肺部其他疾病。冬季发病较多，易发生急性呼吸道感染。

2. X 线表现　如下所述。

（1）两肺纹理普遍增粗、增多，呈粗细不均、排列不齐、交错紊乱的索条影，有时伴有支气管扩张的改变。

（2）轨道征：多见于右下肺心缘旁。在支气管走行部位可见到互相平行的线状阴影，为增厚的支气管壁，其间的透光带为支气管腔（图 5–36）。

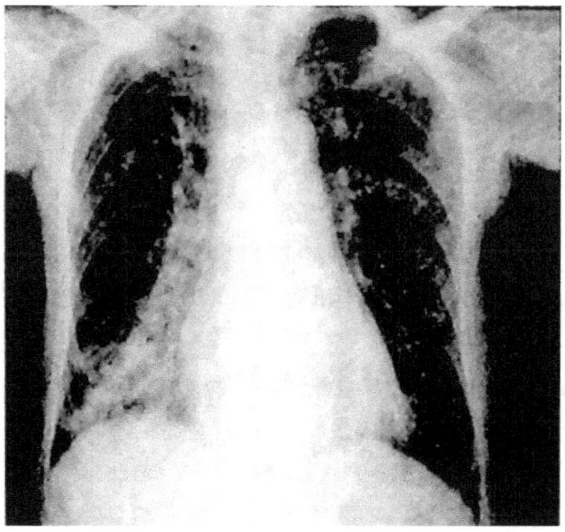

图 5–36　慢性支气管炎伴肺气肿

两肺纹理普遍增粗、增多，紊乱。右下肺心缘旁见支气管“轨道”征。两肺弥漫性肺气肿（肋间隙增宽，两肺透亮度增高，横膈面低平，心影狭长）

（3）刀鞘状气管：是指气管胸段冠状径较小，矢状径增宽（气管横径与矢状径之比小于 2/3），形如刀鞘状。发生机制是因用力咳嗽及呼吸，气管内压力增加，在气管壁炎症的基础上而引起刀鞘状变形（图 5–37）。

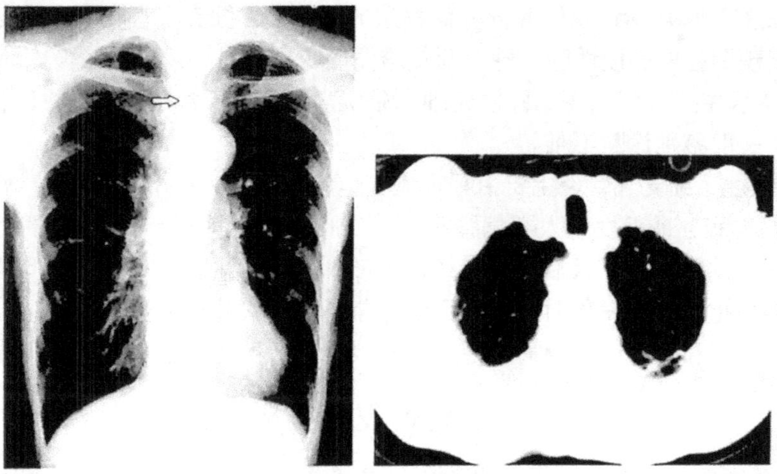

A　　B

图 5-37　刀鞘状气管

A. 胸片示气管呈刀鞘状改变（箭头），两肺呈肺气肿改变；B. CT 肺窗示气管呈刀鞘状改变

（4）老年性慢性支气管炎的患者，常伴有弥漫性肺气肿。胸廓呈桶状，两肺透亮度增高，横膈面低平，呼吸运动幅度降低，心影狭长。

3. 鉴别诊断　临床病史结合典型线片诊断不难。

4. 临床评价　慢性支气管炎是常见的老年呼吸系统疾病，常伴发感染，并发肺大泡、肺气肿。X 线检查简便快捷，可监测病程发展，及时发现并发症。

七、肺梗死

1. 临床特点　由于血液循环障碍导致肺组织坏死，称肺梗死。临床症状主要表现为突发的呼吸困难和胸疼，有时可有咯血。

2. X 线表现　如下所述。

（1）肺体积缩小和肺缺血：当肺叶或肺段动脉栓塞时，相应区域内肺血管纹理减少或消失，透亮度升高。

（2）肺缺血区见楔状实变阴影或锥状阴影，底部与胸膜相连，尖端指向肺门。

（3）肺梗死病灶吸收后，梗死部位残留条索状纤维化阴影，并引起胸膜皱缩、局限性胸膜增厚及粘连。

3. 鉴别诊断　本病的 X 线表现无特征。对于下肢静脉血栓的患者，临床表现起病急、咯血和剧烈胸痛。X 线平片有局限性肺纹理稀少或肺段阴影时应考虑到本病。

4. 临床评价　确诊可行 CTPA 或肺动脉造影检查（图 5-38）。

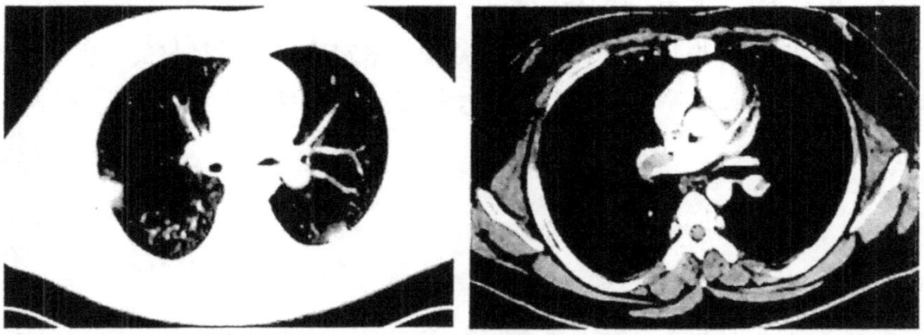

A　　B

图 5-38　肺梗死

A. CT 肺窗示两下肺胸膜下楔形高密度影，底部与胸膜相连，尖端指向肺门；B. 同一患者对应 CTPA 示两动脉内低密度充盈缺损，为肺动脉栓塞

第六章

循环系统的X线诊断

第一节　肺充血、肺瘀血及淋巴管改变

一、肺动脉高压（简称肺充血）

1. 临床特点　当肺动脉内收缩压和平均压分别超过30mmHg和20mmHg（4kPa和2.6kPa）时，即称为肺动脉高压，属于毛细血管前高压。原发性肺动脉高压主要临床症状为劳累性晕厥、胸痛和呼吸困难。查体肺动脉瓣区可听到2～3级收缩期杂音和相对性三尖瓣关闭不全杂音，P_2亢进、分裂。心电图显示右心房右心室肥厚，电轴右偏，右房P波尖高。

2. X线表现　①肺动脉段突出。②中心肺动脉扩张：肺血流增加性肺动脉高压表现为右下肺动脉干增粗，内径>1.5cm，肺动脉呈瘤样扩大，增大的程度与肺动脉压力增高的程度呈正比；肺循环阻力增加性肺动脉高压表现为典型的残根征，肺动脉大分支扩张明显，小分支狭窄、痉挛、变细，因此肺门中心肺动脉与中外带小分支失去正常比例，两者有明显分界。③肺门舞蹈征：肺充血时，透视下可见肺动脉段及两侧肺门血管搏动增强。④右心室增大。

3. 鉴别诊断　肺动脉高压肺充血时应与肺瘀血相鉴别。肺充血肺野透亮度可正常，肺纹理边缘清晰，肺门搏动增强，见肺门舞蹈。肺瘀血肺野透亮度减低，肺纹理边缘模糊，无肺门舞蹈。

4. 临床评价　右心排血量和肺动脉阻力是影响肺动脉压的主要因素，故又称肺血流量增加性肺动脉高压和肺循环阻力增加性（肺小动脉收缩、阻塞）肺动脉高压。

血流量增加性肺动脉高压是由肺充血发展而来，常见于先天性心脏病中左向右分流的缺损性病变，如房间隔缺损、室间隔缺损、动脉导管未闭、艾森曼格综合征等。

肺循环阻力增加性肺动脉高压是由于肺小动脉和毛细血管痉挛性收缩或器质性狭窄所致，常见于肺心病、原发性肺动脉高压症等。

肺动脉高压亦可继发于肺静脉高压，单纯性肺静脉回流障碍引起肺动脉压力增高，由肺静脉高压后的肺瘀血发展而来，常见于风湿性心脏病。当肺动脉高压和肺静脉高压并存时，即称为肺动静脉混合型肺循环高压。

二、肺静脉高压（简称肺瘀血）

1. 临床特点　正常人肺静脉压力与肺微血管压力及左心房压力相仿，平均压力为8～10mmHg，如压力超过10mmHg即为肺静脉高压，若压力超过25mmHg，血浆可外溢致肺水肿。

2. X线表现　轻者为肺瘀血，上、下肺静脉管径比例失调（上肺静脉≥下肺静脉），肺血管纹理增多，边缘模糊，肺门影增大、结构不清，两肺透亮度减低。上叶肺静脉增粗是诊断肺瘀血的依据。一般肺静脉分上、下两组，上组肺静脉走行陡直，下组肺静脉较水平，两组肺静脉与肺动脉走行不完全一致。当肺静脉压力超过血浆胶体渗透压时（25mmHg）即出现间质性肺水肿，此时X线可有各种间隔线Kerley A、B、C线（图6-1）。B线较多见，为长2 ~ 3cm、宽1 ~ 3mm水平线，最多见于肋膈角区，为水肿液积聚而增厚的小叶间隔与X线呈切线位时的投影（图6-2）。A线是肺野外围斜形引向肺门的线状阴影，长5 ~ 6cm，宽0.5 ~ 1mm，不分支、不与支气管和血管走行一致，多见于上叶，为增厚的小叶间隔互相连接在同一面上的切线投影。C线较少见，呈蜂窝状，主要见于肺底，乃肺泡间隔水肿增厚肺泡剖面的投影。间隔线的出现可伴有胸膜下和胸腔的少量积液，表现为叶间胸膜增厚和（或）肋膈角闭塞。压力进一步增高血浆外渗至肺泡则出现肺泡性肺水肿，表现为肺内边缘模糊的斑片状模糊影，严重者两肺大片影聚集于肺门区周围，构成“蝶翼”状阴影。

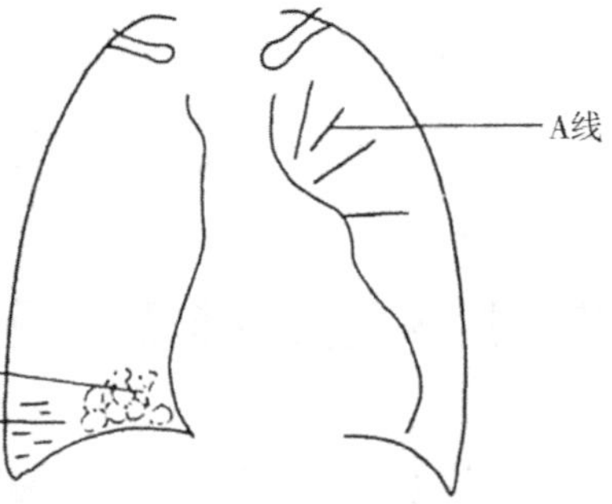

图6-1　Kerley A、B、C线示意图

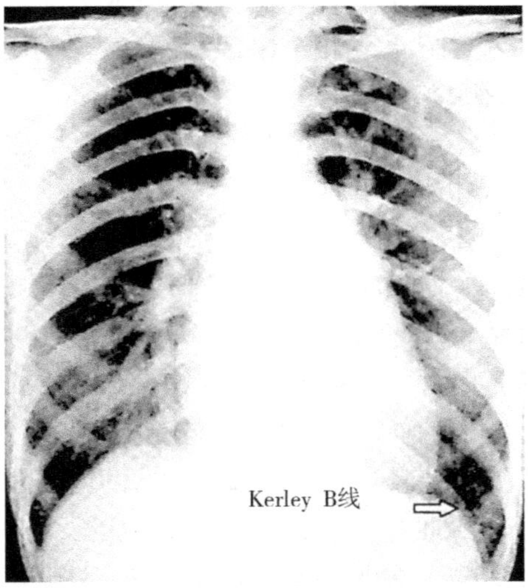

图6-2　Kerley B线

肺静脉高压，两肺纹理增多模糊，呈肺瘀血改变，左下肺肋膈角区见短线条状高密度Kerley B线（箭头），心脏增大呈梨形

3. 鉴别诊断　需与肺充血相鉴别。

4. 临床评价　引起肺静脉高压的主要因素是肺静脉－左心阻力升高，如二尖瓣狭窄致左心房阻力增加和左心室阻力增加所致的心力衰竭等。

三、肺动静脉高压

1. 临床特点　肺动静脉高压系为混合型肺循环高压表现，最常见于风湿病二尖瓣狭窄所出现的肺循环高压。

2. X 线表现　肺动静脉高压是肺动脉高压两种类型征象同时并存，但常以肺动脉阻力增高的肺动脉高压多见，中心肺门的肺动脉及其分支呈残根征。仔细观察可发现伴随的肺静脉高压征象，肺静脉增粗、肺小血管扩张、肺瘀血、肺小动脉分支不普遍变窄，仅有部分区域性收缩。肺静脉上叶分支变粗，下叶分支变细，有人认为是肺血管的保护性反射作用，亦有人认为是肺血流重新分配，从而避免肺静脉内压力过高引起肺水肿。

3. 临床评价　二尖瓣狭窄时，左心房阻力增高致肺静脉压升高继而肺动脉压相应增高以适应肺小动脉和肺静脉之间的压力差。一般认为肺静脉压高达 20 ~ 25mmHg 时，肺小动脉即产生痉挛性收缩，发生器质性狭窄，同时又引起肺动脉压力不成比例地升高。

四、肺淋巴管

1. 临床特点　多种疾病可致肺淋巴管受侵，如原发综合征、肺癌淋巴管浸润、慢性支气管炎等。临床表现为各原发疾病特点。

2. X 线表现　原发综合征的肺实质内淋巴管炎，呈索条状，向肺门集中。肺癌病灶周围的淋巴管浸润，呈粗毛刷状向肺门放射。淋巴瘤肺内浸润为网状、粗细不均的索条，由肺门向肺外带弥散。老年性慢性支气管炎伴严重肺气肿的肺间质淋巴液瘀积，可出现间隔线（Kerley B 线）。

3. 鉴别诊断　淋巴管受侵 X 线表现多为肺纹理增多、边缘模糊，与肺充血、肺瘀血鉴别较困难，临床中多结合原发病史综合考虑。

4. 临床评价　正常情况下肺部淋巴组织是见不到的，只有在不同性质的疾病中能见到其变化，而肺的淋巴管可分为浅层和深层两部分。浅层淋巴是指在肺胸膜下约 2mm（浆膜下）的淋巴管网，淋巴液的回流是沿着脏层胸膜表面向肺门部的淋巴结集合，经胸导管汇入颈静脉三角入心脏。深部的淋巴管则沿支气管的分布而伴随，最后亦汇集于肺门淋巴结。浅层和深层的两部分淋巴管之间有大量交通吻合支，离脏层胸膜表面约 2mm 处，交通吻合处有开口向外的瓣膜，所以一般只允许肺深部淋巴管的淋巴液向肺周围浅表淋巴管回流。胸膜壁层的淋巴管按照解剖位置不同，分别回流至胸骨后淋巴结、膈淋巴结和后纵隔淋巴结。若肺部疾患或肺血管高压与肺间质纤维化，则影响淋巴液正常回流。此时，淋巴管的受阻、瘀积、增粗，即能显示在胸片上。

第二节　梨形心脏

一、房间隔缺损

1. 临床特点　典型的体征为在胸骨左缘第 2、3 肋间听到收缩期杂音，多无震颤。肺动脉瓣第 2 音亢进或分裂。心电图示右心室肥大，不完全性或完全性右束支传导阻滞。

继发孔型房间隔缺损：活动后心悸、气短、疲劳是最常见的症状。但部分儿童可无明显症状。房性心律失常多见于成年患者。若有严重肺动脉高压引起右向左分流者，出现发绀。

原发孔型房间隔缺损：活动后感心悸、气短，易发生呼吸道感染。伴有严重二尖瓣关闭不全者，早期可出现心力衰竭及肺动脉高压等症状。患儿发育迟缓。心脏扩大，心前区隆起。

2. X 线表现　心房水平的左向右分流，使右心容量超负荷，表现右心房、右心室增大，右心室流出道延长，肺充血。左心房、左心室血流量减少，可正常或萎缩，主动脉结缩小。

（1）心脏呈二尖瓣型，肺动脉段多为中度以上的明显凸出。

（2）右心房、右心室增大（图 6–3）。尤其是右心房增大为其主要的特征性改变。其表现在后前位上，心房段延长，向右凸出，右心房 / 心高比值 >0.50。左前斜位，心前缘上段向前上膨凸，有些病例可有上、下腔静脉扩张，为右心房增大的间接征象。右心室增大，心影向左旋转，心尖圆钝而抬高。

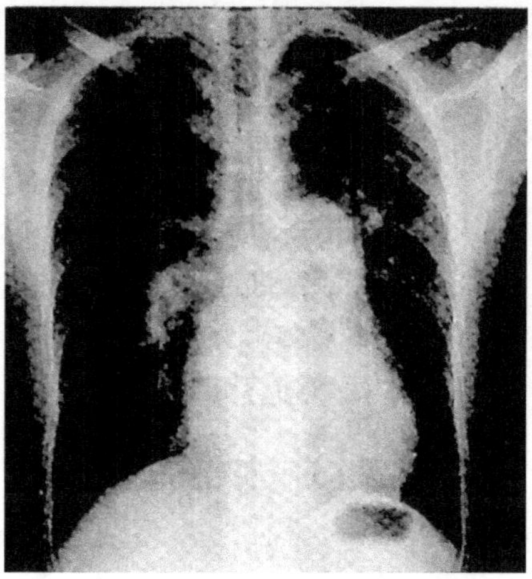

图 6-3 房间隔缺损

心影呈梨形，主动脉结缩小，肺动脉段明显突出，右下肺动脉干增粗明显，右下心缘延长，向右突出，心尖圆钝上翘。两肺纹理增多，边缘锐利。左心房增大征象不明显

（3）肺充血、肺门舞蹈、肺动脉高压：肺血增多，肺动脉扩张，外围分支增粗增多，当晚期发生阻塞性肺动脉高压时，肺动脉段呈瘤样扩张，肺门动脉亦明显扩张，外围血管变细、稀疏。

（4）主动脉结缩小，左心房一般不增大。

3. 鉴别诊断 如下所述。

（1）本病体征不很明显的患者需与正常生理情况相鉴别：如仅在胸骨左缘第 2 肋间闻及 2 级吹风样收缩期杂音，伴有第 2 心音分裂或亢进，则在正常儿童中亦常见到，此时如进行 X 线、心电图、超声心动图检查发现有本病的征象，才可考虑进一步做右心导管检查等确诊。

（2）较大的心室间隔缺损：因左至右的分流量大，其 X 线、心电图表现与本病可极为相似，体征方面亦可有肺动脉瓣区第 2 心音的亢进或分裂，因此可能造成鉴别诊断上的困难。但室间隔缺损杂音的位置较低，常在胸骨左缘第 3、4 肋间，且多伴震颤，左心室常有增大等，可资鉴别。但在儿童患者，尤其是与第 1 孔未闭型的鉴别仍然不易，此时超声心动图、右心导管检查等有助于确立诊断。此外，左心室－右心房沟通（一种特殊类型的心室间隔缺损）的患者，其体征类似高位心室间隔缺损，右心导管检查结果类似心房间隔缺损，也要注意鉴别。

（3）瓣膜型单纯肺动脉口狭窄：其体征、X 线和心电图的表现，与本病有许多相似之处，有时可造成鉴别上的困难。但瓣膜型肺动脉口狭窄时，杂音较响，常伴有震颤，而肺动脉瓣区第 2 心音减轻或听不见；X 线片示肺野清晰，肺纹稀少，可资鉴别。超声心动图见肺动脉瓣的异常，右心导管检查发现右心室与肺动脉间有收缩期压力阶差，而无分流的证据，则可确诊。

（4）原发性肺动脉高压：其体征和心电图表现，与本病颇为相似，肺门血管影增粗，右心室和右心房增大；但肺野不充血或反而清晰，可资鉴别。右心导管检查可发现肺动脉压明显增高而无左至右分流的证据。

4. 临床评价 房间隔缺损是先天性心脏病中最常见的一种病变，在 Abbott 1 000 例尸体解剖中房间隔缺损居首位，占 37.4%，在国内 1 085 例先天性心血管疾病中，占 21.4%，本病占首位。但因临床症状多不明显，常被忽视，本病男女之比为 1 ∶ 2。按胚胎发育可分为原发孔型、继发孔型和混合型。

Ⅰ. 原发孔型：根据其畸形程度不一，又可分为 4 类。

（1）单纯型：缺损的下缘为完整的心内膜垫，缺损的上缘为原发房间隔所形成的弧形边缘。

（2）部分房室通道：是原发孔型中常见的一种病变，除单纯原发孔缺损外，二尖瓣的大瓣亦呈分裂状态，形成二尖瓣关闭不全，使左心室血液与左右心房相互交通。

（3）完全房室通道：除上述部分房室通道病变外，兼有三尖瓣隔膜的分裂，使四个房室腔相互交通，称为完全房室通道。

（4）共同心房或称单心房腔：原发房间隔与继发房间隔均不发育，则形成共同心房。

Ⅱ. 继发孔型：主要是由于第2间隔的发育异常或第1间隔过度吸收，致第2间隔不能完全掩盖第1间隔上部的心房间孔所致。按缺损的部位可分为3个类型：

（1）中央型（卵圆孔缺损型）：位于卵圆窝处，临床上最为常见。

（2）下腔型：缺损位于下腔静脉入口处，位置较低，下缘缺如和下腔静脉入口没有明显分界。

（3）上腔型：位于卵圆孔上方，紧挨上腔静脉入口，上界缺如，常和上腔静脉相连。

Ⅲ. 混合型：以上两种类型混合存在。

正常情况下左房压力8 ~ 10mmHg，右房压力4 ~ 5mmHg，心房间隔存在缺损时，左心房内血液可分流入右心房。分流量随两侧心房间的压力差和缺损大小而异。右心房同时接受自体循环回流来的静脉血和左心房分流来的动脉血，血容量明显增加，致使右心房、右心室和肺动脉血流量增加，从而加重右心的负担，右心房、右心室因负荷过大而发生肥厚、扩张，肺动脉发生充血（图6–4）。随着年龄的增长，肺血流量持续增加，可导致肺小动脉管壁逐渐发生内膜增生和中层增厚，引起管腔狭小和阻力增加，继而出现肺动脉高压。由充血性（高流量）肺高压发展到阻塞性肺高压时，可导致双向或由右向左分流。临床上出现发绀，甚至右心衰竭。

多数房间隔缺损X线表现典型，诊断不难，且可粗略估计左向右分流量及肺动脉高压程度。小房间隔缺损X线改变轻或为正常范围，诊断要结合临床体征；二维超声心动图及彩色Doppler有助于确定诊断。房间隔缺损并发重度肺动脉高压，右心房室高度增大，杂音可不典型，有或无发绀，常需与其他水平分流的先心病相鉴别，超声心动图及心血管造影检查有重要意义。MRI仅用于疑难病例而又不适于做心血管造影者。对不典型病例，在临床上极易与肺动脉瓣狭窄、小的室间隔缺损及特发性肺动脉扩张相混淆，需做心导管检查确诊。

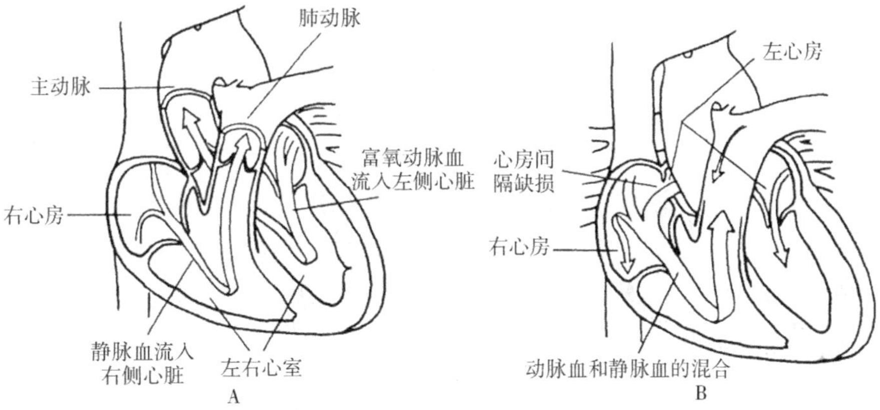

图6–4 房间隔缺损血流动力学改变

A. 正常心脏，B. 心房间隔缺损心脏

二、室间隔缺损

1. 临床特点　室间隔缺损大小不一，一般直径介于0.5 ~ 3cm。心室的变化主要决定于缺损的大小和分流量，两心室压力差别有关。正常时，左心室压力高于右心室压力。因此，左室的血通过缺损流入右心室，产生自左向右分流，临床上无发绀现象。缺损大者，大量的分流血液自左心室流入右心室及肺动脉内，以致右室肺动脉内血液大增，肺动脉的流量可达体循环的3 ~ 5倍，从而产生肺充血、肺动脉高压与肺小动脉继发性病变，以及两心室增大（图6–5）。最后由于肺循环的高压和肺小动脉阻力增高，右室内压力超过左心室，则产生血液自右向左分流，临床上发生发绀。

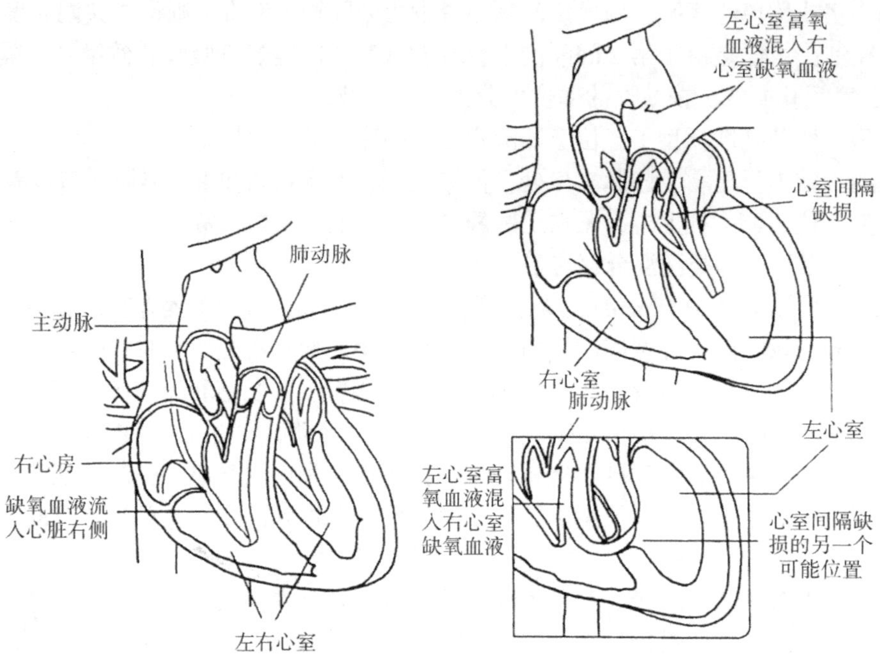

图 6-5　室间隔血流动力学改变

A. 正常心脏；B. 存在心室间隔缺损的心脏

临床上，直径在 0.5cm 以下，又称罗格病（Roger 病），则无明显临床症状。第 3 ~ 4 肋间响亮粗糙，收缩期杂音，可有震颤。

2. X 线表现　如下所述。

（1）缺损较小，左向右分流量甚少，心脏形态和大小没有明显改变。有时仅表现为肺动脉段轻度凸出，肺纹理略增粗增多，少数可有心脏轻度增大。主动脉结多属正常。X 线表现甚难与正常者区别。诊断要靠临床体征。

（2）缺损较大，左向右分流较多，可出现明显的 X 线改变。心脏外形呈“二尖瓣”型。心脏呈中 - 高度增大，左右心室均增大，但多数病例仍以右室增大显著（图 6-6）。由于血流量增加，左心房也常轻度增大。肺动脉段呈中 - 高度凸出，肺门动脉扩张，搏动增强，肺血增多。主动脉结正常或轻度缩小。

（3）室间隔缺损伴有明显肺动脉高压（图 6-6）：右心室压力接近或超过体循环水平时，发生右向左分流：临床上出现发绀，即所谓艾森曼格综合征。心脏和左右心室增大更为明显。在肺血增多的基础上，肺动脉高压征象更加明显。肺动脉段高度凸出，部分病例瘤样扩张，肺门血管也相应地明显扩张，外围分支细少，呈残根状。肺野变为清晰。

3. 鉴别诊断　室间隔缺损的心肺 X 线改变常取决于缺损的大小、心内分流和肺动脉高压三者的相互关系。小的缺损病例心肺 X 线所见可在正常范围。典型者左、右心室明显增大，以左室为著。肺多血改变，肺动脉段突出，肺门动脉扩张且搏动增强。

在先天性心脏病中动脉导管未闭虽有左室增大，但无右室增大，主动脉结亦增大。

与房间隔缺损鉴别可有以下特点：①室间隔缺损不引起右心房的增大。②左心室及主动脉球无萎缩变小。③肺门充血程度为轻。④心前区杂音位置较低。

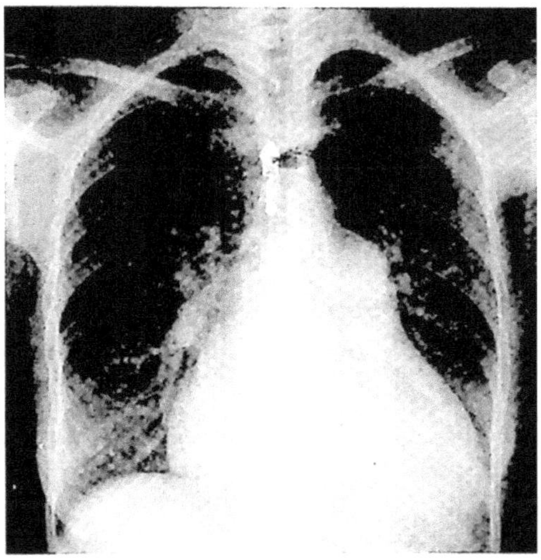

图 6-6　室间隔缺损

心影呈梨形。主动脉缩小，肺动脉段明显突出，右下肺动脉干增粗，左心缘向左扩大，心尖左下移位。两肺纹理增多，边缘锐利

4. 临床评价　心室间隔缺损是常见的先天性心脏病之一。国内 1 085 例先天性心脏病的统计，本病发病率为 15.5%，占第 3 位，根据 Abbott 1 000 例尸检，占 5.5%，男性较多见。一般所称的心室间隔缺损系指单纯的缺损而言。它也可作为复杂的先天性畸形中的一部分而存在，如法洛四联症。

（1）根据缺损大小及分流量分类。①小型缺损伴小分流量：缺损直径不超过 0.5cm，无临床症状，左向右分流量也很小，一般称为 Roger 病。②中等大小的缺损伴大分流量：缺损直径在 0.5 ~ 1.5cm，左向右分流量较大，右室及肺动脉压力有一定程度增高。③大型缺损伴左向右分流：缺损直径 >1.5cm，肺动脉阻力增高，有时左右心室压力可以相接近。④大型缺损伴右向左分流：大型缺损到后期肺血管阻力超过体循环阻力，心室水平产生右向左分流，临床出现发绀，此类型称为“艾森曼格综合征”。

本病缺损多为单发，呈圆形或椭圆形，直径在 5 ~ 30mm，以 10mm 左右为最常见。

（2）根据缺损解剖部位分类。①嵴上型缺损：位置较高，位于室上嵴前上方和主肺动脉瓣下，占室间隔缺损的 15.6%。②嵴下型缺损：为膜部间隔缺损，位于室上嵴的后下方，此型缺损较大，发病率最高，占室间隔缺损的 60.2%。③隔瓣后缺损：位于三尖瓣隔膜的后方，较前两型更居后，占室间隔缺损的 21.3%。④肌部缺损：最少见，缺损可位于肌部间隔的任何部位，多数缺损靠近心尖。一般缺损较小，所谓罗格病（Roger 病）多属此型，占室间隔缺损的 2.9%。

多数室间隔缺损 X 线表现典型诊断不难，且可粗略估计左向右分流量的大小及肺动脉高压的程度；小室间隔缺损 X 线改变轻微或在正常范围。诊断主要靠典型的临床体征和 Doppler 超声心动图检查：室间隔缺损并发重度肺动脉高压，右心房室增大明显，杂音可不典型，有或无发绀，常与其他左向右分流或双向分流畸形有肺动脉高压者混淆，需借助超声心动图甚至造影检查做出鉴别。

三、动脉导管未闭

1. 临床特点　动脉导管未闭是常见的先天性心脏病之一，国内资料 1 085 例先天性心脏血管病的统计，发生率占 21.1%，居第 2 位，女高于男，为 3 ∶ 1 ~ 5 ∶ 1。病理分类包括圆柱型、漏斗型、缺损型（窗型）和动脉瘤型。随导管的粗细病变严重的程度而不同：导管细，分流量小，可无症状；导管粗，分流量大，可影响发育、乏力、心悸、气喘，如肺动脉高压；产生右向左分流，则半身出现发绀；晚期可出现心力衰竭。听诊，胸骨左缘第 2 肋间有连续性机器样杂音，并可触及震颤。

2. X 线表现　如下所述。

（1）心脏大小和外形：心脏大小的变化与导管的粗细和分流量的大小有关。导管粗，分流量大，心脏增大可很明显；导管细，分流量小，心脏亦可不扩大或轻度增大。心影外形呈“二尖瓣”型或“二尖瓣－

主动脉”型。

（2）肺血管的表现：肺充血，肺动脉分支扩张，增粗和迂曲，但血管轮廓清晰。肺充血的程度与导管粗细分流量的大小成正比。一般充血者比较明显，引起充血性肺动脉高压。少数病例见到肺门舞蹈。但不如房缺多见。晚期可导致梗阻性肺动脉高压。

（3）左心房增大：由于血流量增多，左房可发生扩大，程度一般较轻，形成“漏斗”征（图 6–7）。

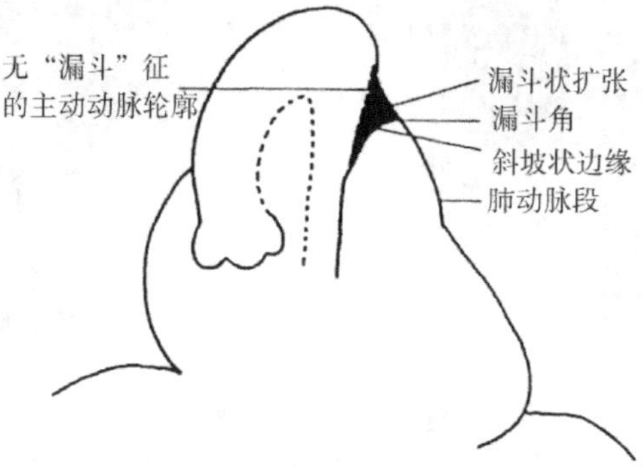

图 6–7　“漏斗”征示意图

（4）左心室增大（图 6–8）：主要表现在流出道，左心室扩大的程度与分流量也成正比。

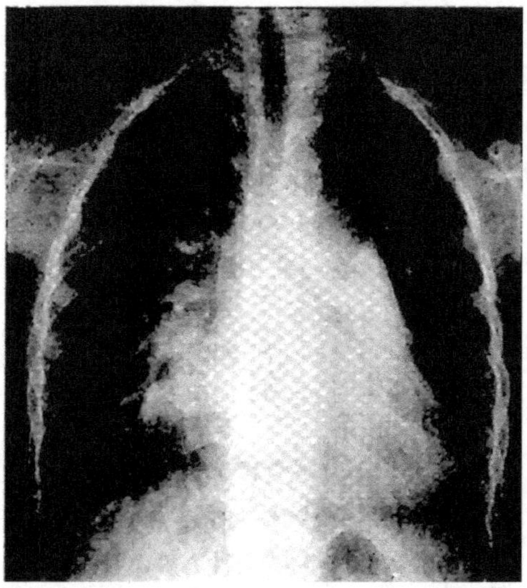

图 6–8　左心室增大

心影呈梨形，主动脉结无明显缩小，肺动脉段突出，右肺门血管影增多、浓密，右心缘见双房影，心尖左下移位。主动脉弓下见“漏斗”征。两肺纹理增多，边缘锐利。支气管分叉角增大，>90°

（5）升主动脉及主动脉结增宽，搏动明显增强：一般认为，凡是左向右的心内分流，主动脉影不增宽或缩小，尤以房间隔缺损缩小比较明显。如为心外分流，则见主动脉增宽，搏动增强。

（6）肺动脉段突出：呈轻度至中度突出，明显突出的较为少见（图 6–9）。

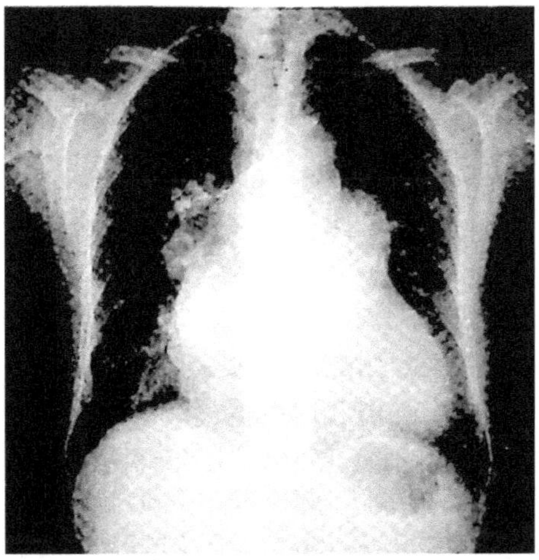

图 6-9 肺动脉段突出

心影呈梨形，主动脉结正常，肺动脉段瘤样突出，右肺门影增大浓密，右下肺动脉干增粗，右心缘见双房影，心尖左下移位。两肺纹理增多，边缘锐利。支气管分叉角增大，>90°

（7）右心室增大：一般早期右心室不增大，如伴有肺动脉高压，右心室可增大。

（8）“漏斗”征（图 6-7）：是指主动脉在动脉导管附着处呈局部漏斗状扩张。表现为主动脉弓阴影下方并不随即内收而继续向左外膨隆，并逐渐过渡至降主动脉，随后再向内呈斜坡状移行于降主动脉阴影（图 6-8）。

（9）动脉导管瘤多表现为左上纵隔的搏动性肿块：侧位在主动脉弓下、降部前方，主动脉窗内。

3. 鉴别诊断　主动脉结增宽和“漏斗”征、左室及主动脉搏动增强等征象三者间并无大差别，这对本症与其他左向右分流引起肺动脉高压的鉴别诊断是有帮助的。“漏斗”征的病理基础是动脉导管起始部主动脉管腔的漏斗状扩张及在后前位上的投影。

与主动脉窦瘤破裂的鉴别在于其患者既往无心脏病的症状和体征，而在成年后突然发病，且迅速出现心力衰竭和心影增大，左右心均受累，以左心室增大为主，心影近似“主动脉”型。动脉导管未闭无右心室增大，不会在短期内出现心影增大和心力衰竭的征象，且自幼即有心脏病的相应症状和体征。

粗大的动脉导管未闭其临床表现和普通 X 线检查几乎难与主动脉 - 肺动脉间隔缺损鉴别，后者由于缺损的位置特点，一般杂音较低。胸主动脉造影为最重要的诊断和鉴别诊断方法。

4. 临床评价　动脉导管未闭临床及 X 线平片所见均较典型，一般诊断并不困难，且优于 M 型及二维超声心动图检查。心肺 X 线表现尚有助于估计血流动力学改变的程度（图 6-10）。少量分流的病例 X 线改变较轻微，诊断主要依靠典型的杂音；并发重度肺动脉高压者，杂音等体征常不典型，X 线平片检查可提供一定的帮助。疑难病例，尤其需与其他心底部分流或室间隔缺损并发主动脉瓣关闭不全者鉴别。

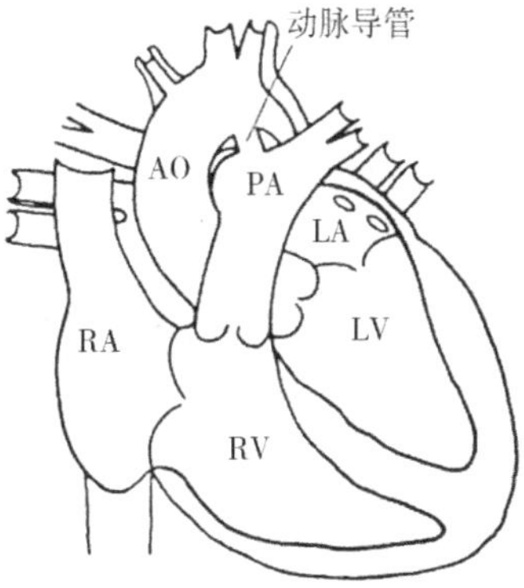

图 6-10 动脉导管未闭血流动力学改变

AO：主动脉；PA：肺动脉；LA：左心房；LV：左心室；RA：右心房；RV：右心室

四、艾森曼格综合征

1. 临床特点　本症有广义和狭义两种含义。广义的艾森曼格综合征，是近年来通过对先天性心脏病的血流动力学的研究而提出的。凡是先天性心脏病，先由左向右的分流，如房间隔缺损、动脉导管未闭、室间隔缺损等先天性畸形，继而产生肺动脉高压，肺循环内的阻力与体循环内阻力相同或更高时，均可造成右向左的分流并出现发绀，此类情况均可称为艾森曼格综合征。狭义者系指传统的艾森曼格综合征，即包括主动脉骑跨、室间隔缺损、右心室肥大、肺动脉扩张等 4 种畸形，与法洛四联症的不同点是肺动脉不狭窄反而有扩张。故此病常为晚发性发绀类的先天性心血管畸形。本综合征原有的左至右分流流量均颇大，以致肺动脉压逐渐增高，右心室和右心房压也逐渐增高，达到一定程度时，就使原来的左至右分流转变为右至左分流而出现发绀。此种情况发生在心室间隔缺损时多在 20 岁以后，发生在动脉导管未闭时也多在青年期后。

轻至中度发绀，于劳累后加重，原有动脉导管未闭者下半身发绀较上半身明显，逐渐出现杵状指（趾）。气急、乏力、头晕以后可发生右心衰竭。体征示心脏浊音界增大，心前区有抬举性搏动，原有左至右分流时的杂音消失（动脉导管未闭连续性杂音的舒张期部分消失）或减轻（心室间隔缺损的收缩期杂音减轻），肺动脉瓣区出现收缩喷射音和收缩期吹风样喷射型杂音，第 2 心音亢进并可分裂，以后可有吹风样舒张期杂音（相对性肺动脉瓣关闭不全），胸骨左下缘可有收缩期吹风样反流型杂音（相对性三尖瓣关闭不全）。

2. X 线表现　肺部充血，肺动脉及其分支有扩张，当肺动脉高压时，则肺动脉分支的近端扩张，而其远端狭窄，主动脉影可右移或无改变。肺门血管搏动增强，可出现肺门“舞蹈”征。右心室增大，肺动脉段饱满或隆起，整个心形呈梨形（图 6–11）。在心血管造影术中，可见室间隔缺损及主动脉骑跨的征象，而肺动脉无狭窄。

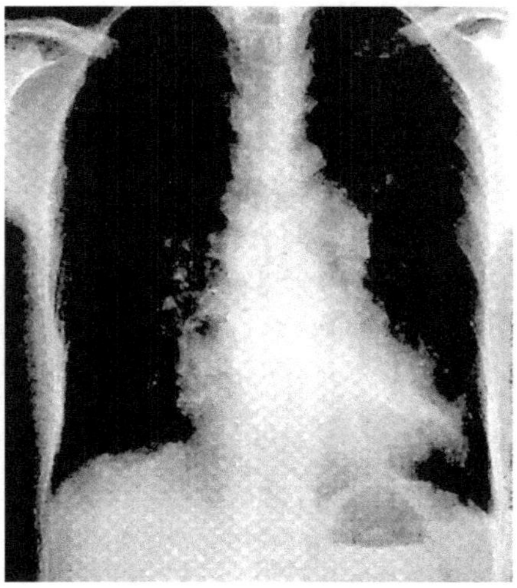

图 6–11　艾森曼格综合征

心影增大呈梨形，肺动脉段突出，两侧肺动脉增粗，两肺充血

3. 鉴别诊断　见表 6–1。

表 6–1　艾森曼格综合征与其他三种先天性心脏病鉴别

X 线表现	动脉导管未闭	室间隔缺损	房间隔缺损	艾森曼格综合征
右心房	不扩大	不增大	明显增大	不增大
右心室	稍大	增大	明显增大	明显增大
主动脉	增大	正常	细小	正常或小
肺动脉	中等度扩大	轻度或中等度扩大	高度扩大	高度扩大
肺充血	轻度或中度	中度	重度或严重	重度

4. 临床评价　原有的心室间隔缺损、心房间隔缺损、主动脉－肺动脉间隔缺损或未闭的动脉导管均增大，右心房和右心室增大，肺动脉总干和主要分支扩大，而肺小动脉可有闭塞性病变。一般而论，心室间隔缺损患者发生本综合征的较多，且发生年龄较早，可能与该畸形原来的左至右分流可从左心室直接喷入肺动脉，冲击肺血管而使胎儿期肺动脉的高阻力状态得以持续发展有关。动脉导管未闭和心房间隔缺损发生本综合征者则较少亦较晚。

五、风湿性心脏病

风湿性心脏病（简称风心病），包括急性或亚急性风湿性心肌炎及慢性风湿性心瓣膜病两大类。后者各瓣膜均可受累，但以二尖瓣最为常见，多数发生于心脏左侧，于右侧者常与左侧同时并发，其中最多见于二尖瓣，其次为主动脉瓣，其他瓣膜损害比较少见。二尖瓣狭窄所致的“梨形”心脏较典型。

1. 临床特点　二尖瓣狭窄，一般为后天性风湿性疾患所致。偶尔亦起源于先天性或其他原因，本病女性多于男性。常有心悸、气短、胸痛及咯血等，也可出现发绀及急性肺水肿。查体以二尖瓣面容、心尖部舒张期隆隆样杂音为特征，可触及震颤。心电图示二尖瓣 P 波，右室肥厚及劳损以及右束支传导阻滞等。少数病例体征可不典型，甚或无杂音，其临床诊断困难。

2. X 线表现　如下所述。

（1）心脏外形和大小：心脏外形通常呈“梨形”或称二尖瓣型心脏。心脏大小可从轻度到显著，一般为中度增大。

（2）心脏各房室增大。

1）左心房增大：是二尖瓣狭窄最主要的和最常见的 X 线征象。后前位上，心右缘可见到双重阴影或出现双弧影，心左缘左心耳增大，出现第 3 弧膨出，呈“驼峰”样（图 6-12）。左右支气管分叉角增大，尤其左侧支气管受压抬高。右前斜位吞钡，食管呈不同程度受压移位，依其程度将左心房增大分为轻、中、重三度。左前斜位服钡，食管受压移位，主动脉窗缩小或消失，左侧支气管抬高。左侧位上，对确定左心房增大更有利。

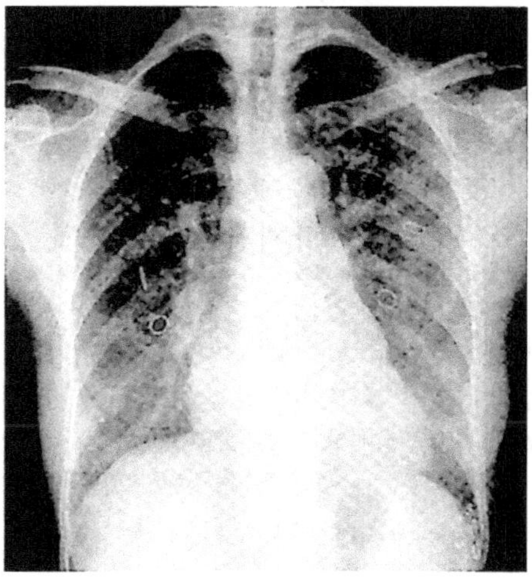

图 6-12　风湿性心脏病二尖瓣狭窄

心影呈“梨形”，主动脉结略缩小，肺动脉段突出，右下肺动脉增粗。右心缘双房影，左心缘见第三弓，心尖略上翘。两肺纹理增多。边缘模糊

2）右心室增大：为仅次于左心房增大的重要征象，是肺内压力增高的结果，因此常伴有肺动脉高压的存在。轻度二尖瓣狭窄右心室增大常不显著，重度二尖瓣狭窄右心室呈中度以上增大。后前位上，表现心向左旋转，肺动脉段突出，心脏横径加宽，心尖上翘圆钝。左右斜位，心脏前下缘向前膨凸，心前间隙缩小或消失。

3）右心房增大：在二尖瓣狭窄中比较少见，绝大多数是轻度增大，多是相对性三尖瓣关闭不全或

右心衰竭。较明显的右心房增大，常提示有三尖瓣损害。

4）左心室缩小：因左心房流入左心室的血量减少，左心室发生萎缩，而使左心缘下部变得较直，心尖位置抬高。左前斜位，心后缘下段变短前缩与增大后凸的左心房形成鲜明的对比。

5）主动脉结缩小：造成主动脉结缩小的主要原因是左心室进入主动脉的血量减少，另一原因，右心室增大使心脏向左旋转，造成主动脉升、降部重叠。此外，由于肺动脉段增大膨出突向上方而遮盖了一部分主动脉球影。病变发生于青少年，主动脉尚未发育完善，如果二尖瓣狭窄发生于成年人，且有动脉硬化时，则主动脉结不小，可近于正常形态。

（3）肺部改变。

1）肺静脉变化：正常人肺静脉平均压为 8 ~ 10mmHg，上肺静脉比下叶肺静脉细小，当二尖瓣狭窄时，肺静脉压力升高，逐渐出现上肺静脉增粗、下肺静脉变细的现象，发生血液重新分配。这种改变主要是由于压力升高而引起下叶血管反射性收缩所致。

2）肺野及肺门阴影的改变：主要变化为肺瘀血，这是二尖瓣狭窄中的重要征象，表现为肺血管纹理增多，交叉成密集的网状阴影，肺野透亮度减低，肺底板模糊。

3）含铁血黄素沉着：肺部可出现许多细小如粟粒样颗粒，直径 1 ~ 2mm，很像粟粒结核，为含铁血黄素沉着所致，并为永久性改变，手术后也不会消退。

4）肺内骨化结节：这些结节多呈圆形，也可呈卵圆形，直径 2 ~ 8mm，密度甚高，很像结核的钙化，但不发生融合，多位于肺的中、下野。

5）间隔线：重度肺瘀血则可产生小叶间隔水肿，淋巴管扩张，Kerley B 线，在肺的下部最多见于肋膈角区，出现水平横行条影，长 2 ~ 3cm，宽 1 ~ 2mm，常数条平行，可双侧同时出现，也可单侧出现。

6）二尖瓣钙化：约 10% 的二尖瓣病变可出现钙化，形态不规则，可呈星状或小斑片状致密影，在后前位上，位于第 5 肋间，脊柱左方心影内。左前斜位则在心影后 1/3 处，在透视下可随心脏搏动而跳动。应与肺内钙化区别，屏气时，钙化仍在跳动可确定为瓣膜钙化。

7）局部肺不张或肺气肿：由于心脏增大尤其是左心房增大，压迫两侧支气管可产生局限性肺不张或肺气肿，阻塞性肺炎，发生于中叶和下叶多见。

8）肺动脉高压（图 6–13）：肺静脉压力升高，必然引起肺毛细血管、肺小动脉压力升高，导致肺动脉压力升高。其 X 线表现为：a. 肺动脉段凸出。b. 肺动脉主分支扩张，右下肺动脉干宽度超过 15mm，即为肺动脉高压现象。c. 肺野外围动脉细小，肺动脉主支扩大，而肺野外围分支出现骤然细小呈残根状。

9）二尖瓣口狭窄程度的估计：正常二尖瓣孔直径为 3 ~ 3. 5cm，当瓣孔狭窄达 1.5cm 时，即可产生症状。

3. 鉴别诊断　根据各房室的选择性增大、搏动和肺血管纹理表现，结合临床相应瓣口区的杂音，平片检查可以判定瓣膜受损的部位、性质 [狭窄和（或）关闭不全] 及其严重程度。

多数情况下亦可判定联合瓣膜病各瓣膜损害的主次或其性质，但心脏过大尤其有心衰者需与风湿性心脏炎或两者并存鉴别。

诊断二尖瓣狭窄一般没有困难。典型的单纯二尖瓣狭窄根据病史及体征即可明确诊断。临床表现及心脏体征与风湿性二尖瓣狭窄极为相似的是左心房黏液瘤。左心房黏液瘤病例的心脏杂音可能随体位变动而改变响度或消失。超声心动图可显示左心房内肿瘤的云团状回声反射在舒张期进入二尖瓣瓣口或左心室，收缩期时回纳入左心房内，对明确诊断极有价值。考虑做外科手术治疗的二尖瓣狭窄病例，尚需查清是否伴有二尖瓣关闭不全及其他瓣膜是否也有病变以及病变的轻重程度。40 岁以上的病例宜做选择性冠状动脉造影术以了解冠状动脉有无梗阻性病变。

4. 临床评价　风湿病常引起风湿性心内膜炎，病变使瓣膜发生充血、肿胀及增厚，表面有小赘生物和纤维蛋白沉积，致使瓣膜交界粘连，产生瓣口缩小、狭窄，同时纤维化和缩短的腱索牵引使瓣膜向下移位，致瓣口呈漏斗状，严重的瓣膜病变可发生继发性钙化。

病理生理改变：

（1）二尖瓣发生狭窄，左心房收缩时，血液排空进入左心室发生障碍，造成左心房内的血量增加、瘀积，使左心房压力升高，左心房逐渐扩大和肥厚。

（2）由于左心房压力升高，肺静脉及肺毛细血管压力也同时升高，就产生肺静脉及肺毛细血管扩张瘀血，这时肺动脉压必须上升，才能保持正常的肺动脉、静脉压差，保持有效的肺循环，致使右心室增加负荷，逐渐肥厚。

（3）长期肺静脉肺循环阻力增高，进而引起肺动脉高压，促使右心室肥厚扩大。

（4）长期二尖瓣狭窄，左心室血流量减少，左心室及主动脉都可有萎缩改变。

X 线检查不能直接显示瓣膜装置，有时需与某些血流动力学相似的疾患鉴别，如左房黏液瘤、Marfan 综合征或室间隔缺损继发主动脉瓣关闭不全、主动脉瓣上或瓣下狭窄以及各种心肌疾患继发的二、三尖瓣关闭不全等。此时，则有赖于对全面资料尤其是超声心动图的综合分析做出诊断。X 线平片方法简便、心肺兼顾，便于术前后复查，观察病变的演变。

六、肺源性心脏病

1. 临床特点　本病发展缓慢，临床上除原有肺、胸疾病的各种症状和体征外，主要是逐步出现肺、心功能衰竭以及其他器官损害的征象。按其功能的代偿期与失代偿期进行分述。

（1）肺、心功能代偿期（包括缓解期）：此期主要是慢阻肺的表现。慢性咳嗽、咳痰、气急，活动后可感心悸、呼吸困难、乏力和劳动耐力下降。体检可有明显肺气肿征，听诊多有呼吸音减弱，偶有干、湿性啰音，下肢轻微水肿，下午明显，次晨消失。心浊音界常因肺气肿而不易叩出。心音遥远，但肺动脉瓣区可有第 2 心音亢进，提示有肺动脉高压。三尖瓣区出现收缩期杂音或剑突下示心脏搏动，多提示有右心肥厚、扩大。部分病例因肺气肿使胸膜腔内压升高，阻碍腔静脉回流，可见颈静脉充盈。又因膈下降，使肝上界及下缘明显地下移，应与右心衰竭的肝瘀血征相鉴别。

（2）肺、心功能失代偿期（包括急性加重期）：本期临床主要表现以呼吸衰竭为主，有或无心力衰竭。呼吸衰竭以急性呼吸道感染为常见诱因。心力衰竭以右心衰竭为主，也可出现心律失常。

2. X 线表现　如下所述。

（1）慢性肺部疾病：最常见的是慢性支气管炎和肺气肿（图 6–13），其次是严重的肺结核、尘肺、支气管扩张以及广泛的胸膜增厚、胸廓畸形等。肺血管病变如肺动脉血栓栓塞等。例如，慢性支气管炎肺气肿引起肺泡扩大，使肺泡表面毛细血管压迫、受损，致毛细血管床减少，肺动脉血液通过受障而减少，肺动脉压力增高，引起肺动脉高压，右室负荷增加，发生肥厚增大。

（2）肺动脉高压的 X 线表现（图 6–13）。①肺动脉主支扩大，以右肺下动脉扩张最明显，其横径 >15mm。②中心肺动脉扩张外围分支细小，两者形成鲜明对比，呈残根状，多反映较重度的肺动脉高压。③肺动脉段突出，与肺动脉高压程度及病程长短有关，早期仅轻度膨隆，严重时可明显突出。

（3）心脏改变

1）心脏形态及大小：由于有肺动脉高压，肺动脉段凸出，右心室增大，因此心脏外形如梨形，呈二尖瓣型。由于肺气肿，横膈低及心脏增大不显著，心胸比率大于正常者不多。部分病例心脏外形可比正常者为小（小肺心）。心脏代偿功能减退出现心力衰竭时，心脏可急骤增大，而当心力衰竭被控制后，心脏大小又可回复原状。

2）右心室增大：由于肺部慢性病变产生的肺动脉高压，使右心室负担加重，早期出现右心室流出道肥厚。当病变进展，心脏代偿功能减退或有右心衰竭时，则右心室流入道亦增大，心脏横膈接触面增宽，心胸比率亦增大。

3）右心房增大不多见：常由于右心室压力增高，右心房排血困难并发三尖瓣关闭不全之结果，故都与右心室增大并存。

4）肺门血管搏动：当肺动脉高压较著时，肺动脉主干搏动增强。

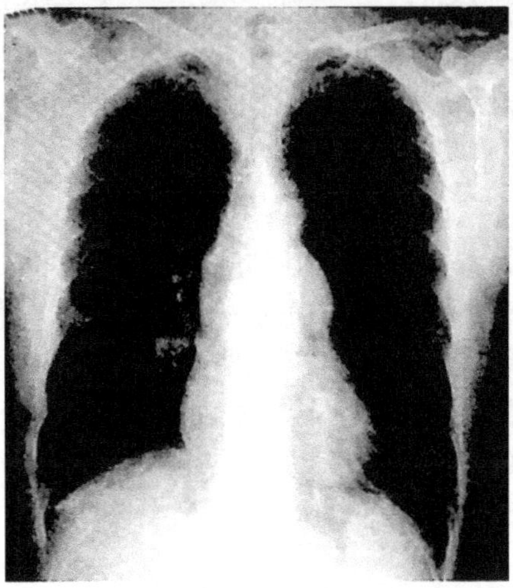

图 6-13 两肺慢性支气管炎肺气肿、肺心病

两肺纹理增多、紊乱，两肺野透亮度增加，右下肺动脉干增粗呈残根样改变，肺动脉段突出，左心缘下段圆隆上翘

3. 鉴别诊断 如下所述。

（1）冠状动脉粥样硬化性心脏病（冠心病）：肺心病与冠心病均多见于老年人，有许多相似之处，而且常有两病共存。冠心病有典型的心绞痛、心肌梗死的病史或心电图表现，若有左心衰竭的发作史、高血压、高脂血症、糖尿病史更有助鉴别。体检、X 线及心电图检查呈左心室肥厚为主的征象，可资鉴别。肺心病并发冠心病时鉴别有较多的困难，应详细询问病史，体格检查和有关心、肺功能检查加以鉴别。

（2）风湿性心瓣膜病：风湿性心脏病三尖瓣疾患应与肺心病的相对三尖瓣关闭不全相鉴别。前者往往有风湿性关节炎和心肌炎的病史，其他瓣膜如二尖瓣、主动脉瓣常有病变，X 线、心电图、超声心动图有特殊表现。

（3）原发性心肌病：本病多为全心增大，无慢性呼吸道疾病史，无肺动脉高压的 X 线表现等。

4. 临床评价 慢性肺源性心脏病的 X 线诊断，应根据肺部、心脏两方面改变进行全面分析，肺部病变是根本，肺动脉高压是线索，右心室增大是依据。肺动脉高压和右心室增大应做出明确的判断，是诊断早期肺源性心脏病的关键。

第三节 靴形心脏

一、法洛四联症

1. 临床特点 患儿通常在 1 岁左右出现发绀，在哭闹时或活动后加重，喜蹲踞。缺氧发作时可出现晕厥、呼吸困难、意识丧失、抽搐等。患者发育迟缓，消瘦，杵状指、趾，胸骨左缘第 2 ~ 4 肋间可闻及收缩期 3 级以上杂音，P_2 减弱或消失、红细胞增加。心电图有心室肥厚伴劳损，右房肥大，不完全性右束支传导阻滞。

2. X 线表现 如下所述。

（1）典型四联症：

1）心脏呈木靴状，右心室肥厚增大（图 6-14），将左心室推向后上方，致使心尖圆钝而翘起，心腰凹陷及主动脉升部、弓部扩张，心影呈典型的靴形，某些病例肺动脉段下方略见膨凸，系第 3 心室所致。少数病例可见右心房增大和上腔静脉扩张，左心房、左心室都不见增大。

2）肺血减少，肺门阴影缩小，肺内血管纹理细小、稀疏，示肺血减少，某些病例肺门阴影显著缩小或无明显的动脉支干阴影（图 6–14）。而肺门区可见粗乱的血管阴影或肺野血管纹理，呈网状，为侧支循环的表现。两者均为肺动脉狭窄较重的指征。

3）主动脉升、弓部扩张增宽，有 1/4 ~ 1/3 并发右位主动脉弓。

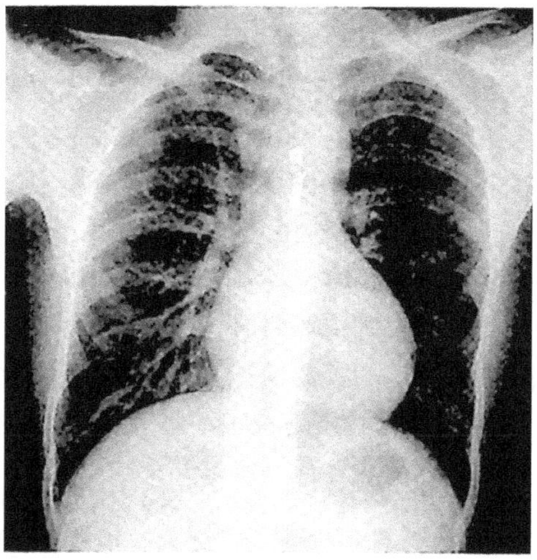

图 6–14　心影呈靴形，主动脉稍增宽，左心缘下段圆钝上翘，两肺纹理稀疏

（2）重症四联症：心脏外形与典型四联症的心脏形态基本相似，仅是增大程度上的区别。重型病例心脏增大较明显，心腰凹陷和主动脉升弓部扩张增宽更加显著，多数病例肺野示侧支循环表现。

（3）轻度可无发绀型四联症：心脏外形和肺血减少的 X 线表现取决于肺动脉狭窄和室间隔缺损的程度，不一定都具有上述典型的 X 线征象。如室间隔缺损较小，肺动脉狭窄亦轻，心脏形态的改变与单纯肺动脉狭窄相仿。如室间隔缺损较显著，而肺动脉狭窄不显著，心脏形态的改变与室间隔缺损相仿。

3. 鉴别诊断　如下所述。

（1）肺动脉口狭窄并发心房间隔缺损伴有右至左分流（法洛三联症）：本病发绀出现相对较晚。胸骨左缘第 2 肋间的收缩期杂音较响，所占据时间较长，肺动脉瓣区第 2 心音减轻、分裂。X 线片上见心脏阴影增大较显著，肺动脉段明显凸出。心电图中右心室劳损的表现较明显。右心导管检查、选择性指示剂稀释曲线测定或选择性心血管造影，发现肺动脉口狭窄属瓣膜型，右至左分流水平在心房部位，可以确立诊断。

（2）艾森曼格综合征：心室间隔缺损、心房间隔缺损、主动脉 – 肺动脉间隔缺损或动脉导管未闭的患者发生严重肺动脉高压时，使左至右分流转变为右至左分流，形成艾森曼格综合征。本综合征发绀出现晚；肺动脉瓣区有收缩喷射音和收缩期吹风样杂音，第 2 心音亢进并可分裂，可有吹风样舒张期杂音；X 线检查可见肺动脉段明显凸出，肺门血管影粗大而肺野血管影细小；右心导管检查发现肺动脉显著高压等，可资鉴别。

（3）埃勃斯坦畸形和三尖瓣闭锁：埃勃斯坦畸形时，三尖瓣的隔瓣叶和后瓣叶下移至心室，右心房增大，右心室相对较小，常伴有心房间隔缺损而造成右至左分流。心前区常可听到 4 个心音；X 线示心影增大，常呈球形，右心房可增大；心电图示右心房肥大和右束支传导阻滞；选择性右心房造影显示增大的右心房和畸形的三尖瓣，可以确立诊断。三尖瓣闭锁时三尖瓣口完全不通，右心房的血液通过未闭卵圆孔或心房间隔缺损进入左心房，经二尖瓣入左心室，再经心室间隔缺损或未闭动脉导管到肺循环。X 线检查可见右心室部位不明显，肺野清晰。心电图有左心室肥大表现。选择性右心房造影可确立诊断。

（4）大血管错位：完全性大血管错位时肺动脉源出自左心室，而主动脉源出自右心室，常伴有心房或心室间隔缺损或动脉导管未闭，心脏常显著增大，X 线片示肺部充血。选择性右心室造影可确立诊断。不完全性大血管错位中右心室双出口患者的主动脉和肺动脉均从右心室发出，常伴心室间隔缺损，X 线片示心影显著增大、肺部充血、选择性右心室造影可确立诊断。如同时有肺动脉瓣口狭窄则鉴别诊断将甚困难。

（5）动脉干永存：动脉干永存时只有一组半月瓣，跨于两心室之上，肺动脉和头臂动脉均由此动脉干发出，常伴有心室间隔缺损。法洛四联症患者中如肺动脉口病变严重，形成肺动脉和肺动脉瓣闭锁时，其表现与动脉干永存类似，称为假性动脉干永存。要注意两者的鉴别。对此，选择性右心室造影很有帮助。

4. 临床评价　1888年由法国人Fallot首先描述了肺动脉狭窄（常为右心室漏斗部狭窄）、室间隔缺损、主动脉骑跨、右心室肥厚，即法洛四联症。占先天性心脏病的9.20% ~ 14%，在先天性发绀型心脏病中占第1位，占66% ~ 75%。约1/4病例可伴有房间隔缺损，即法洛五联症。法洛四联症主要畸形为肺动脉狭窄和高位室间隔缺损。

肺动脉狭窄的程度可由轻度狭窄到完全闭锁，狭窄的部位多为漏斗部狭窄，或兼有肺动脉瓣的狭窄。漏斗部狭窄可以为整个漏斗部的狭窄，也可为局限性环形狭窄。后者可造成狭窄与瓣膜之间的扩张，形成所谓第3心室。室间隔缺损是高位的，多为膜部缺损，缺损之直径往往在1cm以上。主动脉骑跨程度不等，升主动脉都较粗大，20% ~ 30%患者并发右位主动脉弓。右心室肥大是一种代偿性肥厚，其室壁厚度可达左心室，甚至超过左心室，左心室则发育不良。

法洛四联症的血流动力学改变主要取决于肺动脉狭窄所形成的阻力，狭窄愈重，右心室排血阻力愈大，通过室间隔缺损由右向左的分流也就愈大。主动脉同时接受来自左、右心室的混合血，使体循环血氧饱和度降低，而肺动脉血流量减少进一步加深缺氧，从而引起发绀。部分病例肺动脉狭窄较轻，室间隔缺损也很小，右心室压力常低于左心室或相似，不出现由右向左分流或无发绀。此外，法洛四联症发绀型几乎都有来自体循环的侧支血管供应肺循环，侧支循环一般占主动脉血流量的5% ~ 30%，丰富的侧支循环可以改善缺氧从而减轻发绀。

（1）根据X线的典型征象结合临床体征尤其是发绀，平片多能做出或提示四联症的诊断，年龄越大越可靠，婴幼相同的X线征象常与其他肺血少的发绀型复杂畸形混淆，如伴有肺动脉狭窄的右室双出口、大动脉错位、单心室、三尖瓣闭锁、肺动脉闭锁及右心发育不全等，可致X线平片诊断受限。

（2）X线征象拟似法洛四联症，但心脏明显增大、心脏异位或疑有左位升主动脉者，特别是心电图无右室肥厚时应警惕其他复杂畸形。

（3）超声心动图在法洛四联症无创性检查中有重要作用，可部分取代造影检查。对上述疑难病例和术前确诊或手术适应证、术式选择目前仍主要依据心血管造影。

二、肺动脉狭窄

1. 临床特点　随肺动脉狭窄的程度不同而出现不同的临床表现，常见症状易疲乏，劳累后心悸、气急，一般症状较轻。严重狭窄易导致卵圆孔的开放。可出现发绀，体检胸骨左缘第2前肋间听到3 ~ 4级收缩期杂音，伴有震颤，肺动脉第2音减弱或消失。心电图电轴右偏，右室肥厚，右束支传导阻滞，右房肥大。

2. X线表现　如下所述。

（1）瓣膜狭窄。

1）心脏呈“二尖瓣”型，心脏大小正常或轻度增大者居多。少数为中至高度增大，主要为右心室增大，正位显示心尖圆钝且向上翘，约有1/3病例可见右心房增大，显著增大者常提示重度肺动脉瓣狭窄或并发三尖瓣关闭不全。

2）肺动脉段凸出为狭窄后扩张所致，多呈直立式，其上缘可接近主动脉弓水平，凸出的肺动脉段多为中－高度凸出，与左心缘连接处凹陷（图6–15）。

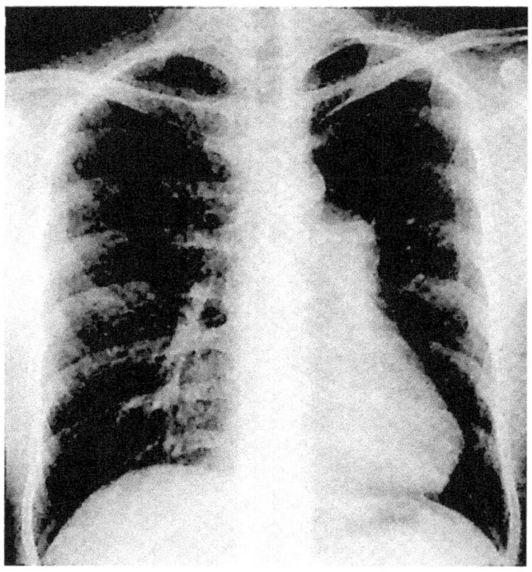

图 6–15　肺动脉狭窄

心脏呈二尖瓣型，主动脉结缩小，肺动脉段瘤样突出，心尖圆钝上翘。两肺纹理稀疏，两肺野透亮度增加

3）肺血减少，肺血管纹理纤细、稀疏，尤其与肺动脉段明显凸出形成鲜明对比，为肺动脉瓣狭窄常见的征象，且多反映为较重的狭窄。右肺门动脉因距离肺动脉主干较远不受影响，亦多细小。左肺门动脉亦见扩张，大于右侧致使两肺门阴影不对称，左侧 > 右侧。在诊断上具有重大意义。

4）心脏大血管搏动，心缘搏动正常或增强。肺动脉段及左肺门搏动增强，右肺门动脉无搏动而呈“静止”状态，两者形成鲜明对比，对诊断具有较大意义。

（2）漏斗部狭窄：漏斗部肌性狭窄，肺动脉段凹陷，心尖上翘，心脏呈“靴形”，心外形似四联症，另有少数病例肺动脉段轻凸，心外形似“二尖瓣型”，右心室多呈不同程度增大，于肺动脉段下方常可见轻度膨凸，为漏斗部心腔，第 3 心室的反映，肺血减少。

3. 临床评价　按其狭窄部位和病理改变可以分为以下 4 个类型。

（1）瓣膜狭窄：最为常见，占 70% ~ 80%，瓣膜缘不同程度的粘连愈着，形成向主肺动脉于腔内呈圆顶样突出的隔膜，于中心或偏心有一狭窄瓣孔，其大小从几毫米至十毫米以上，伴有主肺动脉干的狭窄后扩张。瓣膜呈不同程度的增厚，甚至变形。

（2）漏斗部狭窄（瓣下狭窄）：较少见，约占 10%，狭窄可位于右心室流出道的任何部位，可为狭长的肌肉型通道管样狭窄，亦可为环状狭窄之隔膜型。

（3）瓣上狭窄：于肺动脉瓣上，即主肺动脉干根部局限性狭窄。

（4）混合型狭窄：如肺动脉瓣狭窄并发漏斗部狭窄，或肺动脉瓣狭窄并发轻度瓣上狭窄。

4. 病理生理　肺动脉狭窄基本的血流动力学变化是右心排血受阻。右心室收缩压升高而肺动脉压正常或降低，结果产生右心室肥厚，以致继发右心衰竭。肺动脉瓣狭窄，因血流动力学影响，即血液冲击狭窄瓣口后产生的涡流引起主肺动脉干的扩张，称为狭窄后的扩张，可波及左肺动脉为瓣膜狭窄的特征之一。

先天性肺动脉狭窄为常见的先天性心脏病，尤其是肺动脉瓣狭窄普通 X 线检查多可以做出定性诊断，但在病变程度的估计上，尤其心脏不大或仅轻度增大者，常有一定限度。单发的漏斗部狭窄较少见，平片诊断受到一定限制，常需注意与无发绀的法洛四联症相鉴别。二维超声心动图及彩色 Doppler 有助于确定诊断。右心导管检查可作为诊断及狭窄程度判断的重要依据。为了进一步明确瓣膜、漏斗部狭窄以及右心室肥厚的解剖诊断和形态特点，以助于疑难病例鉴别诊断和手术治疗适应证的选择，右心室造影在临床上具有重要意义。

三、高血压心脏病

1. 临床特点　头痛、头晕、失眠是高血压的常见症状，在心功能代偿期一般无心脏方面的症状。发展至高血压心脏病后可逐渐出现左心衰竭症状（心悸、气短、不能平卧、心动过速甚至出现奔马律、肺水肿等），如继发右心衰竭可见肝大、下肢水肿等相应表现。

2. X线表现　典型者心脏呈“主动脉”型，主动脉增宽，主动脉结膨凸，左心室增大（图6-16）。

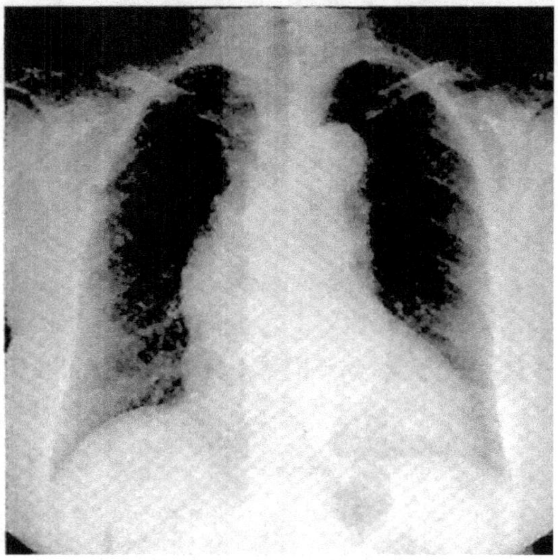

图6-16　高血压性心脏病

心影呈主动脉型，主动脉结突出，心腰凹陷，主动脉增宽迂曲，左心缘下段向左扩大，心尖左下移位。两肺纹理增多，边缘欠清晰

（1）单纯左心室肥厚，在后前位上仅表现左室段圆隆，心尖钝圆，即所谓向心性肥厚，整个心影无明显增大。

（2）左心室肥厚和扩张而引起左心室增大时，在后前位上，心脏呈“主动脉”型，左心室缘向左凸隆，并向下延伸，相反搏动点上移。左前斜位上，心脏向后凸出，心后间隙消失，与脊柱影重叠。

（3）左心衰竭时，左室发生显著增大，搏动减弱，可继发相对性二尖瓣关闭不全，因此，左心房、左心室进一步扩大，肺静脉压力升高，出现肺瘀血，出现间质性或肺泡性肺水肿。

3. 鉴别诊断　需与主动脉瓣关闭不全鉴别。

4. 临床评价　高血压可分为原发性和继发性两类，前者约占90%，后者占10%，继发于其他疾病如肾脏、内分泌、心血管和颅脑疾患等。各型高血压达到一定时间和程度，使左心室负荷加重，继之引起左心室肥厚、增大和功能不全。

（1）普通X线检查：胸部平片可显示心脏和胸主动脉的改变，为高血压的分期和病情判断提供参考和依据，随诊观察演变过程有助于估计预后。胸片显示肺循环的改变如肺瘀血，间质性或早期肺泡性肺水肿往往早于临床症状和体征，对判断病情有特别意义。胸部和腹部平片，排泄性尿路造影等可为继发性高血压的病因诊断提供线索。

（2）X线改变与心电图改变的关系：心电图是诊断高血压引起的心脏改变的重要根据。一般来说心电图改变（左心室高电压，肥厚、劳损等）是与X线所示的心脏和左心室增大呈正相关关系。但有些病例心电图改变早于X线改变或X线改变早于心电图改变。因此，诊断高血压性心脏病应同时重视两种指标，相互配合。

（3）双维超声、CT、MRI除显示心脏改变外对主动脉缩窄、肾及肾上腺改变等继发性高血压的病因诊断具有重要价值（图6-17、图6-18）。血管造影（包括DSA）对继发于主动脉缩窄、大动脉炎和肾血管病的高血压能提供最准确的解剖诊断，作为手术和介入性治疗的依据。一般来说，综合临床，心电图、胸片和双维超声做出高血压性心脏病的诊断较为符合我国的国情。

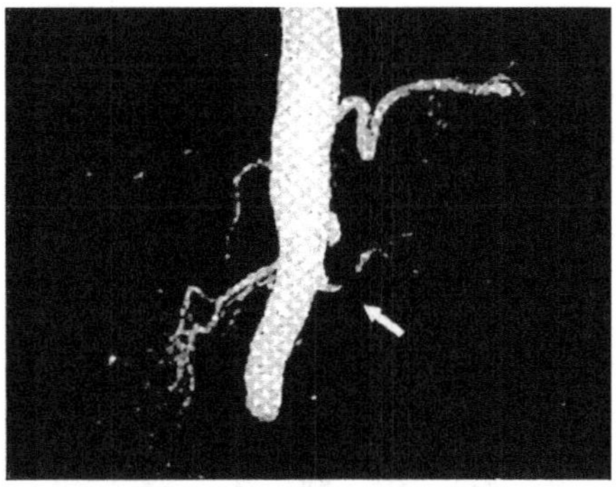

图 6-17 肾动脉狭窄继发高血压

CTA 示左肾动脉狭窄（箭头）

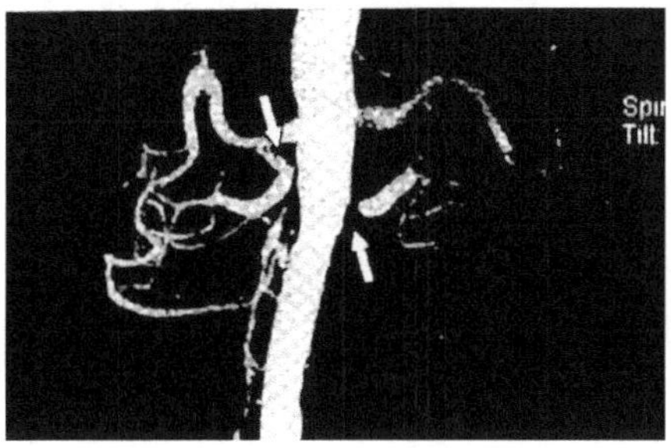

图 6-18 大动脉炎继发高血压

CTA 示双肾动脉狭窄（箭头），肠系膜上动脉节段性狭窄，腹主动脉稍窄且管壁不光整，并见较多侧支血管显示

第七章

消化系统疾病的 X 线诊断

第一节　咽部病变

一、咽部异物

1. 临床特点　咽部异物多属意外情况下经口进入。尖锐细长物品如鱼刺、麦芒、竹丝等，可刺入腭扁桃体、咽侧壁、舌根或会厌谿等处。较大异物常停留于梨状窝。尖锐异物可刺透并穿过咽黏膜，埋藏于咽后壁，引起继发感染，甚或酿成脓肿。

2. X 线表现　咽部异物有高密度及低密度两种（图 7–1、图 7–2）。高密度异物，平片即可完全显现异物位置、形态和大小，并可见咽部软组织肿胀和脓肿；低密度异物，需做钡餐检查，表现为充盈缺损即异物的一个侧面，以及咽部功能紊乱、咽部软组织改变。异物很小时，造影不一定显现，可以钡剂拌棉絮观察，显示钡絮滞留咽部，结合病史进行诊断。

3. 鉴别诊断　结合临床病史及颈部 X 线透视、摄片和服钡检查，可以判断有无异物及并发病的存在。

4. 临床评价　详细询问病史和分析症状可以初步诊断。大多数患者有异物咽下史并在查体时发现异物，部分患者开始有刺痛，检查时未见异物，可能是黏膜擦伤所致，此症状一般持续时间较短。对于疼痛部位不定，总觉咽部有异物存留，发生数日后来就诊者，应注意与咽异感症或慢性咽炎相鉴别。

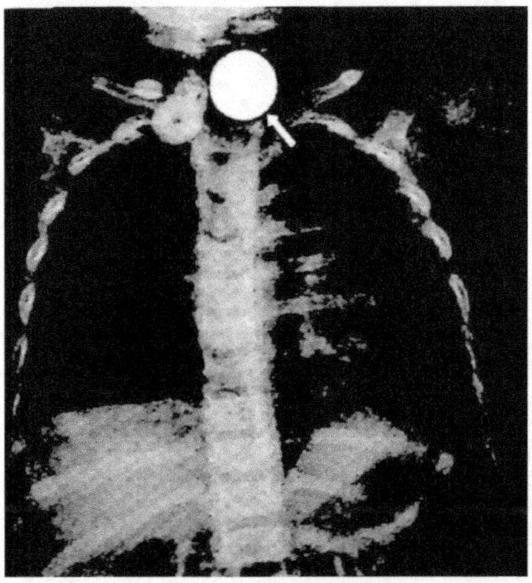

图 7–1　咽部金属异物

咽部见圆形金属密度影，有异物误服史

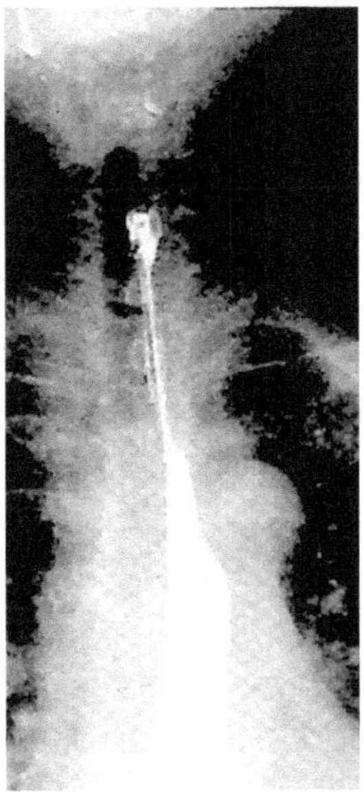

图 7-2 咽部异物
食管钡棉透视示咽部见钡棉悬挂，有鱼刺误服史

二、咽壁脓肿

1. 临床特点 本病多见于异物刺伤后，亦可因颈椎化脓性或结核性感染所造成。脓肿多位于咽后壁，由于软组织肿胀或脓肿的压迫使咽部变形。

2. X 线表现 除 X 线平片可见咽壁软组织肿胀、咽部受压，以及咽部移位、咽部与颈椎间距离增加外，有时可于肿胀影内见有积气或小液平面。

三、颈椎病

1. 临床特点 颈椎退行性改变，常使椎体骨赘形成，颈椎顺列变直，增生骨刺可压及下咽部，造成吞咽困难及异物感。

2. X 线表现 颈椎间隙狭窄，椎体骨赘增生，压迫下咽部后壁形成一明显压迹。

第二节 食管病变

一、食管癌

1. 临床特点 食管癌是我国常见的恶性肿瘤之一，也是引起食管管腔狭小与吞咽困难的一种最常见的疾病。绝大多数食管癌为鳞状上皮细胞癌，但食管下端也可以发生腺癌。统计表明，食管癌好发于胸中段，胸下段次之，颈段与胸上段最少。

早期食管癌（限于黏膜及黏膜下层）的病理形态可分为平坦型、轻微凹陷型与轻微隆起型。随着癌的深层浸润，以及不同的生长方式，一般可分为息肉型、狭窄型、溃疡型与混合型。早期食管癌很少有症状，需做脱落细胞学检查才能发现。但肿瘤生长至一定大小，则出现持续性、进行性吞咽困难。一般说来，男性多于女性，40 岁以上患者多见。

2. X 线表现 如下所述。

（1）早期食管癌：食管黏膜纹增粗、中断、迂曲，可见单发或多发的小龛影，局限性充盈缺损，局限性管壁僵硬（图 7-3）。

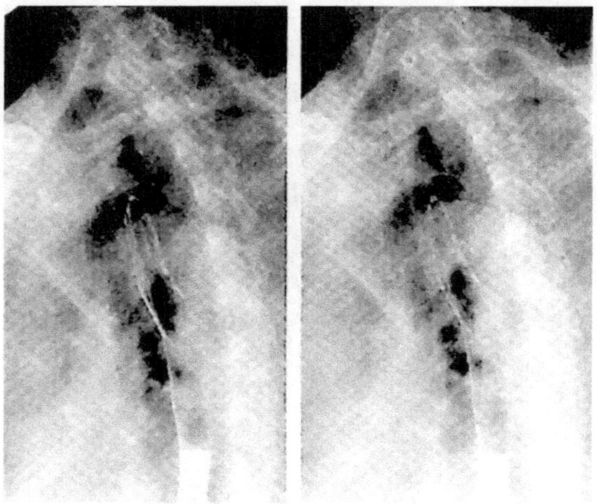

A　　B

图 7-3　早期食管癌

食管中段黏膜中断、破坏，管壁稍僵硬，管腔未见明显狭窄

（2）中、晚期食管癌：黏膜纹破坏、充盈缺损、管壁僵硬、管腔狭窄、通过受阻与软组织肿块等。根据大体标本结合 X 线表现分述如下。

1）息肉型：肿瘤向腔内生长为主，呈不规则的充盈缺损与偏心性狭窄（图 7-4）。但也有的肿块向壁外生长为主，犹如纵隔肿瘤，有人称之为外展型。

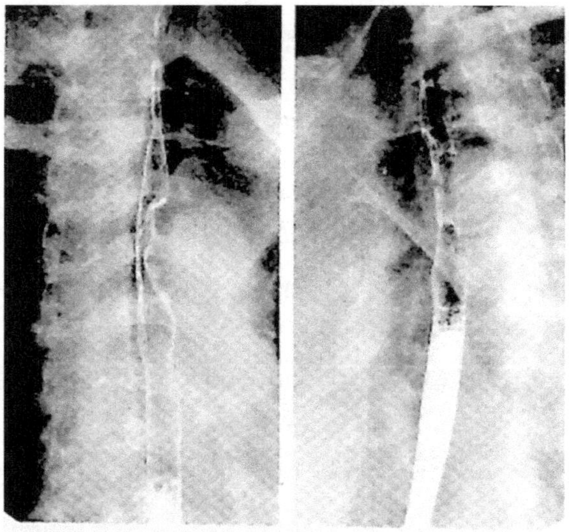

A　　B

图 7-4　食管癌（息肉型）

食管中段腔内可见不规则的充盈缺损，食管偏心性狭窄

2）狭窄型：即硬性浸润癌，以环形狭窄为其主要特点，范围为 3 ~ 5cm，上段食管明显扩张（图 7-5）。

3）溃疡型：呈长条状扁平形壁内龛影，周围隆起，黏膜纹破坏，管壁僵硬，扩张较差，但无明显梗阻现象（图 7-6）。

4）混合型：具备上述两种以上的 X 线特征。

（3）并发症。①穿孔与瘘管形成：仅少数病例可出现食管气管瘘，也可向纵隔穿破，形成纵隔炎与纵隔脓肿。②纵隔淋巴结转移可出现纵隔增宽，气管受压等 X 线征。

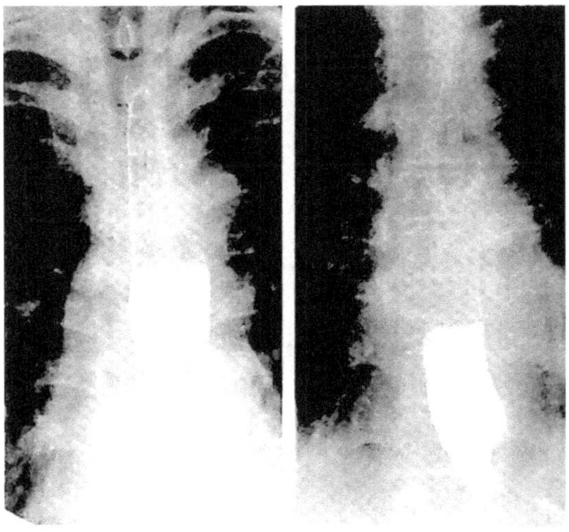

图 7-5　食管癌（狭窄型）

食管中段见环形狭窄，黏膜破坏，管壁僵硬，钡剂通过受阻，狭窄段上方食管扩张

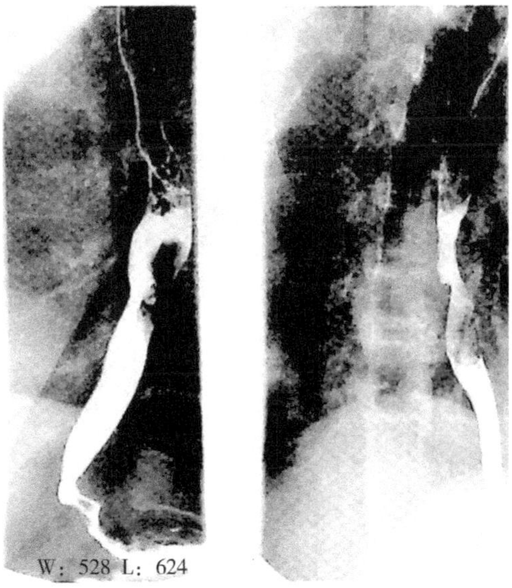

图 7-6　食管癌（溃疡型）

食管中段见管腔狭窄，黏膜中断、破坏，内见不规则龛影

3. 鉴别诊断　如下所述。

（1）食管良性肿瘤：表现为向腔内凸出的偏心性充盈缺损，呈半球状或分叶状。切线位肿瘤上、下端与正常食管分界清楚，钡剂通过肿瘤时呈偏流或分流，转动体位可发现管腔增宽，肿物不造成梗阻，上方食管无扩张。肿瘤局部食管黏膜皱襞展平消失，其对侧黏膜光整，无破坏改变，附近食管壁柔和光滑。

（2）贲门失弛缓症：贲门失弛缓症的狭窄段是胃食管前庭段两侧对称性狭窄，管壁光滑呈漏斗状，食管黏膜无破坏。用解痉药可缓解梗阻症状，吸入亚硝酸异戊酯后贲门暂时舒展，可使钡剂顺利通过。

（3）消化性食管炎：易与食管下段浸润癌混淆。炎症后期瘢痕狭窄常在下 1/3，但仍能扩张，无黏膜破坏。食管壁因癌肿浸润而僵硬，不能扩张，边缘不规则，黏膜皱襞有中断、破坏。

（4）食管静脉曲张：食管静脉曲张管壁柔软，没有梗阻的征象，严重的食管静脉曲张，管张力虽低，但仍有收缩或扩张功能，而癌的食管壁僵硬，不能扩张或收缩，局部蠕动消失。

（5）食管外压性改变：纵隔内肿瘤和纵隔淋巴结肿大等压迫食管，产生局限性压迹，有时并有移位，黏膜常光滑完整无中断、破坏。

4. 临床评价　食管癌的放射学检查主要是确定诊断及侵蚀范围。食管癌的中晚期 X 线改变较为明显，诊断并不困难。而早期食管癌由于癌组织仅限于黏膜及黏膜下层，病变表浅，范围小，因此 X 线改变很不明显，容易漏诊和误诊。所以 X 线检查时，必须多轴透视和点片，并采取双对比造影检查，能显示得更清楚。在诊断过程中，既要确定肿瘤类型，又要对肿瘤侵犯范围、黏膜皱襞的变化、狭窄的程度、食管壁僵硬程度等指标进行观察记录，食管周围的侵蚀及淋巴结转移则必须依靠 CT 或 MRI 进行检查，以指导分期，便于临床治疗。

二、食管炎

（一）腐蚀性食管炎

1. 临床特点　吞服化学性腐蚀性制剂（如强酸、强碱之类）所致，重者可发生食管破裂而引起纵隔炎，轻者则引起不同程度的瘢痕狭窄。

2. X 线表现　如下所述。

（1）病变较轻时，早期可见食管下段痉挛，黏膜纹尚存在，一般无严重后果。重症病例则表现为中、下段，甚至整个食管，都有痉挛与不规则收缩现象，边缘呈锯齿状，可见浅或深的溃疡龛影，有时因环肌痉挛严重，下段可呈鼠尾状闭塞（图 7–7）。

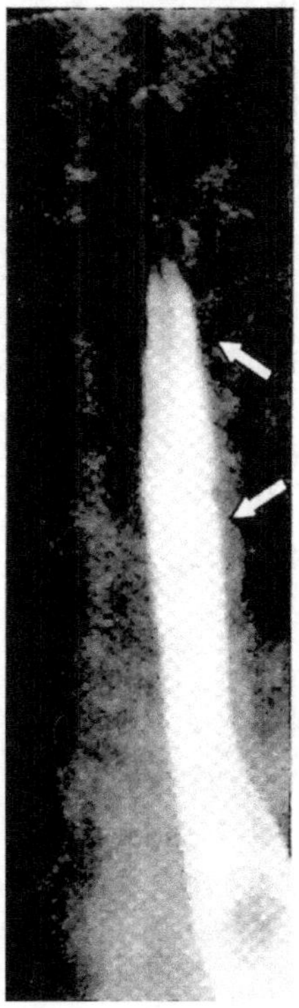

图 7–7　腐蚀性食管炎

食管钡餐透视检查示食管上段壁边缘毛糙，患者有误服强碱病史

（2）病变后期，因瘢痕收缩而出现范围比较广泛的向心性狭窄，狭窄多为生理性狭窄部位，狭窄上段食管扩张程度较轻，病变食管与正常食管之间无明确分界，呈逐渐移行性过渡。

3. 鉴别诊断　浸润型食管癌：狭窄上段食管明显扩张，病变与正常食管之间分界截然。

4. 临床评价　应在急性炎症消退后进行钡餐造影检查，以观察病变的范围与程度。如疑有穿孔或有食后呛咳的患者，宜用碘油造影。由于腐蚀性食管炎后期可以发生癌变，因此 X 线检查对本病的随访非常重要。

（二）反流性食管炎

1. 临床特点　系胃内容物包括胃酸及胃消化酶逆流到食管内对鳞状上皮的自身性消化所致。主要见于食管下段，多合并黏膜糜烂与浅表性溃疡，病变后期因纤维组织增生，可形成食管管腔狭窄与食管缩短。临床上多见于食管裂孔疝、贲门手术后、十二指肠球部溃疡的患者。主要表现为烧心、胸骨后疼痛，进食时加重；因食管下段痉挛与瘢痕狭窄，故可有吞咽困难与呕吐等症状；严重者还可发生呕血。

2. X 线表现　如下所述。

（1）早期或轻度反流性食管炎在钡餐造影时，一般只能看到食管下段痉挛性收缩，长达数厘米，边缘光整，有时出现第 3 收缩波而致管壁高低不平或呈锯齿状，但难以显示黏膜糜烂与浅小溃疡。

（2）晚期因管壁纤维组织增生及瘢痕组织收缩，可见食管下段持续性狭窄及狭窄上段食管代偿性扩大。如发现胃内钡剂向食管反流或合并食管裂孔疝，则支持反流性食管炎的诊断。

3. 鉴别诊断　要与浸润型食管癌相鉴别：食管癌时食管狭窄较局限，病变与正常食管之间分界明显，当服大口钡剂时可见狭窄部位管壁僵直，表面不规则，不易扩张。而食管炎时病变食管与正常食管之间无明确分界，呈逐渐移行性过渡，狭窄部位比较光滑，偶见小龛影。

4. 临床评价　X 线钡餐检查对于判断病变的有无、病变部位及程度、病变原因很有帮助。一般来说采用双对比造影易于发现早期的细微黏膜管壁，但非特异性。应结合临床病史、内镜活检及实验室检查结果进行综合诊断。

三、食管瘘

食管瘘按其病因来看，可分先天性和后天性两类，如按瘘管部位与相通的器官不同，又可分为食管 – 气管瘘、食管 – 支气管瘘、食管 – 纵隔瘘及食管 – 纵隔 – 肺瘘。

（一）食管 – 气管或食管 – 支气管瘘

1. 临床特点　主要症状即进食后呛咳、肺部感染等。

2. X 线表现　造影时见造影剂进入气管或支气管，比较容易诊断。但要排除各种因素所造成的造影剂由咽喉部吸入气管内的假象，有怀疑时，应特别注意第 1 口造影剂通过的情况及瘘管影的显示（图 7–8）。

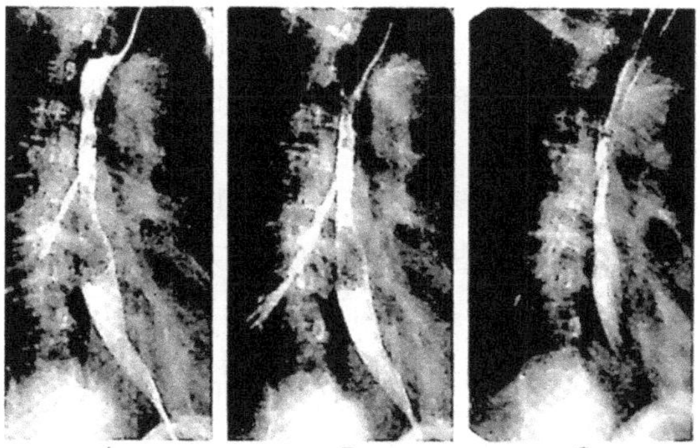

图 7–8　食管 – 气管瘘（食管癌病例）

口服造影剂后见食管中段造影剂外溢，与支气管沟通

（二）食管 – 纵隔瘘 / 食管 – 纵隔 – 肺瘘

1. 临床特点　单纯食管 – 纵隔瘘少见。主要症状为高热及胸骨后疼痛。

2. X 线表现　X 线下显示纵隔阴影明显增宽，造影时造影剂溢入纵隔内。当纵隔脓肿逐步增大，最后则向肺或支气管穿通，而形成食管 – 纵隔 – 肺瘘。这种病大多发生于肺脓肿，必要时进行碘油食管造影，可显示瘘管及造影剂进入肺内，X 线诊断较容易建立。

四、食管重复畸形（先天性食管囊肿）

1. 临床特点　食管重复畸形又称先天性食管囊肿，是较少见的先天性消化道畸形。系胚胎时期原始消化管头端的前肠发育畸形所致，多位于食管中段或下段，呈囊状或管状，可与食管相通，其囊内黏膜多数为胃黏膜，部分为肠黏膜、支气管黏膜组织或食管黏膜，可产生溃疡，可无临床症状。食管重复又称为副食管，较大的副食管可压迫气管引起呼吸困难，压迫食管产生吞咽困难，或副食管内溃疡出血，甚至穿孔等症状。

2. X线表现　如下所述。

（1）正侧位胸片：可见副食管呈边缘清晰、密度均匀之块影，并压迫纵隔使之移位，或突向邻近肺野的块影（图7-9）。

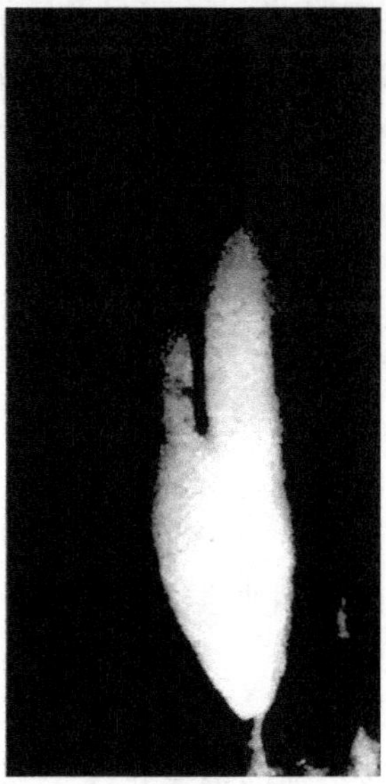

图7-9　食管重复畸形

食管上段见重复畸形，下段融合扩张

（2）若副食管与食管相通，钡餐造影可显示副食管与食管平行，其远端为盲端，内有黏膜纹，

3. 鉴别诊断　如下所述。

（1）食管憩室：食管壁局限性腔外膨出而呈陷窝或盲袋状，易于鉴别。

（2）缺铁性吞咽困难综合征：有缺铁性贫血表现，内镜检查见咽下部和食管交界处附近有食管黏膜赘片形成，其特征性改变有利于鉴别。

4. 临床评价　食管重复畸形的发生可能与遗传有关。本病变不仅影响食管正常功能，而且易反复损伤继发炎症，旷久可能诱发恶变，故应提醒患者注意饮食方式及自我保护，追踪观察，定期复查，酌情处理。CT和超声检查有助于本病的诊断和鉴别诊断。

五、食管黏膜下血肿

1. 临床特点　食管黏膜下血肿，主要是由于动物性尖锐骨性异物通过食管生理狭窄时所产生的继发性食管黏膜急性损伤性病变，偶尔也可由于烫伤或进食过快引起。在有血小板减少症、血友病或抗凝药治疗的患者中也可自行出现。主要发生于食管第1、第2生理狭窄处，甚少见。主要症状为突发的胸骨后疼痛、呕血、吞咽痛、吞咽困难。

2. X线表现　食管腔内黏膜层轮廓光滑的圆形或椭圆形充盈缺损，边缘清楚，形态轻度可变；如血肿破裂钡剂渗入血肿内，则形成腔内液-钡平面或腔内囊状钡剂充填影，钡剂渗入少并在立位时表现为腔内液-钡平面；当钡剂渗入多或卧位时表现为腔内囊状钡剂充填影（图7-10）。

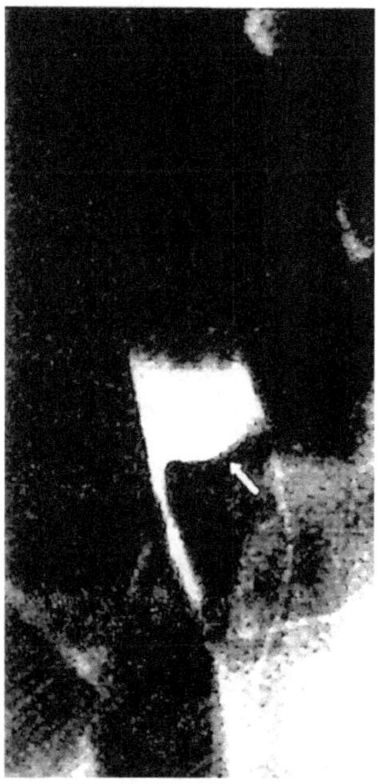

图 7-10　食管黏膜下血肿

食管钡棉透视点片示食管腔内椭圆形囊状钡剂充填，边缘清楚（箭头）

3. 鉴别诊断　如下所述。

（1）黏膜层良性肿瘤：血肿患者有明确的尖锐异物误吞史，疼痛不适大多较广泛或最痛点与发现病变部位相一致，短期复查血肿消失或明显缩小；良性占位性病变患者无症状或症状轻，短期复查病灶无变化。

（2）食管外压性病变或黏膜下占位性病变：通过切线位显示黏膜下层隆起性病变；血肿临床表现及病史典型，来源于黏膜层隆起性病变。

（3）食管憩室：憩室切线位于腔外，黏膜向内延伸，形态可变性大，钡剂可排空；血肿始终位于腔内，短期复查变小或消失。

（4）食管内气泡：气泡多发、圆形，通过重复服钡，可消失或下移；血肿位置固定且始终存在。

4. 临床评价　食管黏膜下血肿多由细小血管损伤引起，血肿往往较为局限，极少引起大出血。食管黏膜下血肿根据临床表现的特点及 X 线影像表现，结合短期复查血肿变小或消失等特点，不难做出明确诊断。

第三节　胃部病变

一、慢性胃炎

1. 临床特点　慢性胃炎是成人的一种常见病，主要由于黏膜层水肿、炎症细胞浸润及纤维组织增生等造成黏膜皱襞增粗、迂曲，以致走行方向紊乱。

2. X 线表现　如下所述。

（1）胃黏膜纹有增粗、迂曲、交叉紊乱改变。

（2）由于黏膜皱襞盘旋或严重上皮增生及胃小区明显延长，则形成较多的约 0.5cm 大小息肉样透亮区。

（3）半充盈相上胃小弯边缘不光整及胃大弯息肉状充盈缺损，缺损形态不固定，触之柔软。

3. 鉴别诊断　胃恶性肿瘤：胃壁僵硬、蠕动消失，胃黏膜中断破坏，充盈缺损形态恒定不变。

4. 临床评价　X 线上只从黏膜皱襞相的变化来诊断胃炎是不可靠的。一些慢性胃炎就其本质来讲为萎缩性胃炎，进而加上增生及化生等因素，致使从肉眼及X线上都为肥厚性胃炎之征象。这样，从皱襞的宽度来判断为肥厚性胃炎还是萎缩性胃炎就不准确了。此外，皱襞的肥厚还受自主神经系的影响，甚至黏膜肌层的挛缩、药物的影响等也会导致皱襞的变化。

二、慢性胃窦炎

1. 临床特点　慢性胃窦炎是一种原因不太清楚而局限于胃窦部的慢性非特异性炎症，是消化系统常见疾病之一。临床上好发于30岁以上的男性，表现为上腹部饱胀，隐痛或剧痛，常呈周期性发作，可伴有嗳气、泛酸、呕吐、食欲减退、消瘦等，慢性胃窦炎还可表现为厌食、持续性腹痛、失血性贫血等。本症与精神因素关系密切，情绪波动或恐惧紧张时，可使症状加剧。副交感神经系统兴奋时也易发作。有些胃窦炎患者，上腹部疼痛症状与十二指肠球部溃疡相似。

2. X线表现　如下所述。

（1）胃窦激惹：表现为幽门前区经常处于半收缩状态或舒张不全，不能像正常那样在蠕动波将到达时如囊状，但能缩小至胃腔呈线状。若有幽门痉挛，则可造成胃排空延迟。

（2）分泌功能亢进：表现如空腹滞留，黏膜纹涂布显示不良。

（3）黏膜纹增粗、增厚、紊乱，宽可达1cm左右，胃窦黏膜纹多呈横行，胃黏膜息肉样改变出现靶样征或牛眼征，胃壁轮廓呈规则的锯齿状，锯齿的边缘也甚光滑。

（4）当病变发展至肌层肥厚时，常表现为卧位时胃窦向心性狭窄，形态比较固定，一般可收缩至极细，但不能舒张，与正常段呈逐渐过渡或分界比较清楚。狭窄段可显示黏膜纹，多数呈纵行。而立位观察形态多接近正常。

（5）胃小区的形态不规则、大小不一，胃小沟密度增高且粗细不均、变宽模糊（图7-11）。

3. 鉴别诊断　胃窦癌：黏膜纹显示僵硬、破坏，可伴有黏膜纹紊乱。胃窦多呈偏侧性狭窄变形，轮廓呈缺损性不规则。胃壁僵硬，蠕动完全消失。与正常胃壁边界截然、陡峭。扪诊检查，大多有质硬的肿块。胃窦炎黏膜纹主要表现为增粗、迂曲、走行紊乱，无黏膜纹僵硬、破坏；胃窦多呈向心性狭窄变形，轮廓光整或锯齿状；病变区胃壁柔软度及蠕动存在或减弱，病变区边界常系移行性，故其边界多不够明确，多无肿块。胃镜在区分慢性胃窦炎与胃窦癌时有优势。

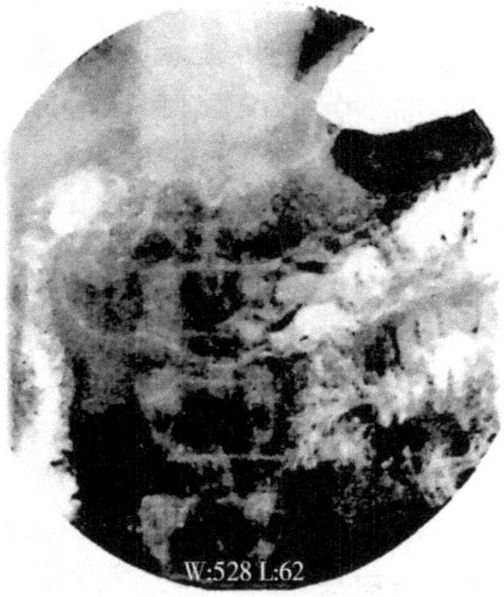

图7-11　慢性胃窦炎

胃钡透气钡双重造影示胃窦部胃小区形态不规则、大小不一，胃小沟增宽，胃窦部胃壁边缘欠光整

4. 临床评价　常规钡餐只能显示黏膜纹的改变，黏膜纹的宽度>5mm，边缘呈波浪状，是诊断胃窦炎的可靠依据。而低张力气钡双重造影能显示胃小区的改变，有利于胃窦炎的诊断。临床研究证明胃癌与萎缩性胃窦炎之间有着密切的关系。因此，早期诊治慢性胃窦炎非常重要。而上消化道钡餐造影检查与临床体征相结合，是诊断慢性胃窦炎的可靠依据。在实际工作中要注意胃窦炎与胃窦癌相区别。

三、浸润型胃癌

1. 临床特点　浸润型胃癌是胃癌中最少见的一型，癌肿主要沿着胃壁浸润型生长，胃壁增厚，黏膜面粗糙，颗粒样增生，黏膜层固定，有时伴有浅表溃疡。根据病变范围，可分为局限型及弥漫型。

2. X 线表现　病变范围可广泛或局限，病变区表现如胃壁僵硬、蠕动消失、胃腔缩小，黏膜纹破坏、紊乱（图 7–12），严重者如脑回状黏膜纹，可伴有不规则的浅在性的龛影。充盈相上胃轮廓不规则。如病变范围广，可使全胃缩小、僵硬如皮革囊袋，故又称革袋状胃或皮革胃。当幽门被癌肿浸润而失去括约能力时，则胃排空加快。个别病例可仅有胃壁僵硬、蠕动消失，而无黏膜纹破坏，亦应加以注意。

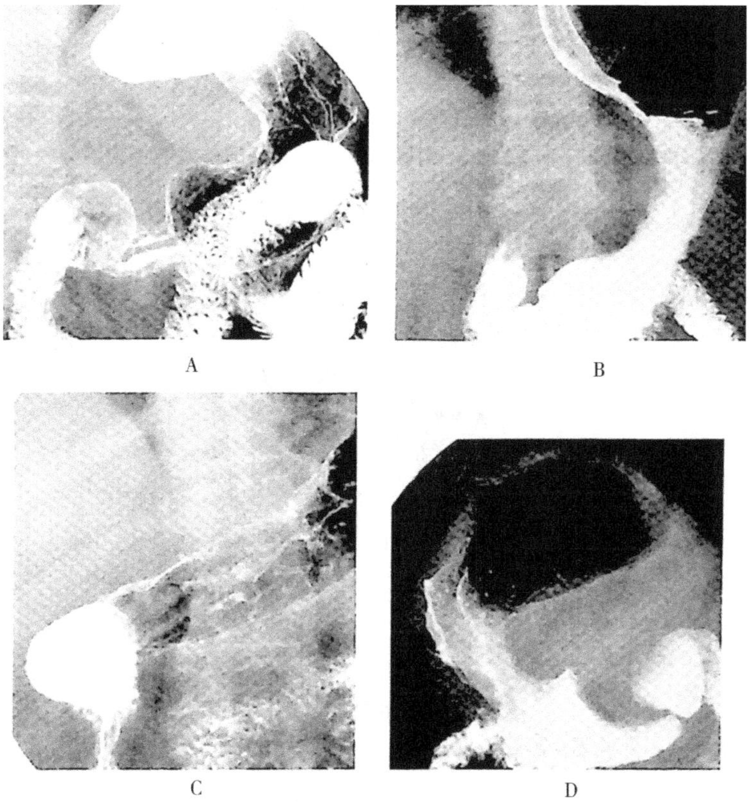

图 7–12　浸润型胃癌（胃体）

胃体胃壁僵硬、蠕动消失、胃腔缩小，黏膜纹破坏、紊乱

3. 鉴别诊断　如下所述。

（1）高张力角型胃：浸润型胃癌，黏膜皱襞消失，无蠕动波，且因幽门受浸润排空增快，有时可见因贲门口受浸润僵硬而引起的食管扩张，而角型胃及其食管柔软，不会出现食管扩张和排空增快，有助于两者的鉴别。

（2）胃淋巴瘤：见本节。

4. 临床评价　浸润型胃癌发病率较其他类型少，传统单对比造影检查时容易误诊为胃炎或正常。双对比检查，可降低胃张力，增加胃扩张程度，容易发现胃壁僵硬和胃腔狭窄，有利于诊断和鉴别。

四、胃淋巴瘤

1. 临床特点　起源于胃黏膜下层的淋巴滤泡组织，沿黏膜下层浸润生长，易导致管壁增厚，黏膜粗大及肿块形成。黏膜表面可保持完整，亦可产生溃疡。临床表现与胃癌相似，胃淋巴瘤发病率相对偏小，发病年龄较年轻，临床表现主要取决于肿瘤的病理学改变及生物学特征。但总的说来临床症状不太严重，而 X 线已明显提示胃部病变严重，这种临床表现与 X 线不相一致是一个特征。

2. X 线表现　其 X 线表现一般可分为 6 型。

（1）溃疡型：表现为龛影，其发生率较高，为最多的一种类型。溃疡的形态、大小、数目不一，多位于充盈缺损内，形态不规则或为盘状、分叶状、生姜状等。溃疡环堤常较光滑规则，部分尚可见黏膜皱襞与溃疡型胃癌的环堤常有明显的指压痕和裂隙征有所不同。邻近黏膜粗大而无中断破坏，病变区胃壁呈不同程度僵硬但仍可扩张，胃蠕动减弱但仍存在。

（2）肿块型：常表现为较大的充盈缺损，多见于胃体、窦部，呈分叶状，边界清楚，其内可有大小不等、形态不规则的龛影。

（3）息肉型：表现为胃内（体、窦部）多发性息肉状充盈缺损，直径多为 1 ~ 4cm，大小不等，边缘多较光整，也可呈分叶状，其表面可有大小不一的溃疡；周围环以巨大黏膜皱襞。病变范围广，但仍保持一定扩张度及柔软性，胃蠕动仍能不同程度地存在为其特征。

（4）浸润型：累及胃周径的 50% 以上，表现为胃壁增厚，蠕动减弱但不消失，病变范围和程度与胃腔狭窄程度不成比例，有时胃腔反而扩张。

（5）胃黏膜皱襞肥大型：表现为异常粗大的黏膜皱襞，为肿瘤黏膜下浸润所致。粗大的黏膜皱襞略显僵硬，但常无中断、破坏。于粗大皱襞之间可见大小不等的充盈缺损。

（6）混合型：多种病变如胃壁增厚、结节、溃疡，黏膜粗大等混合存在（图 7–13）。

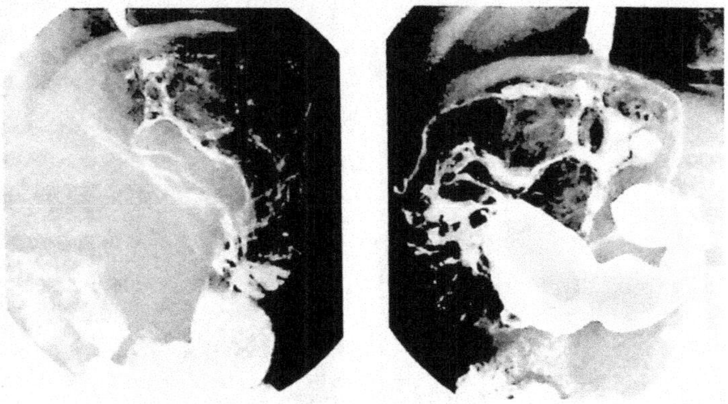

A　　B

图 7–13　胃淋巴瘤（混合型）

胃底胃体广泛黏膜破坏，可见充盈缺损、龛影

3. 鉴别诊断　如下所述。

（1）浸润型胃癌：首先，淋巴瘤胃壁僵硬、蠕动消失似浸润型胃癌的“革袋状胃”，但淋巴瘤压迫时胃壁可有一定的形态改变，不似胃癌僵直。同时，其胃壁边缘可见弧形充盈缺损，较多则呈“波浪”状，胃癌无此征象。其次，淋巴瘤黏膜破坏表现特殊，似多数大小形态不等的结节样充盈缺损构成，呈现凹凸不平状，充盈缺损表面不光整，可见不规则龛影。这与胃癌的黏膜中断、消失不同。此外，淋巴瘤多为全胃受累、病变广泛，浸润型胃癌如未累及全胃，病变区与正常胃壁分界截然，有时可见癌折角，鉴别诊断不难。

（2）肥厚性胃炎：肥厚性胃炎可形成大小不等的凸起状结节，其结节为黏膜增生肥厚形成，表现为与黏膜相连，似黏膜扭曲形成，而淋巴瘤的结节表现为彼此“孤立”，与黏膜皱襞不连；此外，较重的肥厚性胃炎胃壁柔韧度降低，有时蠕动亦不明显，但不僵硬，与淋巴瘤不同。

4. 临床评价　胃淋巴瘤患者临床表现无特殊性，内镜活检有时难以取到深部浸润的肿瘤组织而不能做出准确诊断。GI 检查时多表现为多发结节状充盈缺损或多发肿块，周围黏膜皱襞推移、破坏不明显，可见收缩和扩张；CT 扫描可见胃壁增厚，多密度均匀，呈轻、中度均匀强化，或呈黏膜线完整的分层强化，可伴有大溃疡或多发溃疡形成，在三期扫描中胃的形态可变。由于胃淋巴瘤对胃的形态和功能的影响均与胃癌有所不同，因此，联合 GI 和 CT 两种检查方法既了解胃的病变形态和范围，又观察胃的扩张和蠕动功能，做出胃淋巴瘤的提示诊断；胃镜活检时多点深取，或在 CT 引导下肿块穿刺活检，不需手术而做出胃淋巴瘤的正确诊断。

五、胃溃疡

1. 临床特点 常见慢性病，男多于女，好发于 20 ~ 50 岁，主要大体病理是黏膜、黏膜下层溃烂深达肌层，使胃壁产生圆形或椭圆形溃疡，深径 5 ~ 10mm、横径 5 ~ 20mm，溃疡底可为肉芽组织、纤维结缔组织，溃疡口部主要是炎性水肿。临床主要症状即规律性上腹部饥饿痛。

2. X 线表现 龛影即溃疡腔被钡剂充填后的直接 X 线征象，正位显示为圆形或椭圆形钡斑，侧位观显示壁龛，据溃疡位于壁内、周围黏膜水肿、肌纤维收缩及瘢痕纤维组织增生等，而形成下述良性溃疡 X 线特征。

（1）壁龛位于腔外：若溃疡位于胃窦前、后壁或伴有胃窦变形，壁龛影的位置往往难以确定，因而这一征象不易判断（图 7–14）。

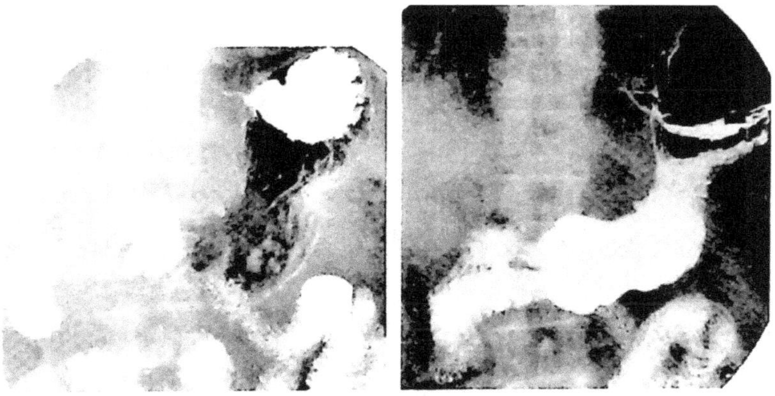

A B

图 7–14 胃角溃疡

胃角处见小腔外龛影，周围黏膜呈放射状

（2）Hampton 线：不常见，系残留于溃疡口缘水肿的黏膜所形成，犹如溃疡口部一“垫圈”，切线位于龛影口边的上侧或下侧，呈宽 1 ~ 2mm 的窄透亮线，亦可见于整个龛边，使充盈钡浆的壁龛与胃腔分隔开。此征虽较少见，却是良性溃疡的特征。

（3）“狭颈”征和“项圈”征：系 Hampton 线及溃疡口周围肌层中等度水肿而构成。表现为 Hampton 线的透亮区明显增宽，至 5 ~ 10mm，位于壁龛上、下侧。轴位相加压时，于龛影周围形成“晕轮”状透亮带。

（4）“环堤”影：系溃疡口部以黏膜层为主的高度炎性水肿。钡餐检查，在适当压迫下取轴位观，呈一环状透亮带，内界较为明确，外界模糊不清，如同“晕轮”状；切线位则表现为一“新月”样透亮带，亦为溃疡侧边界明确，外界模糊不清。该透亮带无论是轴位还是切线位观，其宽度均匀，边缘较光整，黏膜纹直达环堤影边缘，此为良性“环堤”影特征。

（5）以溃疡为中心、分布均匀的放射状黏膜纹，为溃疡瘢痕组织收缩的表现，系良性溃疡的特征：壁龛旁黏膜纹略增粗或伴有黏膜纹轻度扭曲现象。纠集的黏膜纹大多到达龛边，但部分病例由于溃疡口部严重水肿，靠近壁龛的黏膜纹逐渐消失而显示不清。

另有认为，龛影边缘“点状投影”，系钡浆存留于皱襞内所造成，它提示该溃疡周围有黏膜增厚和放射状黏膜皱襞存在，因此是良性溃疡较为特征性表现。

上述黏膜纹无论是何种表现，均应有一定的柔软度和可塑性，这一点不可忽视。

（6）新月形壁龛：它的产生是由于溃疡口缘黏膜严重的炎性水肿，并突向溃疡腔内而构成。钡餐造影时壁龛显示如新月形，其凹面指向胃腔，凸面指向胃腔外。

3. 鉴别诊断 溃疡型胃癌：癌肿内的恶性溃疡，大而浅，形态不规则，为“腔内龛影”，周围见高低、宽窄、形态不规则“环堤”，环堤内可见“尖角”征，龛影边缘有“指压”迹，龛影周围纠集的黏膜纹中断、破坏，邻近胃壁僵硬，蠕动消失等。骑跨于胃小弯的溃疡型癌，切线位加压投照时，呈“半月”征图像。

这些均与良性溃疡不同，同时，良性溃疡临床上有节律性疼痛症状。

4. 临床评价　关于良性溃疡与溃疡性胃癌的鉴别，主要是依据龛影的大小形态和周围黏膜等情况。少数情况下慢性胃溃疡和溃疡性胃癌临床上缺乏特异性。X 线检查时，对溃疡大小、形态缺乏新的认识，X 线诊断有一定难度。“恶性特征”对恶性溃疡诊断意义虽然重要，但并非其独有，有些良性溃疡病变时间很长，瘢痕修复不能填充愈合坏死组织形成的龛影，反而因瘢痕收缩可使胃小弯缩短，形成假“腔内龛影”，且龛影大小可因溃疡周围瘢痕收缩较实际扩大。

第四节　十二指肠、小肠、结肠及盲肠病变

一、十二指肠溃疡

1. 临床特点　十二指肠溃疡绝大多数发生在十二指肠球部，少见于十二指肠球后部，多数病例为单发性溃疡。主要见于青壮年患者，男性多于女性。主要症状是上腹部周期性、节律性疼痛。多数患者胃酸增高。

2. X 线表现　如下所述。

（1）十二指肠球部溃疡：

1）龛影：为溃疡直接征象，呈圆形或椭圆形钡斑（龛影），加压时可见钡斑周围呈车轮样环形透亮带（溃疡口部水肿），其大小不定（图 7–15）。对小的龛影应加压点片做黏膜相检查，并应注意左右斜位摄片以显示壁龛，低张双重造影检查，均可提高龛影发现率。

2）畸形：是最常见的 X 线征象。黏膜水肿、肌层痉挛、瘢痕收缩、周围粘连等，均可导致畸形，表现为侧缘凹陷、花瓣样变形、憩室样囊袋、不规则缩窄等。

3）黏膜改变：黏膜纹增粗、变平或模糊，有时也可见以龛影为中心的放射状黏膜纹。

4）其他征象：如十二指肠球部激惹现象、压痛等。同时可合并胃窦炎、幽门梗阻。

5）溃疡愈合：若溃疡很浅小，无明显纤维增生，愈合后十二指肠恢复正常，黏膜纹也是正常的。溃疡愈合过程表现为龛影变小、变浅，以至消失，周围水肿消退。较深的溃疡大多伴有较明显的纤维增生，即使溃疡已经愈合仍可见黏膜纠集和十二指肠球部畸形。若有前、后胃肠片比较，从正常轮廓内有龛影发展到畸形和龛影缩小，不能认为十二指肠球部溃疡恶化，相反应认为溃疡在愈合过程中。有的溃疡愈合后留下一侧壁变形，这是瘢痕形成的缘故，在瘢痕区黏膜消失。十二指肠球部的刺激征象减轻或消失也是溃疡好转和愈合中的征象。

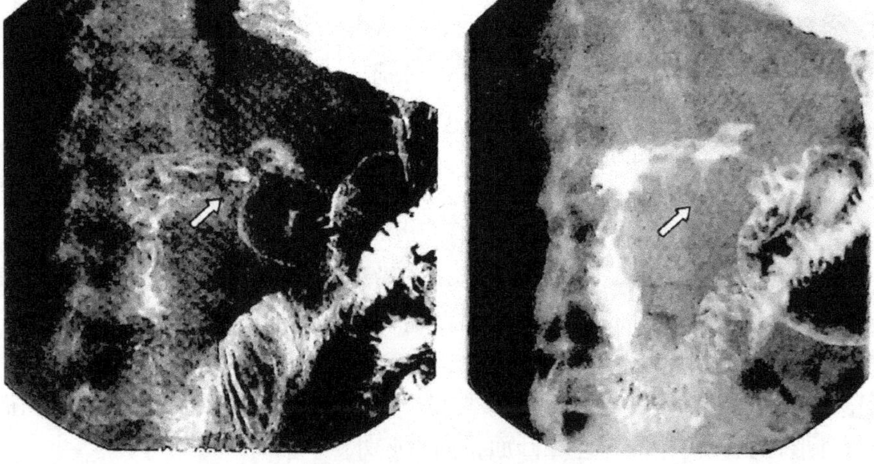

A　　　　B

图 7–15　十二指肠球部溃疡

十二指肠球部变形，可见小钡斑

（2）十二指肠球后部溃疡：钡餐检查十二指肠球部后部溃疡，由于十二指肠球部后段走行屈曲重叠，故应采用右前斜位及右侧位为佳。其主要 X 线表现为有龛影，大小不一，一般 2 ~ 3mm，所以有时不易显示。常见征象为局部肠管狭窄，长约 2cm，黏膜纹紊乱或消失，有十二指肠球部激惹现象，可伴有狭窄十二指肠球部前部扩大征象。

3. 鉴别诊断　十二指肠球部溃疡主要要与十二指肠球炎相鉴别。较大的溃疡易于在 X 线检查时发现球部畸形、龛影、激惹等表现，易于诊断。但是小部分病例，并无球部变形、激惹现象，仅在压迫黏膜相方可显示出龛影，因而易漏诊，应加以充分注意。在球部畸形情况下，由于 X 线对于浅小溃疡显示有一定局限性，因此不能片面地根据未见龛影而武断地做出排除十二指肠球部溃疡的结论，常需借助内镜检查。

4. 临床评价　十二指肠溃疡出现出血、穿孔、幽门梗阻、瘘管形成等并发症，内镜检查能明确诊断。

二、十二指肠倒位

1. 临床特点　本病为先天性的位置变异，无明显临床症状，可因排空不畅而产生十二指肠瘀积现象。

2. X 线表现　十二指肠球部位置正常，自十二指肠降部开始呈顺时针方向走行弯曲，与正常十二指肠曲走行方向正好相反，反位部分肠曲可固定，亦可有一定的移动度。本病诊断不难。

三、十二指肠冗长

1. 临床特点　亦为先天性发育异常所致，较多见，主要是指十二指肠上部的长度超过 5cm，可达 10 ~ 12cm，再由于肝、十二指肠韧带除正常固定十二指肠上部外，同时又固定了十二指肠降部上部，故使冗长、迂曲。

2. X 线表现　钡餐检查，冗长段呈 U 形或蛇形弯曲，充盈后方充盈其余十二指肠各部。

四、十二指肠结核

1. 临床特点　多系淋巴血行感染，或邻近脏器结核的直接蔓延。病理上可分为溃疡型与增殖型。多伴有腹膜后淋巴结增大，广泛性肉芽组织增生与瘢痕组织收缩，可引起不同程度的十二指肠腔狭窄与狭窄上扩张。

2. X 线表现　如下所述。

（1）溃疡型：可见十二指肠病变区黏膜皱襞增粗紊乱，有激惹征，肠管边缘毛糙不整，可见浅小溃疡。

（2）增殖型：可见局限性肠管变形狭窄，局部有呈息肉状之结核性肉芽组织增生。有时肠腔内可见息肉状充盈缺损。

（3）也可有肠外肿块（邻近淋巴结肿大），致十二指肠曲扩大及对肠管外压性改变。

3. 鉴别诊断　增殖型十二指肠结核需注意与十二指肠癌鉴别诊断。与之相比，前者病变范围较长，肠管局部存在激惹征，钡剂通过快，钡剂通过时肠管仍稍可扩张，与癌之狭窄僵硬仍有不同。

4. 临床评价　结合临床表现很重要，若同时患有肺结核或回盲部肠结核，有助于本病之诊断。一般需结合内镜活检确诊。

五、浸润型结肠癌

1. 临床特点　结肠癌是发生于结肠部位的常见的消化道恶性肿瘤。好发部位为直肠及直肠与乙状结肠交界处，以 40 ~ 50 岁年龄组发病率最高。浸润型结肠癌以向肠壁各层呈浸润生长为特点。病灶处肠壁增厚，表面黏膜皱襞增粗、不规则或消失变平。早期多无溃疡，后期可出现浅表溃疡。如肿瘤累及肠管全部，可因肠壁环状增厚及伴随的纤维组织增生使肠管狭窄，即所谓的环状缩窄型，此时在浆膜局部可见到缩窄环；切面肿瘤边界不清，肠壁因肿瘤细胞浸润而增厚。

左半结肠胚胎起源于后肠，肠腔较细，肠内容物呈固态，主要功能为贮存及排出粪便，癌肿多属浸润型，易致肠腔环形绞窄。常见症状为排便习惯改变、血性便及肠梗阻。肠梗阻可表现为突然发作的急性完全性梗阻，但多数为慢性不完全性梗阻，腹胀很明显，大便变细形似铅笔，症状进行性加重最终发展为完全性梗阻。

2. X线表现　如下所述。

（1）腹部平片检查：适用于伴发急性肠梗阻的病例，可见梗阻部位上方的结肠有充气胀大现象。

（2）钡剂灌肠检查：可见癌肿部位的肠壁僵硬，扩张性差，蠕动至病灶处减弱或消失，结肠袋形态不规则或消失，肠腔狭窄，黏膜皱襞紊乱、破坏或消失，充盈缺损等（图7-16）。

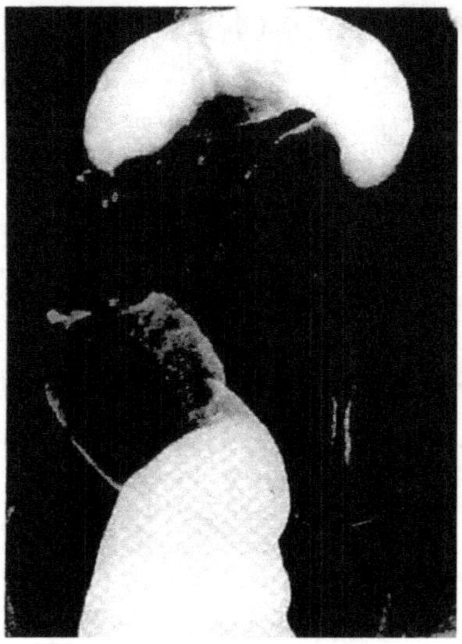

图7-16　浸润型结肠癌

乙状结肠管腔向心性狭窄，黏膜破坏，病变与正常肠壁分界清楚

3. 鉴别诊断　需与以下疾病鉴别：①特发性溃疡性结肠炎。②阑尾炎。③肠结核。④结肠息肉。⑤血吸虫病肉芽肿。⑥阿米巴肉芽肿。

4. 临床评价　对结肠腔内形态变化的观察，一般气钡灌肠检查优于CT。CT有助于了解癌肿侵犯程度，CT可观察到肠壁的局限增厚、突出，但有时较早期者难鉴别良性与恶性，CT最大优势在于显示邻近组织受累情况、淋巴结或远处脏器有无转移，因此有助于临床分期。

CT分期法：①第1期：消化道管壁厚度正常（一般为5mm），息肉样病变向腔内突出。②第2期：管壁局部增厚，呈均匀的斑块或结节状表现，无壁外扩展。③第3期：管壁局部增厚，周围组织已有直接侵犯；可有局限或区域性淋巴结受累，但无远处转移。④第4期：有远处转移（如肝、肺、远处淋巴结）。对肠道肿瘤的诊断仍未能明确者，MRI可弥补CT诊断的不足，MRI对直肠周围脂肪内浸润情况易于了解，故有助于发现或鉴别第3期患者。

六、子宫内膜异位症

1. 临床特点　见于直肠、乙状结肠，偶见于盲肠、小肠与阑尾。由于病变肠壁内周期性出血，可引起邻近组织反应性纤维组织增生，形成粘连包块，而致肠腔呈环形或压迫性狭窄。临床上多见于20～50岁女性患者，有周期性痛经、腹胀、腹泻症状。

2. X线表现　钡剂灌肠有两种X线表现：①环形狭窄，但黏膜纹可以正常。②病变肠曲有弧形或分叶状压迹（图7-17）。

3. 鉴别诊断　上述两种X线表现难以与肿瘤鉴别，需结合临床，才能做出诊断。

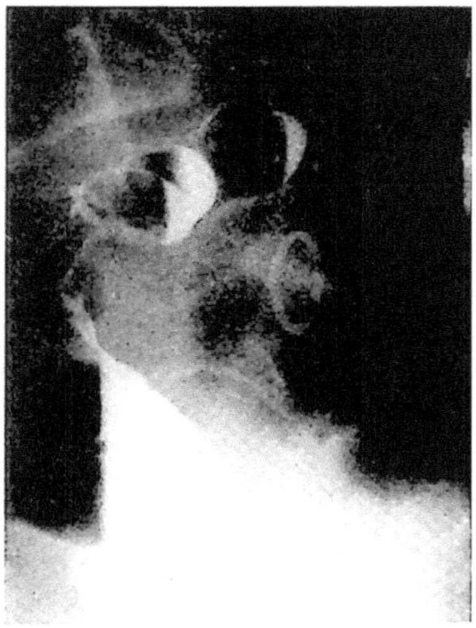

图 7-17　子宫内膜异位症

直肠环形向心性狭窄

七、盲肠类癌

1. 临床特点　结肠类癌起源于肠黏膜腺体的嗜银 Kultschitzkx 细胞，又称嗜银细胞瘤。这种细胞是一种特殊的上皮细胞。在结肠呈弥散性分布，能产生多种肽胺类激素，与肾上腺细胞甚相似，具有嗜铬性，所以类癌又有嗜铬细胞瘤之称。是一种少见的低度恶性肿瘤；在结肠类癌中 68% 位于右半结肠，其中盲肠占 50%。有半结肠与阑尾、回肠同起源于中肠，其类癌细胞类型 65% 属亲银性，30% 属嗜银性。绝大多数类癌体积较小时无明显症状，临床上也多在偶然情况下发现。若瘤结节长到一定大小或生长于特殊部位时，常可引起一些肠道功能紊乱、腹痛或不同程度的梗阻症状。

2. X 线表现　钡剂灌肠检查，由于病灶一般较小，所以常易漏诊，待发展到一定大小，可表现为轮廓光整的充盈缺损或肠管环状狭窄。在 X 线上，结肠的损害可表现出 4 种类型：①肿块型：呈多个结节融合。②息肉型：充盈缺损样改变。③浸润型：肠段浸润狭窄。④肠梗阻型：钡剂通过受阻。

3. 鉴别诊断　结肠类癌与盲肠癌很难鉴别，但本病往往比肠腔内充盈缺损病变要大，甚至大于数倍腔外肿块，且易侵及邻近肠襻或使之受压移位之特征，借以可与一般结肠癌进行鉴别。

4. 临床评价　结肠类癌早期无症状，随着肿瘤的进展，大部分都有不同程度的症状出现。但结肠类癌的临床表现缺乏特异性，与结肠腺癌较难鉴别，术前诊断较困难。临床上在诊断结肠疾病时，应考虑结肠类癌存在的可能性，并根据需要辅以 X 线钡剂造影检查、B 超、结肠镜检查等以帮助诊断。病理检查，是目前对类癌重要的诊断方法，根据肿瘤的组织学特点，一般不难做出诊断。

八、结肠阿米巴病

1. 临床特点　为肠道传染病之一，常发生于青壮年，个别病例可侵犯肝、肺、脑及皮肤等。肠道阿米巴病易侵犯盲肠及升结肠，其次为乙状结肠、直肠及阑尾。慢性期可导致盲肠变形。急性期临床表现为起病缓慢，以腹痛、腹泻开始，大便次数逐渐增加，便时有不同程度的腹痛与里急后重，后者表示病变已波及直肠。大便带血和黏液，多呈暗红色或紫红色，糊状，具有腥臭味，病情较重可为血便，或白色黏液上覆盖有少许鲜红色血液。患者全身症状一般较轻，在早期体温和白细胞计数可有升高，粪便中可查到滋养体。

2. X 线表现　如下所述。

（1）肠道功能紊乱改变：如盲肠、升结肠之肠袋较深，大小不一，肠腔窄小，由于刺激性增强而钡剂易于排空。黏膜纹理紊乱，有时可见突出肠腔外龛影。

（2）因肠壁瘢痕收缩致盲肠腔窄小、缩短及肠袋消失，有时形成所谓锥状盲肠。

3. 鉴别诊断　本病应与盲肠结核鉴别：结肠阿米巴病呈跳跃性分布于盲肠、升结肠及横结肠，一般末端回肠多不侵犯，以此与盲肠结核进行鉴别。少数病例表现为多发性，常于肠腔某一侧产生较大的边缘缺损或圆形凹迹，使肠管产生偏心性狭窄，形态类似肿瘤，这类病例称为阿米巴瘤。由于这类患者的病变为多发性，累及范围较长，病变与正常肠壁间边界为移行性，以内科治疗有较好的疗效，从而可与结肠癌进行区别。

4. 临床评价　本病以粪便内找到阿米巴滋养体而得以确诊，一般不用 X 线检查，X 线征象虽非特征性改变，但可提示做进一步的粪便检查或乙状结肠镜检查而进行确诊。慢性期可用钡剂造影检查。

九、阑尾周围脓肿

1. 临床特点　急性阑尾炎化脓坏疽或穿孔，如果此过程进展较慢，大网膜可移至右下腹部将阑尾包裹并形成粘连，形成炎性肿块或阑尾周围脓肿。细菌感染和阑尾腔的阻塞是阑尾炎发病的两个主要因素。由早期炎症加重而致，或由于阑尾管腔梗阻，内压增高，远端血运严重受阻，感染形成和蔓延迅速，以致数小时内即成化脓性甚至蜂窝织炎性感染。阑尾肿胀显著，浆膜面高度充血并有较多脓性渗出物，部分或全部为大网膜所包裹。临床表现：患者多有右下腹疼痛，或者转移性右下腹疼痛病史，可有发热、恶心、呕吐等表现，亦可有轻微腹泻等表现。少数患者可因大网膜压迫肠管，造成不完全肠梗阻症状。

2. X 线表现（图 7–18）　如下所述。

（1）钡剂造影检查可见右下腹包块与肠管粘连，不能分开；盲肠变形，边缘不规则，但黏膜皱襞无破坏，局部有压痛。

（2）盲肠有激惹征象，钡剂通过快，盲肠也可处于痉挛状态。

（3）盲肠局部可出现压迹，末端回肠可同时向上推移。

（4）若脓肿与盲肠相同，可使之显影，为肠道外不规则窦腔。

3. 鉴别诊断　根据上述阑尾脓肿的 X 线特点，结合临床，多数诊断应无困难，但少数病例由于临床表现复杂，须与下列回盲部病变鉴别：包括回盲部良、恶性肿瘤及炎性病变，有些表现与脓肿相似，但均有相应的临床及 X 线特点可资鉴别。如结肠癌时的肠腔狭窄、充盈缺损、形态恒定、管壁僵硬、黏膜破坏、无弧形压迹、能触及肠腔内包块、临床可有黏液血便等。炎性病变可见肠腔狭窄、短缩、牵拉移位及激惹等，且有弧形压迹及包块。

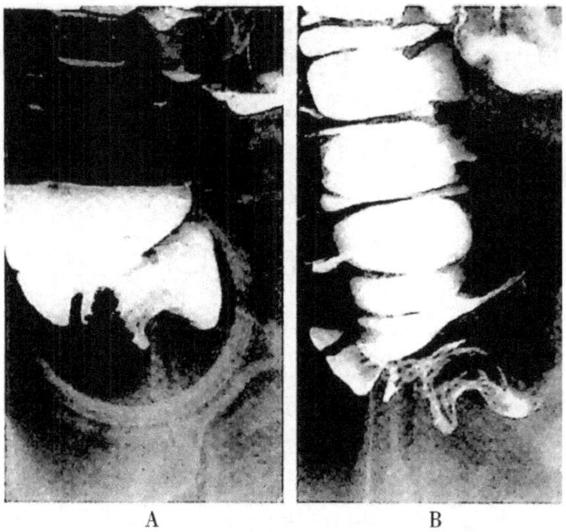

图 7–18　阑尾周围脓肿

盲肠下端管腔狭窄，见弧形压迹影，术后病理为阑尾脓肿

4. 临床评价　阑尾脓肿有以下 X 线特征：回盲部弧形压迹和触及肠腔外包块，压迹边缘毛糙不整，肿块多数较软，边缘不清，有明显压痛。回盲肠痉挛性狭窄变形，边缘呈锯齿状或毛刷状，肠壁软，

形态多变。黏膜无异常，阑尾不显影。（图 7–19）钡剂灌肠能很好地观察结肠及回盲部的充盈情况和黏膜有无异常，为首选方法。但钡餐检查由于回盲部往往充盈不满意而不常用，但能较好地观察功能性改变，如激惹、痉挛等，必要时可做气钡双重造影。CT 检查示病灶呈圆形或类圆形，其密率低于脑脊液，CT 值在 5 ~ 50Hu，边缘光整，与周围组织界限清晰，无占位效应，对于阑尾脓肿的诊断有较大意义。

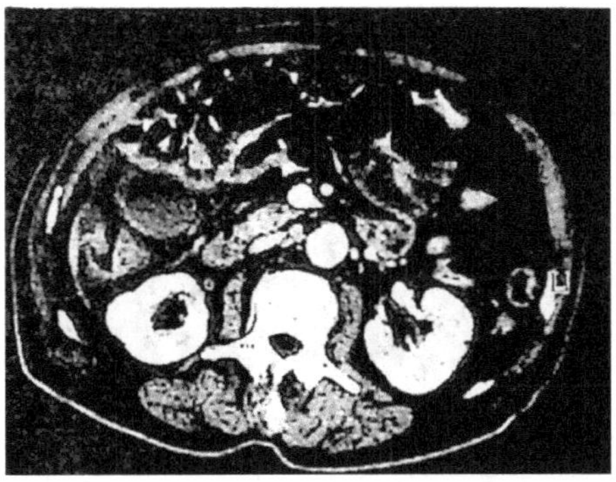

图 7–19　阑尾周围脓肿

阑尾区见类圆形水样密度肿块影，边缘欠清晰，局部盲肠等肠壁增厚，增强后呈环形强化，中央低密度无强化

第五节　胆囊及胆管异变

一、慢性胆囊炎

1. 临床特点　为常见病，系指胆囊慢性炎症性病变，大多为慢性结石性胆囊炎，占 85% ~ 95%，少数为非结石性胆囊炎，如伤寒带菌者。主要病理有胆囊壁增厚、瘢痕性收缩、囊腔缩小及其周围粘连等。本病可由急性胆囊炎反复发作迁延而来，也可慢性起病，临床表现无特异性，常见的是右上腹部或心窝部隐痛，食后饱胀不适，嗳气，进食油腻食物后可有恶心，偶有呕吐。在老年人，可无临床症状，称无症状性胆囊炎。

2. X 线表现　如下所述。

（1）平片：有时所见胆囊壁钙化、阳性结石，偶见有胆囊积气。

（2）造影所见：①胆囊明显缩小或扩大。②胆囊轮廓不规则、平直或固定的屈曲改变。③浓缩功能和收缩功能明显差。④胆囊“脂肪”征，即胆囊浆膜下大量炎性脂肪沉积。⑤由于合并结石、胆囊管炎性闭塞或胆囊充满脓液，均可导致胆囊不显影（图 7–20）。

3. 鉴别诊断　由于慢性胆囊炎的临床症状不典型，临床常易误诊，以下疾病常被误诊为慢性胆囊炎，故应注意鉴别：①消化性溃疡。②慢性胃炎。③食管裂孔疝。④原发性肝癌。⑤胆囊癌。

4. 临床评价　慢性胆囊炎的诊断主要依赖临床表现及超声检查。CT 诊断慢性胆囊炎的价值有限，能看到胆囊壁增厚，胆囊内结石影，但胆囊壁厚度个体差异较大，充盈及排空时间相差也很大。若充盈良好，壁厚 >3mm 有一定意义，但一般不能作为诊断标准；若无结石，仅发现胆囊壁增厚不能做出明确诊断，有时可看到胆囊壁钙化，这是慢性胆囊炎的典型表现，但非常少见，胆囊体积多缩小，表现胆囊壁纤维化。少数可见增大，表示胆囊积液，但均无特征性。MRI 表现与 CT 类似，但对结石及胆囊壁钙化的显示较 CT 差些（图 7–21）。

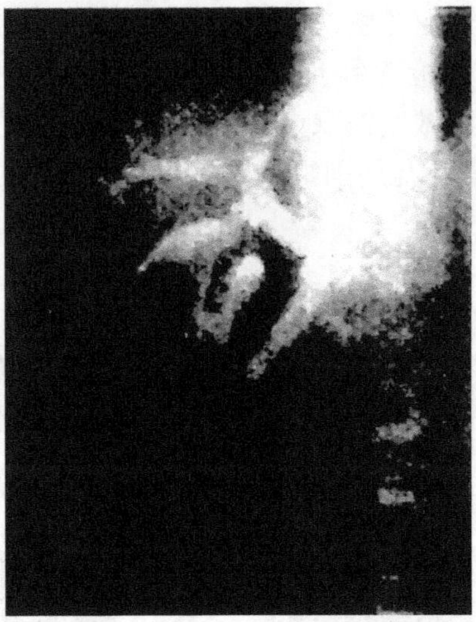

图 7-20 慢性胆囊炎 1

胆结石造影，示胆囊壁增厚、瘢痕收缩，周围组织粘连，内见低密度结石影

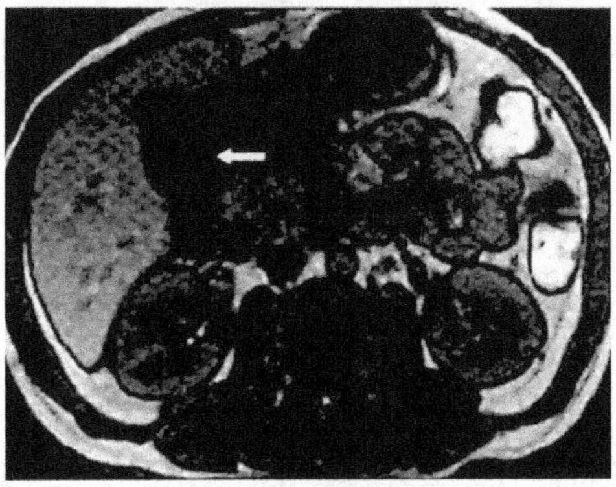

图 7-21 慢性胆囊炎 2

MRI T_1WI 示胆囊壁增厚，胆囊窝见液性低密度影

二、胆囊结石

1. 临床特点 属于胆囊腔内可移动性的充盈缺损。由于结石的化学成分不同，可分为：①胆固醇结石：多为单发、圆形，较大的可透 X 线结石。②胆色素结石：常系多发的、较小的、无一定形态的可透 X 线结石。③胆固醇胆色素结石：可单发或多发的、大小形态不定的可透 X 线结石。④凡钙盐含量较多的混合结石：往往是多发的、状如石榴样的不透 X 线结石。前三种称为阴性结石，X 线胆囊造影显示为可移动性的充盈缺损。

2. X 线表现 如下所述。

（1）阳性胆结石：平片即可发现。可单发或多发，呈多种形态，如圆形、类圆形、近方形，周围致密中央较透亮的阴影。较大的结石常表现中间透亮，周围有向心性成层钙化改变。需与右上腹其他钙化影鉴别，必要时可做胆囊造影进一步检查。

（2）阴性结石：需造影检查方可发现，表现为边缘光滑之负影，可移动，其大小、数目、形态依据存在的结石而定，多发性结石影相互重叠呈蜂窝状。直立摄片检查，直径 2mm 以下的小结石则沉积于胆囊底，呈一堆透亮阴影，或成层地漂浮在含造影剂的胆汁中，形成一层横贯胆囊的串珠样带状透亮区，称为浮形结石（图 7-22）。

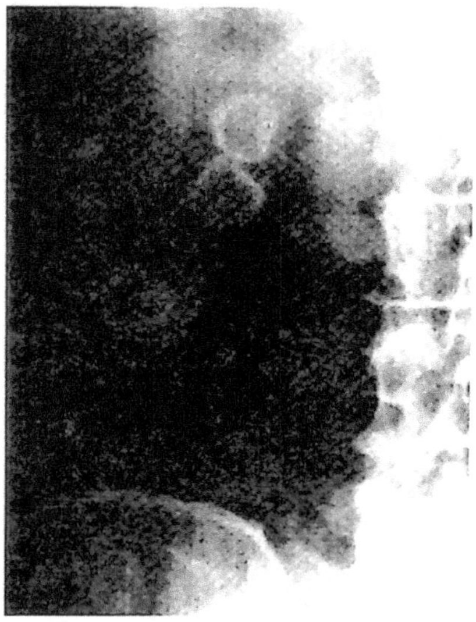

图 7-22　胆囊结石 1

胆囊内见多发大小不等结节样充盈缺损，胆囊壁粗糙

3. 鉴别诊断　主要与肠腔积气影区别，与胆囊重叠的肠气影，其范围一般均超过胆囊影之外，同时伴有明显的结肠积气，因此鉴别不难。若仍有困难，可在做造影检查时，视其阴影是否仍然存在，及其与胆囊的关系。还需与右侧肾结石鉴别，右肾结石有时与胆囊结石很难鉴别，但侧位片时，肾结石与脊柱重叠，而胆囊结石位于脊柱前缘，两者可鉴别。

4. 临床评价　有急性发作史的胆囊结石，一般根据临床表现不难做出诊断。但如无急性发作史，诊断则主要依靠辅助检查如 B 超检查可显示胆囊内光团及其后方的声影，诊断正确率可达 95% 以上（图 7-23）。CT 扫描对于胆囊结石的诊断意义较大。对于阴性结石及阳性结石，因为 CT 密度分辨率较高，都可显示。磁共振胰胆管造影（MRCP）是不同于 ERCP 的无创性检查方法，不需要做十二指肠镜即可诊断胆囊结石及肝内、外胆管结石，但价格较贵，不易普及。

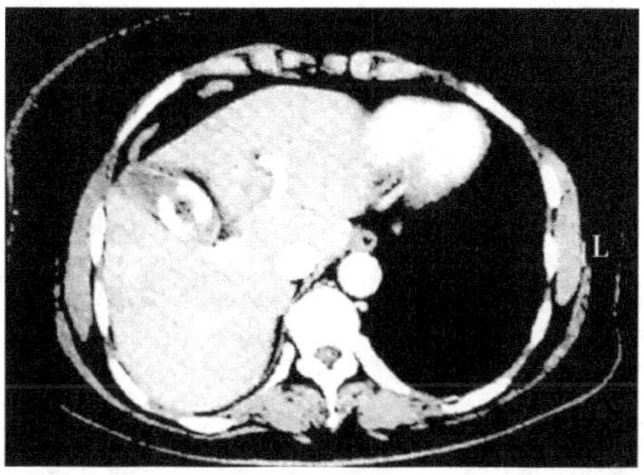

图 7-23　胆囊结石 2

胆结石、胆囊炎，CT 扫描示胆囊壁增厚，内见类圆形高密度结石影

三、胆管结石

1. 临床特点　胆管结石是指肝内外胆管内有结石形成，是最常见的胆管系统疾病。

结石阻塞胆管引起胆汁淤滞，继发细菌感染而导致急性胆管炎发生。胆管反复炎症可造成局部管壁增厚或瘢痕性狭窄，而胆管炎症和狭窄又可以促进结石形成。胆管狭窄近端被动扩张，内压增高。临床上患者常出现上腹绞痛、寒战发热、黄疸，即夏科（Charcot）三联征。感染严重可出现休克和精神异常（Reynolds 五联征），症状反复久之出现胆汁性肝硬化，继而出现门静脉高压症。

胆管结石分为原发性胆管结石和继发性胆管结石，原发性胆管结石系指在胆管内形成的结石，主要为胆色素结石或混合性结石。继发性胆管结石为胆囊结石排至胆总管者，主要为胆固醇结石。根据结石所在部位分为肝外胆管结石和肝内胆管结石。肝外胆管结石多位于胆总管下端；肝内胆管结石可广泛分布于两叶肝内胆管，或局限于某叶胆管，其中以左外叶和右后叶多见。

2. X线表现　胆道X线检查主要如下。

（1）静脉胆道造影法：造影剂经静脉注射或滴注进入血液循环，80%与血浆白蛋白结合，10%与红细胞表面的蛋白结合，循环至肝，与肝细胞小分子蛋白结合，由胆汁排出。常用造影剂有胆影钠、胆影葡胺、碘甘葡胺等。主要不良反应是低血压、过敏反应、肝肾功能损害等。轻度不良反应率为5%～20%，对肝内胆管结石的诊断效果较差。随着ERCP及PTC的应用，临床较少用此法。

（2）术中胆道造影：可分为术中穿刺胆总管法，经肝内胆管法、T形管法等。对肝内胆管结石，采用非手术治疗者不适用，但适用手术切除胆囊、术中造影诊断肝内胆管结石。其中T形管法是在胆囊手术中，切开胆总管，清除胆总管结石，做T形管引流。术后可经T形管注入泛影葡胺，观察胆总管及肝内胆管结石的病情是否存在，图像清晰，对诊断肝内胆管结石有较大意义。

X线所见：除有胆管扩张外，显示管腔有类圆形透亮区，其形态与胆囊结石相同（图7-24）。但需考虑到，胆管宽径正常，不一定能完全排除胆管内小结石存在的可能。再者，若用T形管胆道造影，应避免将气体注入，因为气泡影可被误认为阴性胆管结石，必要时可重复造影检查。

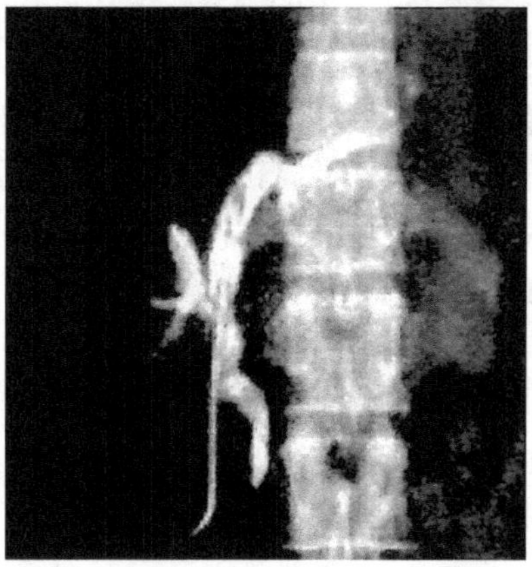

图7-24　胆管造影

示左肝内胆管见类圆形低密度影，边缘光整

3. 鉴别诊断　胆管结石需与胆管肿瘤鉴别。胆管良性肿瘤极为少见。多见的胆管癌，阻塞端常有破坏、狭窄、僵直及不规则充盈缺损。胆管结石的阻塞端多为圆形充盈缺损，典型者则显示“杯口”状充盈缺损是其特征，无破坏、狭窄及僵直改变。胆管癌扩张的肝内胆管往往呈“软藤”状，而结石扩张的肝内胆管则显示“枯枝”状，两者表现不同（图7-25）。

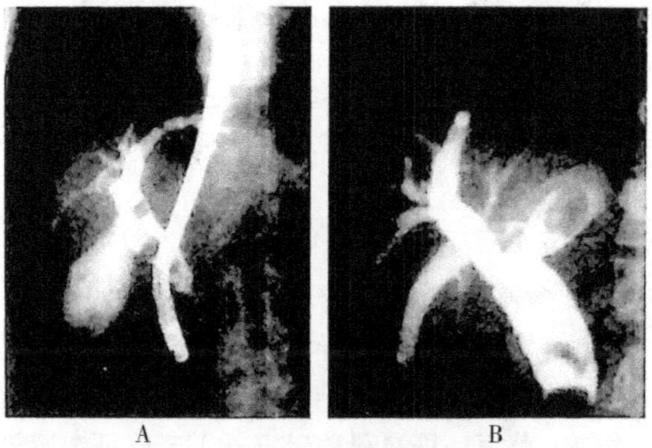

A　　B

图7-25　胆管结石ERCP造影

示类圆形充盈缺损，边缘光整，肝内胆管则显示“枯枝”状

4. 临床评价 B超检查可发现胆管内结石及胆管扩张影像，故胆管结石一般首选B超检查，必要时可加行ERCP或PTC。PTC的X线特征有：①肝总管或左右肝管处有环形狭窄，狭窄近端胆管扩张，其中可见结石阴影。②左右肝管或肝内某部分胆管不显影。③左右叶肝内胆管呈不对称性、局限性、纺锤状或哑铃状扩张。ERCP可选择性胆管造影，对肝内胆管结石具有较高的诊断价值，可清晰显示肝内胆管结石，确定结石的部位、大小、数量，肝内胆管的狭窄或远端扩张。CT扫描对于肝内胆管结石的诊断意义较大。胆总管结石由于较大而容易被发现，而胰腺钩突内结石则较小，尤其是含钙量少时只表现为小致密点，因为CT密度分辨率较高，则可显示。胆总管扩张时，胆总管的横断面呈边界清楚的圆形或椭圆形低密度影，自上而下逐渐变小。MRCP不管结石，对肝内胆管结石有较大诊断价值，但价格较贵。总之，B超、ERCP、胆道镜等方法诊断价值较大，简便易行，是诊断肝内胆管结石的首选方法。尤其是ERCP和胆道镜，对肝内胆管结石诊断的准确性高于B超。在B超检查发现肝内胆管结石后，应常规进行上述方法的检查。

四、胆管肿瘤

1. 临床特点 近50%肝外阻塞的患者是由非结石性病因引起的，其中以恶性肿瘤最多见。这些恶性肿瘤大多数发生于远端胆总管所在的胰头部，少数发生于肝胰壶腹部、胆管、胆囊和肝内。由转移性肿瘤和淋巴结阻塞胆管的现象极为少见。发生在胆管的一些良性乳头状瘤或绒毛状腺瘤也可阻塞胆管。早期肿瘤较小时，多无临床症状。随着胆管阻塞的症状和体征进行性加重，可见黄疸、不同程度的腹部不适、厌食、体重下降、皮肤瘙痒、腹部可触及包块或胆囊等，但寒战、高热少见。

2. X线表现 X线所见：早期多为偏侧性充盈缺损而造成胆管狭窄，其范围多在1cm以下，边缘光滑者应考虑为良性肿瘤，边缘不规则者多为癌，同时伴有狭窄上端胆管扩张；晚期则胆管不显影。本病术前X线确诊者少见，经皮肝脏穿刺可提高本病的诊断率。

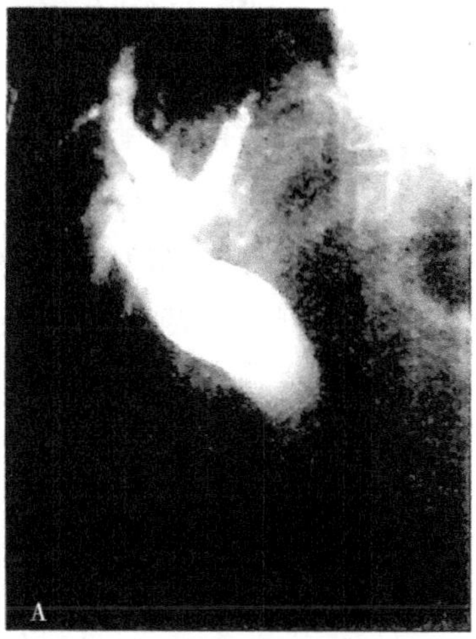

图7-26 胆管癌胆管造影

胆总管下端梗阻，上端扩张，肝内胆管亦扩张呈“软藤”状

3. 鉴别诊断 胆管肿瘤需与胆管结石鉴别。胆管良性肿瘤极为少见。多见的胆管癌阻塞端常有破坏、狭窄、僵直及不规则充盈缺损。胆管结石的阻塞端多为圆形充盈缺损，典型者则显示“杯口”状充盈缺损是其特征，无破坏、狭窄及僵直改变。胆管癌扩张的肝内胆管往往呈“软藤”状（图7-26），而结石扩张的肝内胆管则显示“枯枝”状，两者表现不同。结节型胆管癌影像学有时需与胆管良性肿瘤如乳头状腺瘤相鉴别，后者少见，其在胆管内可形成广基底或带蒂的充盈缺损，轮廓光整，胆管壁光滑无内陷。而浸润型胆管癌所致胆管不规则狭窄，管壁粗糙、僵硬，与硬化型胆管炎累及范围较长、管腔狭窄、管壁光滑的影像也不同。

4. 临床评价 胆管肿瘤的X线诊断作用不大，需结合其他多种检查才能确诊，如：①实验室检查：主要表现为梗阻性黄疸的肝功能异常，如胆红素和碱性磷酸酶的增高等。②B超检查：B超检查可显示扩张的胆管及梗阻的部位，胆管癌的超声像可呈肿块型、条索状突起型及血栓状，由于胆管扩张发生在黄疸之前，B 超具有诊断早期胆管癌的价值。③ PTC：是诊断胆管癌的主要方法，它能显示胆管癌的位置和范围，确诊率可达 94% ~ 100%。④ CT：胆管癌的 CT 基本表现为：胆管癌之近端胆管明显扩张，接近肿瘤的胆管壁增厚，于增强扫描时胆管更清晰，可被强化，管腔呈不规划的缩窄变形，一般可发现软组织密度的肿瘤影。肿瘤多数沿胆管壁浸润型生长，胆管壁增厚，边缘欠清晰，增强扫描时可被强化而易显示。少数呈息肉状或结节状向管腔内生长，结节呈软组织密度。肿瘤也可向腔外浸润扩展，管壁边缘模糊，常侵犯胆囊、肝脏毗邻的血管及淋巴组织，而呈不均密度软组织影，形态不规整，组织结构模糊、界限不清。⑤ MRCP：对于胆管癌诊断意义较大。⑥ ERCP：可直接观察十二指肠大乳头造影，能显示梗阻远端胆管。

第六节　肝脓肿

一、X 线诊断要点

较大的脓肿，腹部平片有时可见肝区含气或液平的脓腔影，改变体位投照，液平可随之移动。同时可见右膈膨隆、右下肺盘状不张、右胸膜增厚及胸腔少量积液。有并发症还可见膈下脓肿、肺脓肿、脓胸等。

二、临床联系

本病男性多见，全身症状明显，持续肝区疼痛，并放射到右肩，有时出现黄疸，还有消化系统症状。

第七节　原发性肝癌

一、X 线诊断要点

1. 透视和平片检查　肝影可增大，右侧膈肌升高，活动正常或受限，膈面可不规则呈波浪状或结节状。有时在横结肠内积气的对比下，可见肝下缘向下伸展，其外下缘圆钝。肿瘤钙化可为散在的斑点状或不规则条状，但少见。病变侵及膈肌或胸膜时出现胸腔积液。

2. 肝动脉造影　肝动脉肝内分支显示扭曲、移位，肿瘤区内出现血管数量明显增加的肿瘤循环；有时肿瘤供应血管见于肿瘤周围，其中心区无血管。

二、临床联系

本病好发于 30 ~ 60 岁男性，症状多出现在中晚期，表现肝区疼痛、消瘦乏力、腹部包块，晚期出现黄疸。

第八节　钡餐造影检查

一、食管造影

1. 适应证　如下所述。

（1）吞咽困难及吞咽不适。

（2）咽部肿瘤或异物感。

（3）门脉高压患者，了解有无静脉曲张。

（4）观察肺、纵隔病变是否压迫食管。

（5）食管异物。

（6）患者误服强酸、强碱后造成化学烧伤，了解食管狭窄程度。

2. 禁忌证　如下所述。

（1）妊娠。

（2）食管静脉曲张出血。

3. 方法　如下所述。

（1）检查前准备：禁食 4 小时，余无特殊准备。

（2）造影剂：硫酸钡混悬液。

（3）造影步骤：①胸部透视。②口服钡剂，正、侧位观察咽部结构是否对称，有无吞咽功能障碍。③直立位，先取右前斜位，再转至正位及左前斜位，多个角度观察食管情况，显示清晰时摄像点片。④食管静脉曲张以卧位检查为宜。⑤食管异物患者用钡棉检查。

二、上消化道气钡双对比造影

1. 适应证　如下所述。

（1）消化不良、上腹部不适等症状。

（2）体重下降。

（3）上腹部肿块。

（4）上消化道出血。

（5）消化道部分梗阻。

（6）食管裂孔疝。

（7）上消化道术后复查。

2. 禁忌证　如下所述。

（1）完全性消化道梗阻。

（2）消化道出血急性期。

（3）消化道穿孔。

（4）患者体质差，难以耐受检查。

（5）妊娠。

3. 方法　如下所述。

（1）检查前准备：①禁食 6 小时。②检查当日尽量不吸烟（吸烟可增加胃动力）。③检查前 3 天禁服影响胃肠道功能和不透 X 线的药物。

（2）造影剂：硫酸钡混悬液。

（3）造影步骤：①胸、腹透视。②口服发泡剂。③正、侧位观察咽部结构及吞咽功能情况。④多个体位观察食管情况，必要时点片。⑤口服钡剂 150 ~ 200mL 后，将检查床放平，让患者翻身，使钡剂均匀涂布于胃黏膜上，透视下不同体位观察胃及十二指肠并点片。⑥观察裂孔疝及胃食管反流，需采用俯卧、右后斜及头低脚高位，让患者吞服钡剂的同时令其做 Valsalva 动作，增加腹压，观察有无疝囊及食管胃环的出现。

4. 并发症　如下所述。

（1）钡剂自未知的穿孔处漏出。

（2）部分结肠梗阻因钡剂嵌塞转变成完全梗阻。

5. 注意事项　嘱患者多喝水以避免大便干结，必要时可口服泻药。

三、全消化道造影

1. 适应证　如下所述。

（1）腹部疼痛。

（2）腹泻。
（3）贫血或消化道出血查因。
（4）消化道部分梗阻。
（5）吸收不良。
（6）腹部肿块。
（7）小肠灌肠失败。
2. 禁忌证　如下所述。
（1）完全梗阻。
（2）可疑穿孔。
（3）妊娠。
3. 方法　如下所述。
（1）检查前准备：同上消化道造影。
（2）造影剂：硫酸钡混悬液。
（3）造影步骤：①按上消化道气钡双对比造影常规检查至十二指肠。②口服促胃肠道动力药（甲氧氯普胺）20mg（腹泻及吸收不良的患者除外），再次口服钡剂 100 ~ 150mL。③每隔 15 ~ 20 分钟检查一次，观察各组小肠的形态、分布及钡剂通过情况并摄片，直至钡剂到达结肠。④各组小肠及回盲部的良好显示常需压迫器的辅助才能做到。

四、十二指肠低张造影

1. 适应证　如下所述。
（1）黄疸，疑有胰头、十二指肠壶腹及胆总管下端占位性病变。
（2）十二指肠肿瘤、溃疡、炎症或憩室。
（3）因十二指肠球部溃疡变形致内镜不能通过者。
2. 禁忌证　如下所述。
（1）青光眼。
（2）前列腺增生肥大。
（3）心脏疾患，尤其是心律不齐、心动过速者。
（4）妊娠。
3. 方法　如下所述。
（1）检查前准备：禁食 6 小时。
（2）造影剂：硫酸钡混悬液。
（3）造影步骤：①嘱患者口服发泡剂（约为上消化道造影检查的 2 倍）。②口服 200mL 左右的钡剂，透视下观察，当钡剂通过十二指肠后，静脉注射平滑肌松弛剂。③让患者翻身，使钡剂均匀涂布于十二指肠黏膜上。④透视下观察，当十二指肠蠕动消失后，于多个体位拍摄点片。
4. 并发症　口干、心动过速、视物模糊、尿潴留，系平滑肌松弛剂山莨菪碱不良反应所致。

五、小肠气钡双对比造影

1. 适应证　如下所述。
（1）小肠部分梗阻。
（2）小肠炎性疾病。
（3）消化道出血，已排除其他部位者。
（4）腹部肿块需除外小肠来源。
（5）消化道多发息肉。

2. 禁忌证　如下所述。

（1）消化道穿孔。

（2）小肠坏死。

（3）消化道完全梗阻。

（4）年老体弱不能耐受检查。

（5）上消化道局部有狭窄变形，不能插管者。

（6）妊娠。

3. 方法　如下所述。

（1）检查前准备：①检查前 2 天进食少渣食物，并停用镇静或低张药物。②造影前 1 天服缓泻剂。③禁食 6 小时以上。

（2）造影剂：硫酸钡混悬液。

（3）造影步骤：①口服促胃肠道动力药（甲氧氯普胺）20mg。②患者取坐位，头后仰，将导管经患者鼻孔插入胃内。③仰卧位，透视下借助导丝将导管送过幽门进入十二指肠直至 Treitz 韧带，将导管外侧固定。④经导管将钡剂灌入小肠内，透视下观察钡首走行情况并摄片，当钡首到达回盲部时停止灌钡。⑤经导管注入空气，形成双对比，观察各段小肠情况并摄片。

4. 并发症　导管、导丝所致的肠穿孔。

5. 注意事项　检查后 5 小时内禁食。

6. 优点　可使小肠更好地显示。因为快速、大量而连续地把钡剂灌入小肠可有效防止钡柱分节现象及钡剂沉淀。

7. 缺点　如下所述。

（1）插管可给患者造成一定的痛苦，少数情况下，插管可不成功。

（2）耗时较长。

（3）接受射线量较高。

（4）患者呕吐可造成检查失败。

六、结肠气钡双对比造影

1. 适应证　如下所述。

（1）大便习惯改变。

（2）腹部疼痛。

（3）腹部肿块。

（4）黑便或贫血。

（5）消化道梗阻。

2. 禁忌证　如下所述。

（1）绝对禁忌：①中毒性巨结肠。②伪膜性结肠炎。③直肠活检术 24 小时内。④妊娠。

（2）相对禁忌：①肠道准备不充分。② 7 ～ 10 天内做过钡餐造影。③患者年老体弱不能耐受检查。

3. 方法　如下所述。

（1）检查前准备：①检查前 3 天进食少渣食物。②检查前 1 天吃流食，下午开始服泻药，并大量饮水。③检查当日早晨用开塞露，促使患者排便，若患者大便次数较少，应做清洁洗肠。

（2）造影剂：硫酸钡混悬液。

（3）造影步骤：①静脉或肌内注射平滑肌松弛剂（青光眼、前列腺增生、心脏疾病患者禁用）。②患者左侧卧位于检查床上，右腿屈曲，将肛管插入直肠内，嘱患者平卧，灌入钡剂，透视下观察，当钡首到达结肠脾曲时停止灌钡。③向患者结肠内注入空气，当钡剂到达盲肠，整个结肠充气满意后停止注气。④嘱患者翻身，使钡剂均匀涂抹在结肠黏膜面，多种体位拍摄各段结肠。

4. 并发症　如下所述。

（1）结肠穿孔。

（2）短暂菌血症。

（3）平滑肌松弛剂的不良反应。

（4）直肠扩张导致的心律失常。

（5）钡剂静脉栓塞。

第八章

泌尿系统的 X 线诊断

第一节　肾脏异常

一、孤立性肾囊肿

1. 临床特点　孤立性肾囊肿最为常见，主要发生于成人。孤立性肾囊肿可以是先天性的，也可以是后天性的。其病理基础不清楚。有人认为是肾小管在发育过程中联合不佳，也有人认为是由于肾小管发生阻塞而引起的。囊肿位于皮质或髓质中，囊壁薄而透明，由单层扁平上皮细胞构成，内含透明液体。

2. X 线表现　较小囊肿在平片上不易显示，较大囊肿表现为肾脏局部呈圆形隆起。IVU 囊肿区显影密度淡，肾盂肾盏受压变形，可呈半月形、变平、伸长、扩大、移位，甚至消失。囊肿较大且位于肾的一极时，可使肾轴旋转。囊肿与肾盂肾盏相通时造影剂可进入囊腔而显影（图 8–1）。

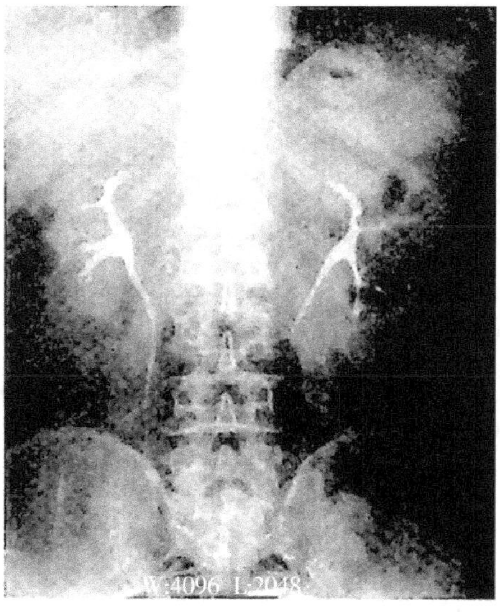

图 8–1　左肾囊肿

左侧肾脏外侧缘膨隆明显，肾盂肾盏受压变形，边界光整

3. 鉴别诊断　需与肾癌鉴别，在平片中软组织肿块密度较高，IVU 中当肾实质显影时，由于造影

剂在富血供的肿瘤中积聚，密度可增高，此外肾盂肾盏的改变主要以破坏为主。

4. 临床评价　患者多无症状，囊肿可发生感染或出血而呈现相应的临床症状。较小囊肿，X 线不能显示。较大囊肿，引起肾脏轮廓及肾盂肾盏变形可以初步诊断，但需与肾肿瘤鉴别，后者在造影上常有肾盂肾盏的破坏。

二、多囊肾

1. 临床特点　多囊肾为常染色体显性遗传性疾病，常伴发其他脏器囊变，如肝、脾、胰等。病理上可见两肾布满大小不等的囊肿，囊肿间肾实质退化。囊内含水样黄色液体，囊与囊不相通。肾脏呈葡萄状或分叶状增大，可比正常肾大 5 ~ 6 倍。多囊肾可并发结石和肿瘤。

2. X 线表现　两侧肾增大，边缘呈分叶状，可不对称。IVU 肾盏受压缩短、拉长、分离或聚拢，有的肾盏拉长呈“蜘蛛足”状，有的肾盏颈变细远端扩张积水（图 8–2）。病变晚期，可因功能减退而显影不良。

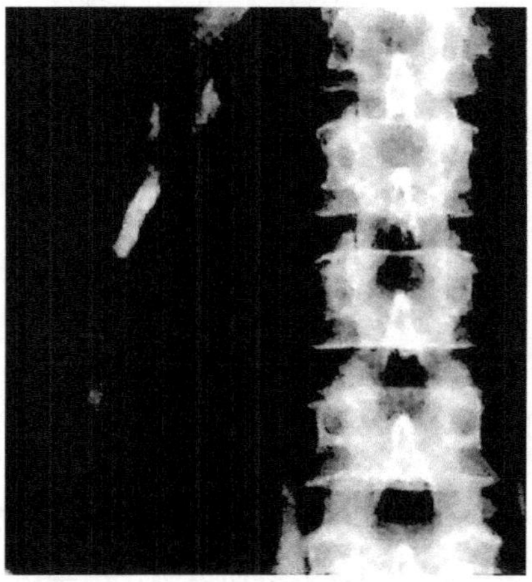

图 8–2　多囊肾

右侧肾盂肾盏伸长变细，并显示多弧形压迹

3. 鉴别诊断　主要与肾胚胎瘤鉴别。后者多为单侧性，且肾盂肾盏的受压及牵拉等改变往往不及前者广泛，发病年龄亦较早。

4. 临床评价　多囊肾虽是先天性疾病，但症状多在 40 ~ 60 岁出现。主要症状为肾脏增大、钝痛和血尿。由于肾小动脉硬化，引起一系列的症状，如头痛、高血压、脑卒中、水肿、呼吸困难等。根据病史及 X 线表现可以初步诊断多囊肾。本病与肾癌不同之处在于本病为两侧性，累及全肾，不造成肾盂肾盏的侵蚀破坏。进一步确诊还需进行 CT 或 MRI 检查，不仅能确诊，而且可明确多囊肾是否有并发症。

三、肾动脉狭窄

1. 临床特点　肾动脉狭窄是指各种原因引起的肾动脉起始部、肾动脉主干或其分支的狭窄。肾动脉狭窄是继发性高血压的常见原因。

肾动脉狭窄的病因较多，常见的原因为大动脉炎、动脉粥样硬化、纤维肌肉发育不良和肾动脉周围病变引起的肾动脉压迫等。

2. X 线表现　肾动脉狭窄可引起患侧肾脏缩小。常规 IVU 对肾动脉狭窄的诊断无特殊价值。采用快速 IVU 法对肾动脉狭窄的筛选有较大的帮助。具体方法为将 IVU 剂 20 ~ 25mL 在 15 ~ 30 秒内快速静脉注射。注射开始计算 30 秒摄肾实质像，并在最初 5 分钟内每分钟摄片一张，以后在 10 分钟、15 分钟和 30 分钟各摄片 1 张，比较两肾大小。其诊断标准为：①肾脏阴影缩小。②造影剂延迟排泄。③肾盂显影延迟且增浓。其中以造影剂延迟排泄的意义最大。

肾动脉造影对肾动脉狭窄具有诊断价值，为血管性病变诊断的金标准。造影有多种表现：①大动脉炎表现为肾动脉起始段或近段，呈较光滑的向心性狭窄。②纤维肌肉发育不良，狭窄部发生于肾动脉的远段或分支，病变较长，呈串珠样改变。③动脉粥样硬化，肾动脉起始段向心性或偏心性狭窄。

3. 鉴别诊断　肾动脉梗死在动脉造影时可见肾动脉影的突然中断，同时无造影剂进入肾内动脉，也见不到明显的侧支循环显影，肾实质也不能显影。结合临床症状，容易诊断。

动脉粥样硬化在动脉造影时可见到较广泛的动脉改变的表现，特别是腹主动脉表现为管径增粗且管壁不规则，有时可呈动脉瘤样扩大。而肾动脉的改变大多是双侧性的，表现为范围广泛的管径粗细不致且管壁不规则，同时可见肾动脉内有过分的扭曲或管径变细的现象。

4. 临床评价　肾动脉狭窄临床上常以高血压表现为主，当降压药难以控制血压时，应考虑肾动脉狭窄的可能。常规 X 线检查提示患侧肾脏影缩小。IVU 可更清晰显示病变侧肾影缩小及肾功能减退。CTA 及 MRA 作为首选的无创伤筛选检查，可进一步发现有无肾动脉狭窄。选择性肾动脉造影对肾动脉病变可以明确诊断。

四、肾盂肾炎

1. 临床特点　肾盂肾炎为最常见的肾脏感染性疾病。好发于女性。多为逆行性感染所致，亦可因先天发育异常或因结石引起阻塞而继发感染。此外可经血行或淋巴途径感染而发病。

急性肾盂肾炎常为双侧性，两侧肾脏不同程度肿大，皮质与髓质分界不清，肾盂肾盏黏膜水肿。慢性肾盂肾炎大多是急性肾盂肾炎没有及时治愈迁延而引起或长期低毒炎症的结果。肾盂肾盏呈瘢痕性收缩，肾包膜粘连，肾皮质内纤维瘢痕形成，肾小管阻塞性坏死，肾小球纤维化。最后肾脏缩小变硬，肾盏变细、拉长，变平且宽，是由乳头萎缩所致，同时有间质炎症性改变。急性期患者有发热、寒战、尿频尿急、肾区疼痛及血尿。

2. X 线表现　急性肾盂肾炎在临床上较易诊断，一般不需做 X 线检查，静脉肾盂造影时，急性期肾盂肾盏显影的时间与浓度一般均正常，少数病例可见肾盏边缘变平而钝。慢性肾盂肾炎时，肾功能减退，肾盂肾盏的显影延迟，浓度减低。肾盂肾盏边缘变钝而平，有扩大积水的征象，肾实质萎缩以肾皮质变薄为主。病变多为两侧性，但以单侧的改变较为明显。

3. 鉴别诊断　慢性肾盂肾炎引起肾脏缩小时，需与肾脏先天发育不良及肾血管狭窄引起的肾萎缩相鉴别。肾脏先天性发育不全，平片上肾脏外形常更小，但边缘光滑，IVU 上其功能减低的程度更明显。肾盂肾盏亦小但与肾的大小成比例，小肾盏多缺如，输尿管亦成比例地细小，无肾盂肾盏的瘢痕性牵拉畸形。肾血管狭窄引起的肾萎缩平片上可见肾外形缩小，IVU 上肾脏显影可延迟，且密度较淡。

4. 临床评价　肾盂肾炎可由上行性及血行感染而引起。常发生于女性，多为双侧感染。各种原因引起的尿路梗阻、畸形和发育不良等因素均可成为发病诱因。因纤维组织增生和瘢痕收缩，可导致肾轮廓呈分叶状。根据临床症状、尿液检查及尿路造影检查一般可以明确诊断，CT 检查有助于与其他疾病鉴别。

五、肾结核

1. 临床特点　泌尿系统结核大多为继发性，原发灶多在肺内。其中以肾结核更为重要，多为单侧。大多见于 20 ~ 40 岁的成人。

肾结核的发病有 4 种途径：经血液、经尿路、经淋巴管和直接蔓延。经血液途径是肾结核的最重要途径。原发病灶的结核杆菌经血液侵入肾脏，在肾小球的毛细血管丛中开始感染，并形成结核结节。主要位于肾皮质，并不引起临床症状，但在尿中可查到结核分枝杆菌，称为病理肾结核。这种病理肾结核自行愈合的机会较大。如病变继续发展，结核结节融合扩大，病变侵入肾髓质或肾曲小管到达肾乳头，在肾的髓质内形成病灶。病灶进行性发展形成临床症状，这就是临床肾结核。

2. X 线表现　早期肾结核，肾脏轮廓可以正常，但当结核病变继续发展，有脓肿形成时，则局部轮廓可向外凸出。多数脓肿形成时，肾脏外形可呈分叶状，整个肾脏的大小可以无改变或稍大。晚期肾结核，由于有广泛的结核性肾炎纤维瘢痕，以致肾外形可缩小。肾结核晚期常形成钙化灶，肾结核钙化的特点有：①全肾或肾脏大部弥漫性钙化；②云朵状钙化；③斑点状钙化。

IVU 按肾结核病理改变的不同阶段，其 X 线表现如下：①肾功能障碍而肾盂肾盏正常的早期肾结核，因肾脏分泌功能障碍使肾脏显影较淡或显影延迟，但外形正常。②肾皮质脓肿。肾皮质结核病变继续发展，破溃而形成脓肿。脓肿内脓液通过肾盏完全或部分地排空，造影片上，脓肿显示为边缘不规整的、密度不均匀的近似圆形阴影，脓肿与肾盏之间有条状瘘管影相连，相应肾盏的边缘亦常不整齐或狭窄变形（图 8–3）。③溃疡空洞型肾结核。此种类型常见。肾皮质脓肿继续发展，侵犯肾脏乳头，继而侵犯肾盏。肾小盏杯口部分显示有虫蚀样改变，边缘毛糙。破坏区扩大，由一个肾小盏扩大到数个肾小盏，干酪样物质破溃形成空洞。造影显示为云朵状、边缘不整的空洞阴影和肾盂肾盏虫蚀样改变。因肉芽增生可形成肾盏颈部瘢痕狭窄。逆行造影时，造影剂无法进入病变的肾盏而显示肾盏缺如。但排泄性造影可显示出狭窄上方的肾盏，并见狭窄前扩张。④肾盂积脓，病变继续发展，使输尿管痉挛、狭窄、梗死而形成肾盂积脓。肾脏轮廓增大，肾盂扩张。肾盂边缘呈广泛虫蚀样改变。输尿管受累，管腔变得粗细不一，自然弯曲度消失、僵硬，影像模糊。此时有更多的肾小盏、肾乳头被破坏。最后使肾脏全部组织破坏，成为含脓的囊腔。逆行造影多因输尿管梗阻常无法成功。排泄性造影因肾功能丧失亦不能显影。⑤一侧肾结核伴对侧肾盂积水，肾结核常可继发膀胱结核，使膀胱黏膜产生结核性溃疡和纤维组织增生，并可涉及健侧输尿管口而产生狭窄，从而形成健侧肾盂积水。在排泄性肾盂造影时，该侧肾显影延迟，肾小盏的杯口变圆钝，边缘光滑，严重者使肾盂肾盏和输尿管均有明显扩张，但无破坏现象。⑥病变波及整个肾脏，全肾广泛破坏，肾盂肾盏不能辨认，并最后形成肾大部分或全肾钙化且肾功能完全丧失，称为肾自截（图 8–4）。

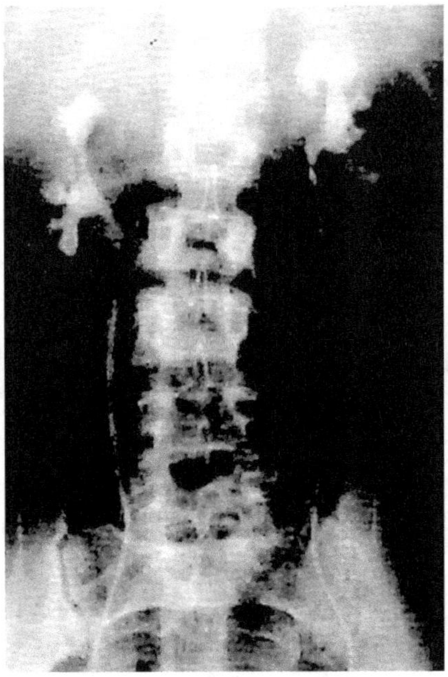

图 8–3　左肾、输尿管结核

逆行造影示左侧肾盂肾盏破坏变形，周边有不规则小脓腔，输尿管上段粗细不均，边缘不光整

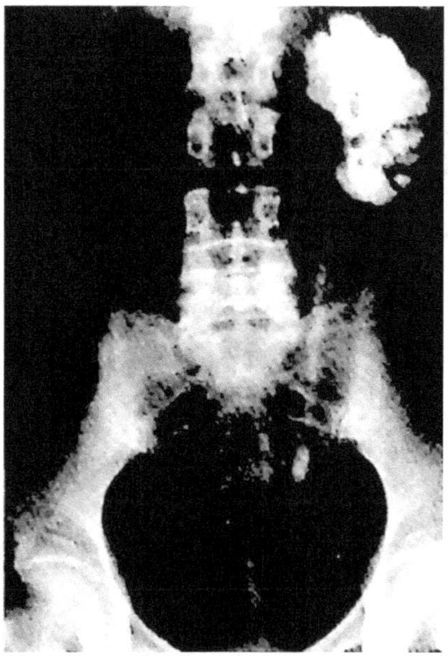

图 8-4 肾自截

肾 / 输尿管结核后期，腹部平片示左肾钙化，左侧输尿管中上段钙化

3. 鉴别诊断 平片发现肾区不规则、无定形散在或比较局限的斑点状钙化，需与肿瘤或其他肾内外的钙化鉴别，也需与结石鉴别。结石阴影密度较高且均匀，多有一定的形态，多发生于肾盂肾盏内。钙化还需与腹腔淋巴结钙化鉴别。

4. 临床评价 早期肾结核，仅有肾功能障碍，影像学上与常见的非特异性肾盂肾炎相似。病变进展，侵犯肾乳头及肾盂肾盏时，IVU 有一定特异性，但仍需与集合系统肿瘤鉴别。结合临床及实验室检查，可以确诊。

六、肾母细胞瘤

1. 临床特点 好发于婴幼儿，本病来自肾脏胚胎期组织，发展迅速，可直接侵犯肾周围组织及腹腔脏器，很少侵犯肾盂，故多无血尿。

2. X 线表现 KUB：腹部膨隆并可使脂肪线消失。

IVU：肾盂肾盏受压移位及肾盂肾盏积水征象。IVU 表现可分 5 型：①移压型：肾盂肾盏以受压移位为主，此型占 32.6%。②积水型：肾盏或肾盂肾盏呈囊状扩张，占 7.6%。③破坏型：肾盂肾盏拉长、变形、分离或部分不显影，残存肾盏形态不规则，占 24.2%。④不显影型：占 33.3%。⑤肾外型：肿瘤位于肾包膜外，对肾脏可有压迫移位，肾盂肾盏完整，占 2.3%。

3. 鉴别诊断 如下所述。

肾癌：约占小儿恶性肿瘤的 1%。多见于年长儿，腹部肿块相对较小，最后需依靠病理学确诊。

神经母细胞瘤：少数神经母细胞瘤可侵入肾内，实验室检查儿茶酚胺在尿中排出增加有助于诊断神经母细胞瘤。

腹膜后畸胎瘤：畸胎瘤为肾外肿瘤，肿瘤密度不均匀，内见脂肪及钙化灶。

4. 临床评价 本病可以根据影像学表现及患者发病年龄小、病变进展迅速进行诊断。KUB 常为首选的检查方法，因肿瘤较大，多见于小儿，腹部肠管充气很容易显示占位病变的大小和位置，约 5% 可见条状或点状的钙化。但不能区别肾内或肾外的病变，故不能确诊。

IVU 可反映肾功能变化及肾盂肾盏形态、大小及位置，但其缺点为部分病例 IVU 不显影，不能显示腹部脏器有无转移灶。CT 及 MR 不仅能显示病灶位置及大小，而且对病灶内部的结构能清楚显示，如钙化出血、囊变坏死等，同时可发现有无周围组织侵犯和远处转移（图 8-5）。

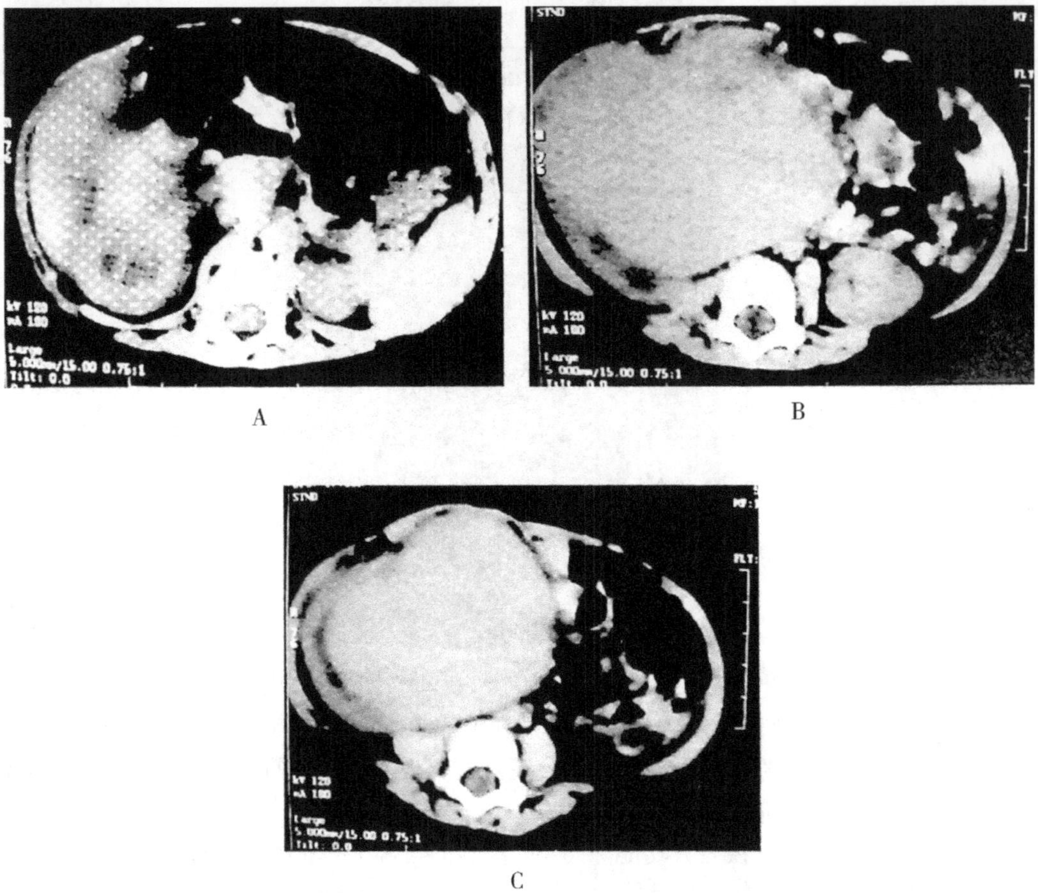

图 8-5　右肾肾母细胞瘤

女性，4 个月，发现腹部肿大 4 天。CT 示右侧肾区巨大占位，右肾影消失，周围脏器组织受压推移

七、肾盂癌

1. 临床特点　肾盂癌最常见的为移行上皮癌。多呈乳头状结构，少数为坚实硬结，可单发或多发。肿瘤发生在肾盂或肾盏，向输尿管及膀胱扩散。主要临床症状为间歇性无痛血尿、腹部肿块和腰痛。

2. X 线表现　KUB：多无阳性。偶有不规则钙化。

IVU：肾盂肾盏内见不规则充盈缺损（图 8-6、图 8-7），如肾盏漏斗部受阻，则发生肾盏积水。

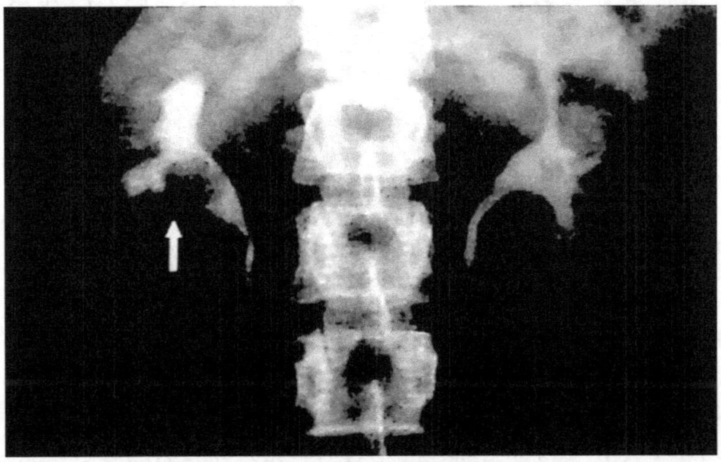

图 8-6　右侧肾盂癌

右侧肾盂内见乳头状充盈缺损，边界毛糙，僵硬（箭头）

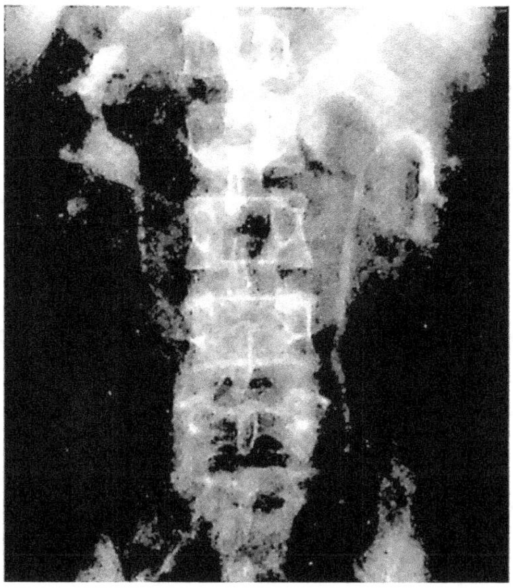

图 8-7 左侧肾盂癌

左侧肾盂内见大而不规则充盈缺损，肾盏显影不全

3. 鉴别诊断 主要与乳头状瘤及异位肾乳头区别。与乳头状瘤鉴别困难，一般乳头状瘤较小，常为多发，应结合临床应用考虑。与异位肾乳头的区别为典型的异位肾乳头的形态光滑且呈锥形，IVU 片中正面观为圆形或椭圆形，旋转体位时常可见较宽的与壁相连的基地，肾盂肾盏的本身正常，无牵拉压迫及阻塞征象。另外要与血块及阴性结石鉴别。血块及阴性结石表现为腔内的充盈缺损，变动体位或复查时则此种充盈缺损往往可以移位、变形或消失。

4. 临床评价 IVU 为肾盂肿瘤首选的检查方法，可显示肾盂内充盈缺损的大小、形态和位置，比较全面地反映肾积水的程度和肾功能的状况。

第二节 输尿管异常

一、输尿管肿瘤

1. 临床特点 输尿管原发肿瘤少见，主要为输尿管黏膜上皮发生，在组织形态学上与肾盂、膀胱肿瘤相同。组织学上主要分为 4 个类型：移行细胞癌、鳞癌、腺癌以及乳头状瘤。前三者为恶性肿瘤，其中以移行细胞癌最为常见。移行细胞癌分为乳头状癌和非乳头状癌两类，80% 以上为乳头状癌，非乳头状癌均呈浸润型生长。癌肿多发生在输尿管下段，单发或多发，广基向腔内突出，或弥漫地毯状生长。鳞癌少见，多为非乳头状型，呈浸润型生长，转移早。腺癌罕见。癌瘤可以直接浸润扩散，以淋巴和血行方式转移。乳头状瘤多单发有蒂，常小于 1cm，但手术切除后易复发。常见的症状为血尿和疼痛。男性 60 岁以上多见。若输尿管梗阻肾积水明显，可触及腹部肿块。

2. X 线表现 X 线表现必须依靠造影剂才能显示，以尿路造影为主，CT 或超声一般也不易发现原发病灶。肾积水时，肾影可增大。尿路造影的直接征象为输尿管内充盈缺损（图 8-8）。充盈缺损可为偏心性或中心性，表面常凹凸不平，形状不规则。若肿瘤呈表面浸润型生长，则可见输尿管腔一段边缘毛糙不规则，管壁僵硬，但一般同正常段分界清楚。此外，特征性表现为病变所在管腔和病变以下管腔增宽，可能为肿瘤推挤管腔向外扩张的结果（图 8-9）。约半数不到的病例癌肿引起输尿管梗阻，梗阻以上尿路扩张积水，严重时静脉尿路造影可不显影，需做逆行或经皮穿刺顺行尿路造影。逆行或顺行造影可更明确地显示肿瘤本身的形态，阻塞端可呈杯口状、尖角状，其边缘常毛糙不整。如肿瘤为偏心性生长，造影剂则可上行或下行，显示肿瘤下方一段管腔扩张。肿瘤巨大时，血管造影可见输尿管动脉增粗，向肿瘤区供血。肿瘤血管少见，一般较为纤细。

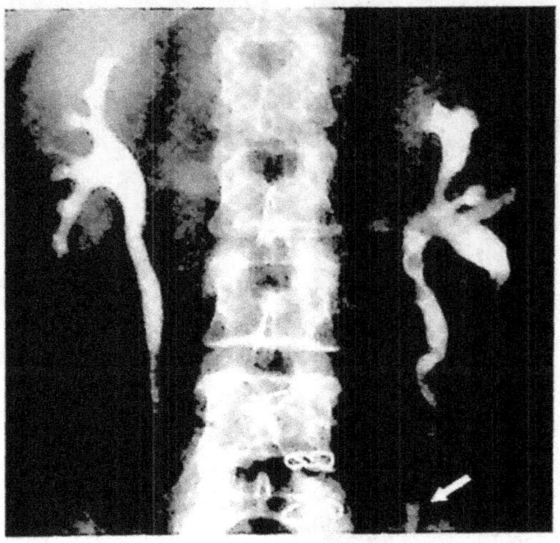

图 8-8　输尿管肿瘤 1

IVU 示左输尿管多发充盈缺损

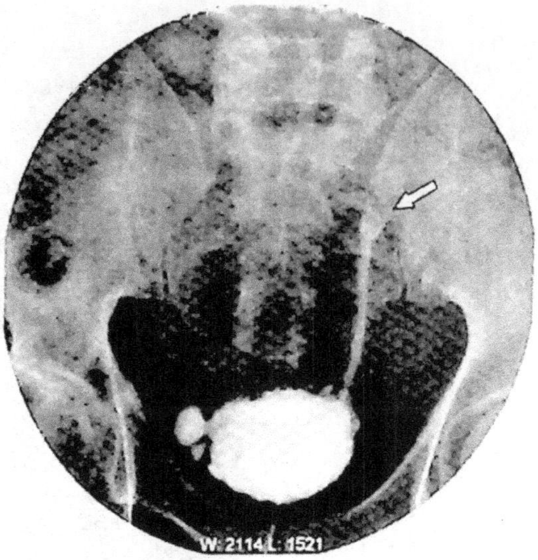

图 8-9　输尿管肿瘤 2

逆行造影示左输尿管下段见充盈缺损，边界清晰，膀胱多发憩室

3. 鉴别诊断　诊断中应注意同输尿管结石、血凝块、炎性输尿管狭窄相鉴别。结石多为阳性结石，位置可变，所致充盈缺损之表面多光滑，结石下方输尿管腔不增宽；血凝块所致充盈缺损数天内可有改变。

4. 临床评价　静脉尿路造影，因多数有肾盂肾盏长期积水，故肾功能较差，多数患者显影不够满意，有时需用逆行肾盂造影。典型表现为输尿管腔内可见乳头样充盈缺损，表面不甚规则，甚至可见到虫蚀样不规则溃疡并伴有管腔狭窄，狭窄上段的输尿管及肾盂肾盏则扩大积水。此外，病变发展缓慢，因而对侧肾脏常可有代偿性肥大。

二、输尿管结石

1. 临床特点　输尿管结石多自肾结石下移而来，易停留在输尿管 3 个生理狭窄处，即肾盂输尿管连接处，输尿管与髂血管交叉处及输尿管入膀胱处。以突然发生胁腹部绞痛为其主要症状，疼痛向下部睾丸或阴唇放射。同时伴有血尿，也可有尿急、尿频、尿痛及膀胱刺激症状。引起巨大肾积水时，腹部可触及肿块。

2. X 线表现　KUB：结石多为长圆形或卵圆形，长轴与输尿管走向一致。常单发，单侧多发者少，若为多发常在扩张的输尿管内呈串珠状排列。

IVU：可显示结石位于输尿管内的具体位置。一般见结石以上输尿管及肾盂积水征象（图 8-10）。如为输尿管末端结石，则可见患侧输尿管全程显影，阴性结石则形成圆形或卵圆形充盈缺损。

逆行肾盂造影：可显示结石以下输尿管。不仅对输尿管结石的诊断有价值，而且可以鉴别结石或输尿管肿瘤，如梗阻下方呈杯口状，边缘光滑，则多为结石（阴性石）。如充盈缺损下方不规则，且输尿管局限扩张，则输尿管肿瘤多见。

3. 鉴别诊断　如下所述。

（1）盆腔静脉石：通常较小，呈圆形，边缘光滑，常边缘密度高，中央密度低，往往多发，双侧，位置偏外，且多沿两侧坐骨嵴附近分布。

（2）淋巴结钙化：其位置常可变化，侧位多位于前腹部，而输尿管结石位于后腹部。

（3）动脉壁钙化：多呈平行条索样。

（4）肿瘤：肿瘤上方输尿管扩张，下方与输尿管萎陷段之间有一漏斗状局部扩张段，输尿管阴性结石的下方与萎陷之间无漏斗状局部扩张段。

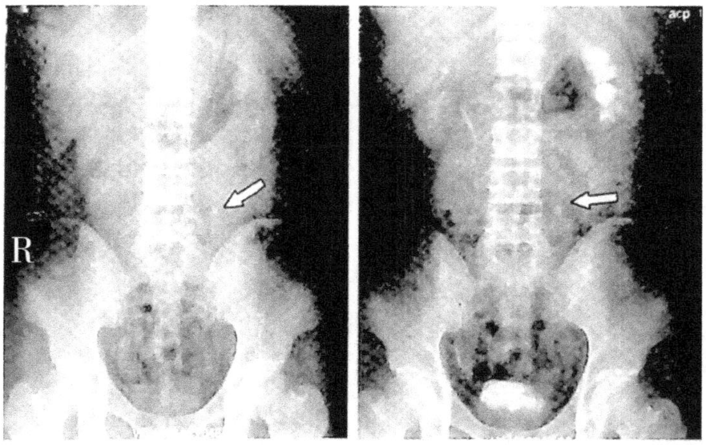

A　　B

图 8-10　左侧输尿管结石

LA/5 椎间隙层面左侧见不规则高密度影，在左输尿管移行区，造影后示，左侧肾盂肾盏积水扩张，左输尿管未显影

4. 临床评价　X 线可以显示阳性结石，IVU 对于阳性结石及阴性结石的诊断均有重要价值。无论阳性或阴性结石，CT 检查根据 CT 值特征利于诊断，并能准确显示结石的形状、大小及并发症，易于鉴别输尿管周围的钙化灶，通过增强检查可鉴别阴性结石与输尿管肿瘤。尿液在 MRI 的 T_1WI 呈明显高信号，与结石信号有明显差异，故无须使用造影剂即可清楚显示。MRI 是有造影检查禁忌证患者的首选检查。

第三节　膀胱病变

一、慢性膀胱炎

1. 临床特点　膀胱炎是一种常见的尿路感染性疾病，占尿路感染总数的 50% ~ 70%。多为大肠杆菌与葡萄球菌感染所致。通常多发生于女性，因为女性的尿道比男性的尿道短，又接近肛门，大肠杆菌易侵入。膀胱炎最典型的症状是尿频、尿急、尿痛，甚至有急迫性尿失禁，可以有血尿和脓尿。异物、结石、肿瘤、神经源性膀胱及下尿路梗阻等为其诱因。

2. X 线表现　平片可发现并发的结石、异物，若发现膀胱壁线样钙化，则提示有膀胱血吸虫病的可能。轻型病例在膀胱造影时可近于正常，但有时可见膀胱边缘毛糙或不规则，膀胱体积缩小。并发梗阻者则见膀胱肌肉肥厚即小梁形成，显示为膀胱壁呈波浪状突出或憩室形成，憩室内常可见到结石。由于炎症浸润到输尿管口，造影时常见膀胱 - 输尿管反流，即造影剂经输尿管开口逆流入输尿管现象。

3. 鉴别诊断　如下所述。

（1）急性膀胱炎：起病急，症状重，见不到慢性膀胱炎特有的多发憩室和膀胱小梁。

（2）先天性膀胱憩室：多见于儿童和青少年，单发和体积大是其特征。

（3）间质性膀胱炎：尿液清澈，极少脓细胞，无细菌，膀胱充盈时有剧痛，耻骨上膀胱区可触及饱满而有压痛的膀胱。

（4）嗜酸细胞膀胱炎：临床表现与一般膀胱炎相似，区别在于前者尿中有嗜酸粒细胞，并大量浸润膀胱黏膜。

（5）腺性膀胱炎：鉴别主要依靠膀胱镜检查和活体组织检查。

4. 临床评价　慢性膀胱炎膀胱刺激症状长期存在，且反复发作，但不如急性期严重，尿中有少量或中量脓细胞、红细胞。这些患者多有急性膀胱炎病史，且伴有结石、畸形或其他梗阻因素存在，故非单纯性膀胱炎。病理上，多数慢性膀胱炎以膀胱壁纤维增生、瘢痕挛缩为特征，变现为膀胱壁一致性增厚、膀胱容积缩小，伴下尿路梗阻（如前列腺增生）的慢性膀胱炎。由于膀胱内压力持续性增高，膀胱容积增大，常有多发膀胱憩室和膀胱小梁形成。临床尿液检查及病史即可确诊。IVU 膀胱表现具有一定的特征，CT 对于本病的检查无明显优势（图 8–11）。

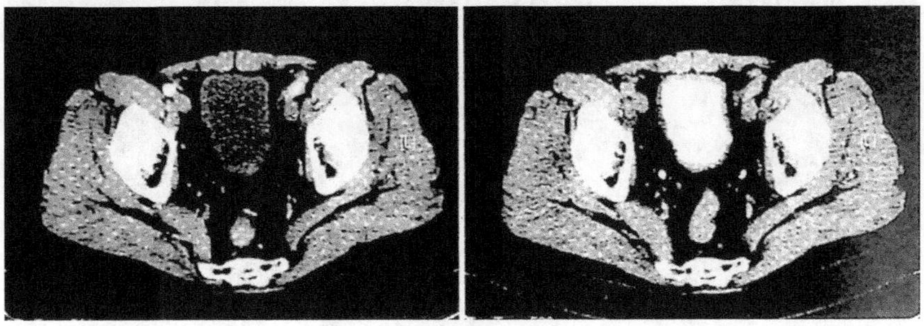

图 8–11　慢性膀胱炎

CT 示膀胱壁增厚，膀胱体积缩小

二、膀胱结核

1. 临床特点　膀胱结核多由尿路下行感染所致。临床除低热、盗汗、乏力、贫血等全身中毒症状外，局部还有尿频、尿急、血尿、脓尿等表现。少数患者可无明显症状，于体检中偶然发现，中段尿沉渣涂片或尿培养发现结核菌，OT 试验阳性可确诊。早期改变多发生于膀胱输尿管交界处。早期病变为炎症水肿充血和溃疡，随着病变进展，炎症逐渐波及整个膀胱，由于炎症刺激，肌层挛缩，膀胱容积缩小。病变累及输尿管口发生狭窄或闭锁不全，致肾、输尿管积水，肾功能减退。

2. X 线表现　KUB：多数无异常发现。少数可见膀胱壁钙化，其特点是膀胱壁内的不规则线条状钙化，膀胱广泛钙化时可形如包壳，但比较少见。

膀胱造影：①轻微或早期膀胱结核，可无阳性发现，有时可见膀胱边缘略模糊，欠规整，大小尚正常。②患侧输尿管口附近局部不规则及变形，甚至可形成如充盈缺损样表现。患侧输尿管口扩张，可见造影剂向肾盂及输尿管反流。③病变侵及全部膀胱黏膜，由于广泛的水肿，膀胱边缘呈不规则变形。④病变侵犯肌层，广泛纤维组织及瘢痕收缩，膀胱变形、挛缩，边缘极不规则，容积缩小不能扩张，可有憩室样改变。

排泄性尿路造影：85% 显示一侧肾脏结核病变。晚期病例有对侧肾积水，肾功能减退。膀胱造影见膀胱边缘毛糙，不光滑。

3. 鉴别诊断　如下所述。

（1）非特异性膀胱炎：常见于女性，特别是新婚妇女。两者均有尿频、尿急、尿痛、血尿和脓尿。但膀胱炎如果伴有肾盂肾炎，患者有发热和腰痛，耻骨上区有压痛，中段尿细菌培养阳性。排泄性尿路造影，肾脏无破坏性病变。用抗生素治疗后效果明显。

（2）尿道综合征：尿道综合征见于女性，除有尿频、尿急、尿痛外，多伴有下腹部或耻骨上区疼痛，外阴痒。常由于劳累、饮水少或性交后，导致急性发作。膀胱镜检查，膀胱黏膜光滑，色泽较暗，血管清晰。三角区血管模糊不清，结构紊乱，由于反复炎症损害而变苍白。排泄性尿路造影，肾脏无异常发现。

（3）膀胱结石：由于结石的刺激和损伤，有尿频、尿急和尿痛。但膀胱结石有排尿困难，其特点是突然尿中断，改变体位后排尿困难及疼痛可以缓解。膀胱区平片显示不透光阴影。膀胱镜检查可以直接看到结石。

（4）血吸虫性膀胱炎：虽也有膀胱壁线样钙化，但泌尿生殖系统和腹腔、盆腔无其他结核钙化灶。

（5）盆腔肿瘤：原发性盆腔肿瘤边界多较清，转移性肿瘤边缘可模糊，但无论哪种肿瘤，都少有钙化和内瘘形成，也极少突破膀胱内膜，形成腔内肿块。

（6）盆腔细菌性脓肿：细菌性脓肿与结核性脓肿均为炎性肿块，前者起病急，变化快，临床、实验室检查有相应发现，影像检查无明显钙化。

4. 临床评价　平片除发现结核性钙化外，对显示病变的解剖细节价值有限。由于多数患者肾功能受损明显，常规顺行尿路造影虽能了解内瘘的结构、走向，但不能显示膀胱周围病灶全貌，且对尿路感染者应慎用创伤性检查。CT 的优势不仅在于显示病灶解剖细节，对钙化的显示能力也明显高于其他成像手段，是诊断本病的最佳手段，若要观察内瘘的具体方向，还应与膀胱造影相结合。MRI 在定位和了解病理成分方面有一定优势，尤其适用于碘过敏或肾功能明显受损者，但对特征性钙化的显示能力不足。

三、前列腺增生和肿瘤

1. 临床特点　前列腺增生是男性老年人常见的多发病，为腺体组织增生。增生后可引起膀胱颈梗阻，最终导致肾功能受损。前列腺癌比较少见，一般发生在 40 岁以后，发病率随年龄增长而升高。前列腺增生多累及侧叶及中叶。前列腺癌多发生在后叶。共同症状为排尿困难，有时有局部疼痛。此外，可发生尿频、尿急、尿失禁、血尿、急性尿潴留以及慢性尿毒症。前列腺癌可出现骨转移的临床征象。

2. X 线表现　膀胱底部因前列腺增生而造成向上的压迹（图 8-12）。早期压迹可不明显。后期肿块较大，膀胱可完全被推向上移位，底部压迹明显，甚至突入膀胱腔内，而需同膀胱本身肿瘤相鉴别。前列腺癌多起于后叶，位置比较低，早期常不引起膀胱变化，晚期膀胱壁受浸润而僵直，并可发生偏侧性压迹。此外，由于膀胱颈梗阻，可见膀胱内小梁形成，有小室或多发憩室。

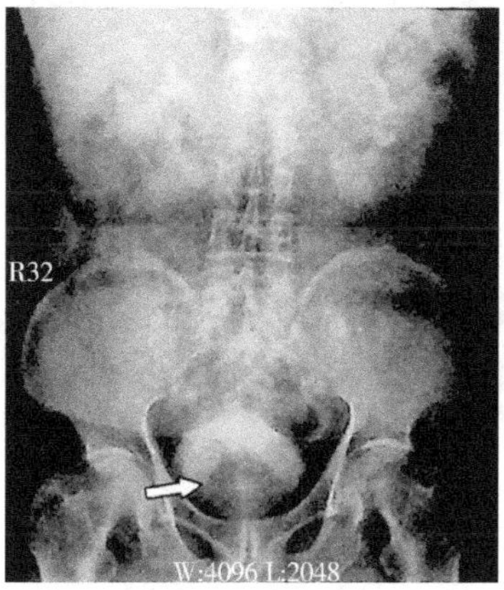

图 8-12　前列腺增生

前列腺体积增大，膀胱见充盈缺损，边界光滑、清晰（箭头）

3. 鉴别诊断　主要与前列腺周围的组织肿瘤性病变侵犯前列腺导致的前列腺体积增大鉴别。CT 与 MRI 可明确定位，并对良性前列腺增生与前列腺癌可鉴别。必要时临床穿刺可明确诊断。

4. 临床评价　前列腺增生与肿瘤在 X 线表现为前列腺体积增大引起的膀胱充盈改变，在 X 线表现上鉴别诊断非常困难，CT 与 MRI 表现可准确定位，并对肿瘤进行分期，对鉴别诊断有很大价值。

第四节　肾上腺肿瘤

一、皮质醇增多症

1. 临床特点　本症指库欣综合征。可发生在男、女任何年龄，最常见于中年女性。库欣综合征主要表现向心性肥胖，面部大量脂肪堆积而呈“满月脸”，皮肤紫纹、高血压、闭经、多毛、阴蒂肥大、痤疮、糖尿病、葡萄糖耐量降低、骨质疏松或阳痿等。依病因可分为垂体性、异位性、肾上腺性。肾上腺性通常由于肾上腺皮质增生、肾上腺皮质腺瘤或皮质癌所致。

2. X 线表现　腹部平片：一般无特殊表现，诊断价值不大。骨骼系统照片部分病例可见普遍骨质稀疏。

腹膜后充气造影：具有一定诊断价值，肾上腺轮廓饱满。两侧缘膨隆，失去正常肾上腺边缘内凹之形状，密度均匀。如同时断层摄影，影像显示更好。

3. 鉴别诊断　鉴别诊断需依赖于临床症状和实验室检查资料。

4. 临床评价　本病原因多，X 线检查不作为临床的首选。影像学检查依赖于 CT、MRI 检查。CT、MRI 能清楚显示肾上腺病变的大小、形态、有无坏死及其与邻近脏器的关系（图 8–13）。此外，CT、MRI 动态增强检查对于肿瘤的鉴别有重要价值，肾上腺腺瘤多为速升速降；MRI 正反相位诊断富脂腺瘤等。MRI 是诊断垂体病变的首选。

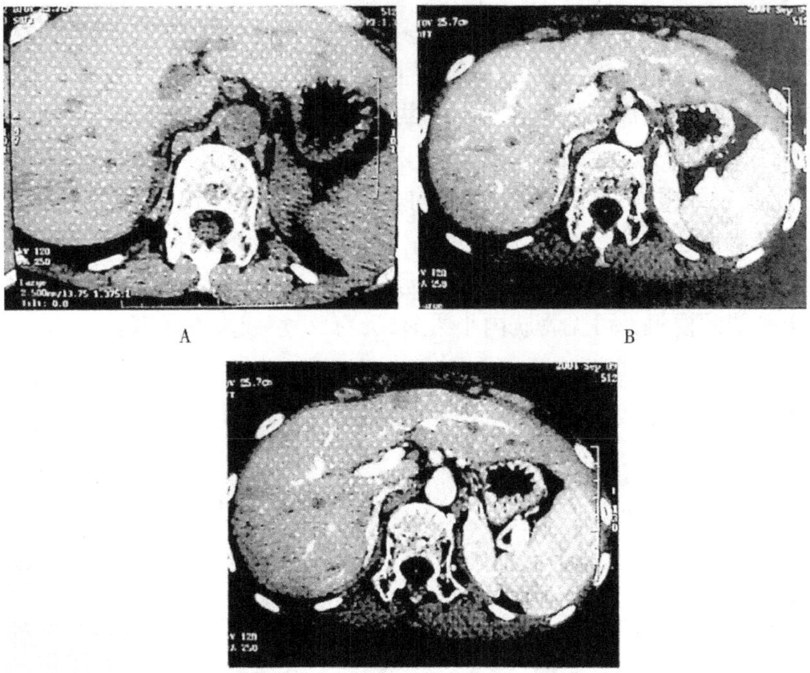

A　B　C

图 8–13　皮质醇增多症

女性，20 岁，原发性闭经。CT 示双侧肾上腺体积明显增大，左侧明显，左侧肾上腺可见坏死区

二、嗜铬细胞瘤

1. 临床特点　嗜铬细胞瘤是一种产生儿茶酚胺的肿瘤，起源于交感神经系统。10% 位于肾上腺之外，本节讨论肾上腺嗜铬细胞瘤。本病好发于 20 ~ 50 岁，男女发病率相等，90% 为良性。肿瘤直径 1 ~ 10cm 不等，分叶状，有包膜，质较硬，瘤组织可有出血及囊变。临床上，典型表现为阵发性高血压、头痛、心悸、多汗和皮肤苍白，发作数分钟后症状缓解。实验室检查可发现血或尿儿茶酚胺增高。

2. X 线表现　腹部 KUB 及 IVU：肿瘤较大时，肾上腺区见软组织肿块影，部分肿瘤可见钙化影。IVU 示肾盂肾盏受压变形，肾脏可受压下移，肾轴旋转。

腹膜后充气造影：常显示肾上腺增大致密，正常结构消失，呈圆形、团块状，边缘膨隆呈波浪状，典型者可见“尖顶”征。

3. 鉴别诊断　临床疑为嗜铬细胞瘤患者，当 CT 检查发现肾上腺较大肿块，密度均一或不均并有实体部分明显强化，结合临床和实验室检查，通常可做出准确定位和定性诊断。

4. 临床评价　本病常规 X 线检查不能准确定性诊断。CT 和 MRI 有特征性表现。CT 表现为肾上腺区较大肿块，偶为双侧性，肿瘤通常为圆形或卵圆形，较小的肿瘤密度均一，类似肾脏密度，较大的肿瘤常因陈旧性出血、坏死而密度不均，增强检查时，肿瘤实体明显强化（图 8–14）。MRI 的 T_1WI 信号强度类似肌肉，T_2WI 信号明显增高，甚至可高于脂肪，当肿瘤内有坏死时，表现为肿瘤中心在 T_1WI 和 T_2WI 均有高信号灶。因肿瘤内不含脂肪，因而在反相位成像时，其信号强度无减低。CT 和 MRI 检查能同样准确地发现肾上腺嗜铬细胞瘤并显示其特征，结合临床和实验室检查均可做出准确定性诊断。但是，MRI 无造影剂所致的不良反应，且有肿瘤特异性表现，优于 CT。

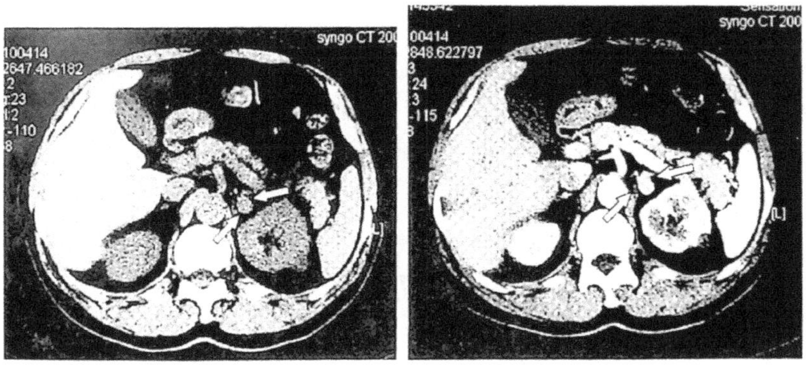

A　　B

图 8-14　左侧肾上腺嗜铬细胞瘤

CT 示左侧肾上腺软组织肿块影，密度欠均匀，增强后明显强化，可见坏死区

三、神经母细胞瘤

1. 临床特点　神经母细胞瘤为起源于交感神经节和肾上腺髓质的恶性肿瘤，介于交感神经母细胞和交感神经节细胞之间的细胞类型所发生的肿瘤。神经母细胞瘤为儿童常见的恶性肿瘤之一，多见于 3 岁以下婴幼儿。男孩多见，偶有少年发病，成人罕见，偶为家族性。以无痛性腹部包块多见。由于转移发生早表现常多样化，常有消瘦、贫血、淋巴结肿大、低热等。骨转移尤为多见，可见骨痛、运动障碍等，以及骨髓受累症状。部分患者可出现儿茶酚胺增多相关症状。此外，腹泻亦为常见。

2. X 线表现　KUB：约半数病例可显示钙化。钙化位于肾上腺区，呈颗粒状或片状细小钙化影。偶尔腹膜后转移淋巴结也显示同样钙化。巨大肿瘤可推移胃肠道，患侧密度增高。此外，骨骼平片上常见成骨型、溶骨型或混合型骨转移性改变。

静脉尿路造影：仅见肾脏受压移位，肾盂肾盏一般不受侵蚀，但也有扭曲变形。

腹膜后充气造影：如肿瘤局限于肾上腺髓质，多可显示患侧肾上腺区肿块影。

3. 鉴别诊断　肾胚胎瘤：肾胚胎瘤的发病年龄较神经母细胞瘤大，腹部平片上肿瘤钙化率也低于后者，此外肾胚胎瘤常侵及肾盂肾盏，而神经母细胞瘤仅引起肾脏受压移位，肾盂肾盏不受侵犯。腹膜后畸胎瘤：腹膜后畸胎瘤在腹部平片上也常有钙化，但常显示为未成熟骨骼、牙齿或成堆钙化，神经母细胞瘤钙化散在、细小。此外神经母细胞瘤常有骨骼转移也为鉴别要点。

4. 临床评价　本病 X 线表现缺乏特异性，仅能显示病灶内的钙化，肿瘤较大时可观察到肾脏受压。CT 表现为不规则形实性肿块，常较大，呈软组织密度，常并发出血、坏死或钙化（图 8-15）。钙化以斑点状最为常见，亦可见环形或斑状钙化，化疗后钙化更明显。少数仅为软组织或脂肪密度。无钙化，诊断困难。

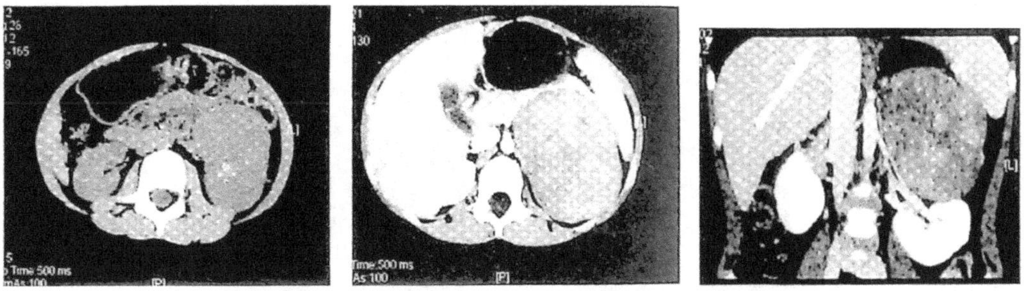

A　　B　　C

图 8-15　左侧肾上腺神经母细胞瘤

CT 示左侧肾上腺巨大肿块影，密度不均，可见颗粒样钙化，增强后不规则明显强化，冠状位重建示左肾受压下移

第九章

骨骼与关节疾病 X 线诊断

第一节　骨折

X 线诊断骨折主要根据骨折线和骨折断端移位或断段成角。骨折线为锐利而透明的骨裂缝。

一、骨折类型

（1）青枝骨折：见图 9–1。

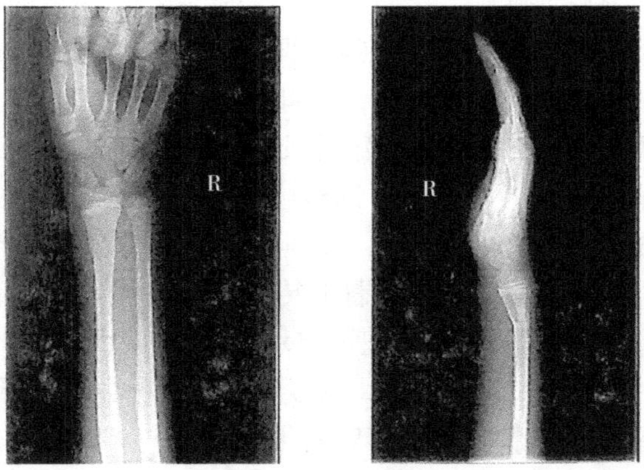

图 9–1　青枝骨折

（2）楔形骨折：见图 9–2。

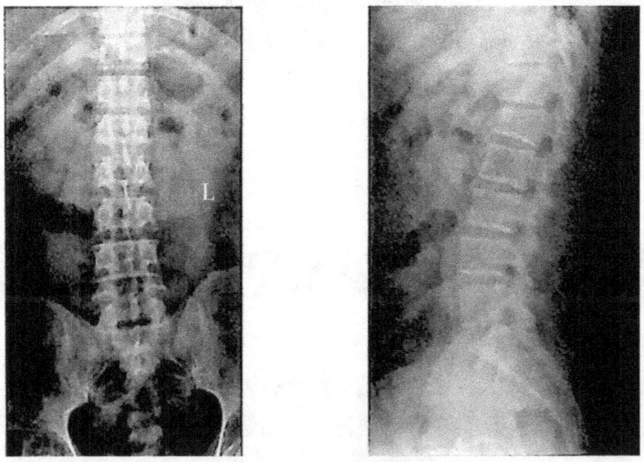

图 9–2　楔形骨折

（3）斜形骨折：见图 9-3。

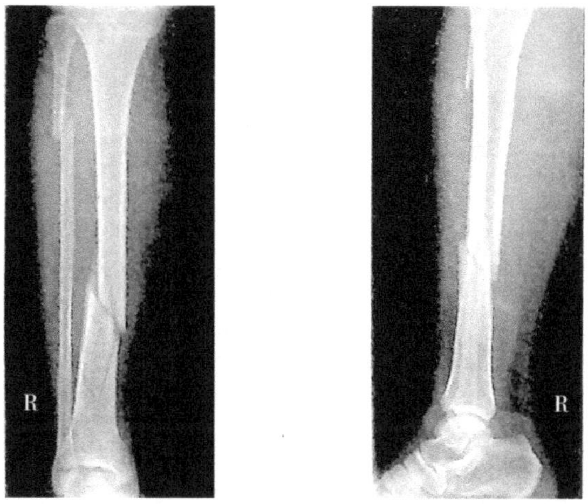

图 9-3　斜形骨折

（4）螺旋骨折：见图 9-4。

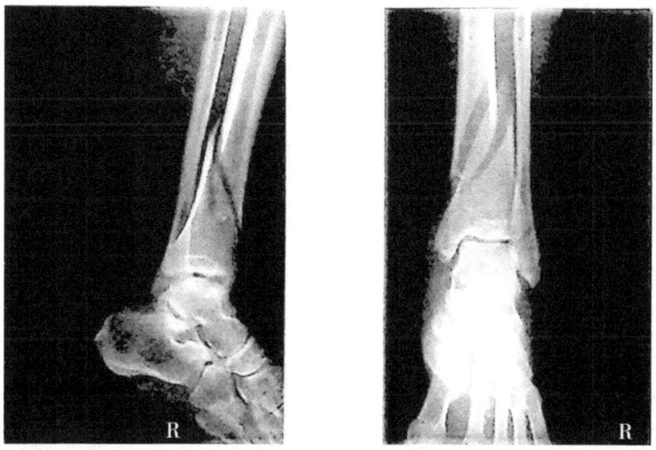

图 9-4　螺旋骨折

（5）粉碎骨折：见图 9-5。

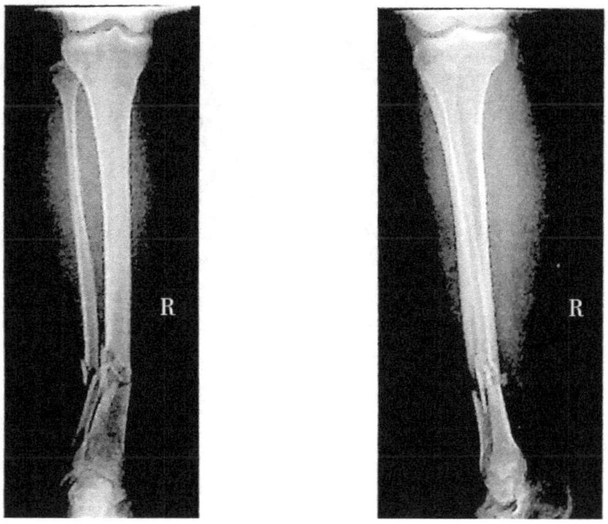

图 9-5　粉碎骨折

（6）压缩骨折：见图 9–6。

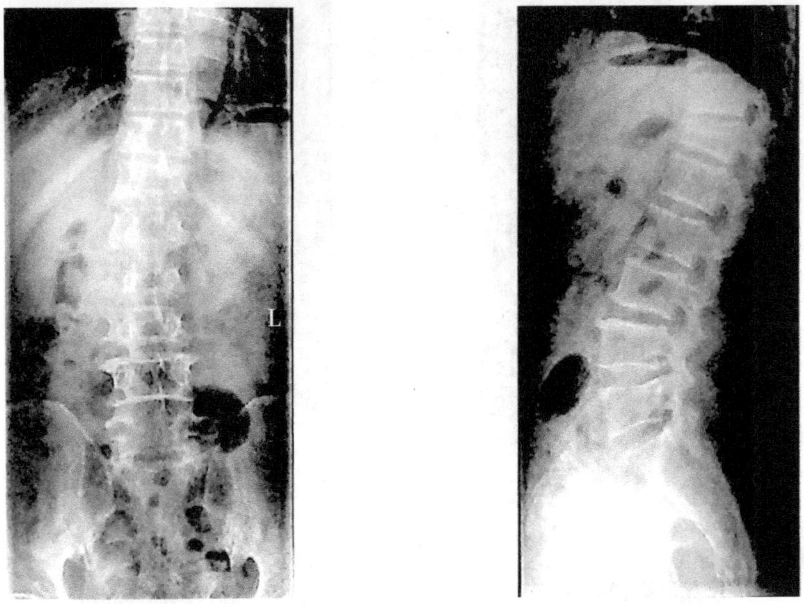

图 9–6　压缩骨折

二、骨折移位

（1）成角：见图 9–7。

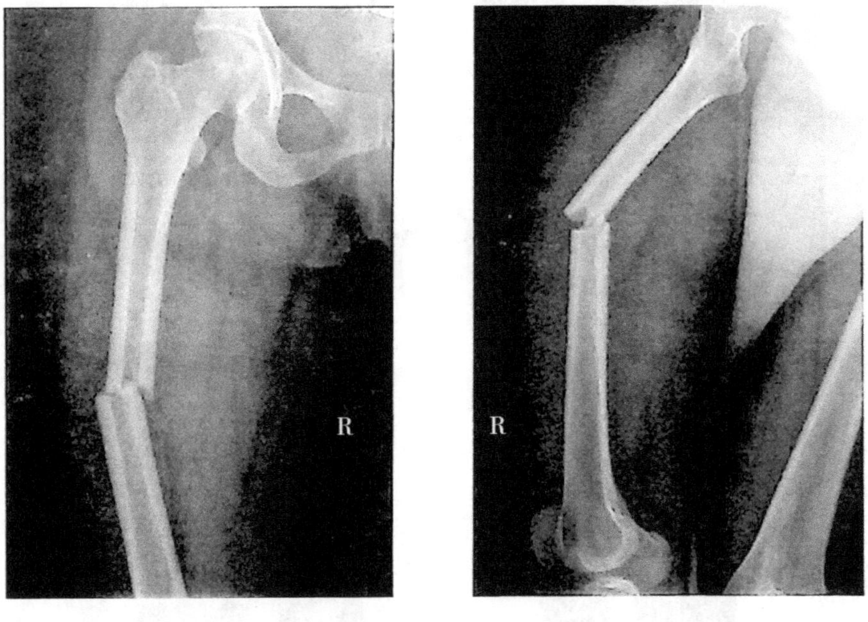

图 9–7　成角

（2）横向移位：见图 9–8。
（3）重叠移位：见图 9–9。
（4）分离移位：见图 9–10。
（5）旋转移位：见图 9–11。

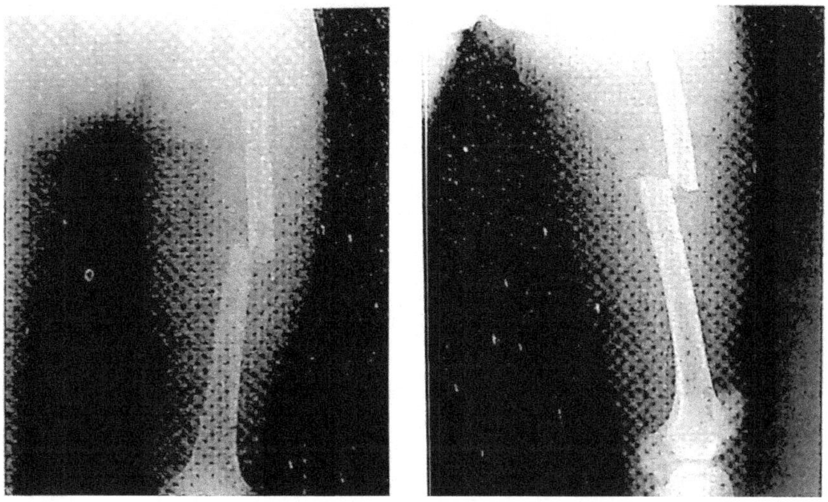

图 9-8　横向移位

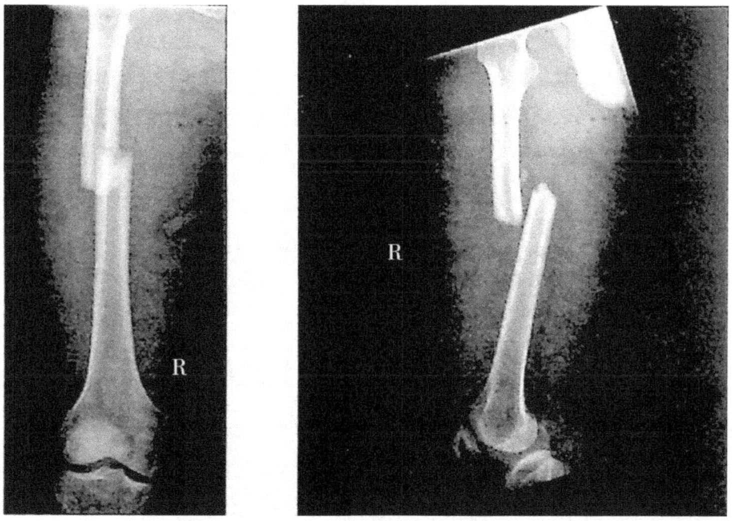

图 9-9　重叠移位

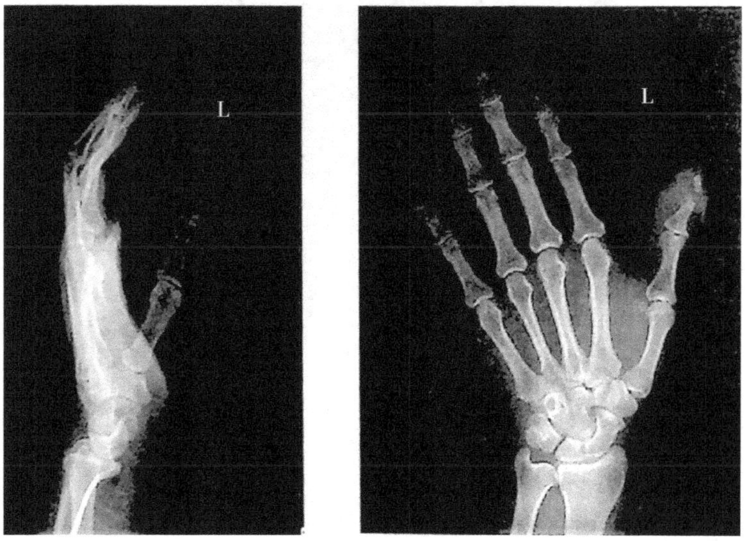

图 9-10　分离移位

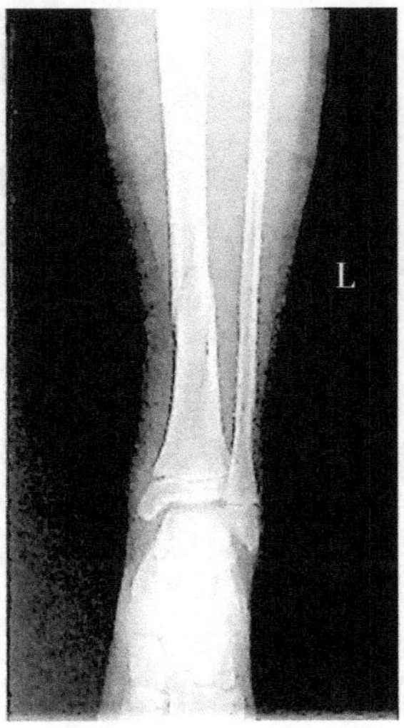

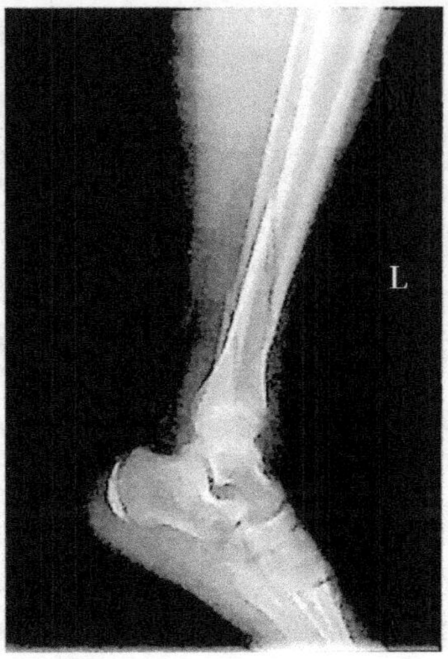

图 9-11　旋转移位

三、骨折愈合

骨性骨痂在骨折 2 ~ 3 周后形成。表现为断端外侧与骨干平行的梭形高密度影，即为外骨痂。同时可见骨折线模糊，主要为内骨痂、环形骨痂和腔内骨痂的密度增高所致。如骨折部位无外骨膜（如股骨颈关节囊内部分、手足的舟骨、月骨等）或骨膜受损而不能启动骨外膜成骨活动，则仅见骨折线变模糊。松质骨如椎体、骨盆骨等的骨折，也仅表现为骨折线变模糊。编织骨被成熟的板层骨所代替，X 线表现为骨痂体积逐渐变小、致密，边缘清楚，骨折线消失，断端间有骨小梁通过。骨折愈合后塑形的结果与年龄有关，儿童最后可以看不到骨折的痕迹。

第二节　关节创伤

一、关节脱位

（1）肩关节脱位：根据肩关节损伤机制可分为前脱位和后脱位（图 9-12）。

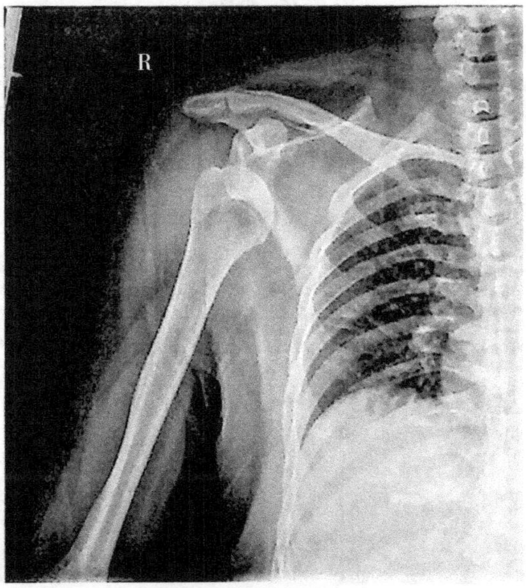

图 9-12　肩关节脱位

（2）肘关节脱位：常并发骨折，或伴有血管、神经损伤，以后方脱位多见（图 9–13）。

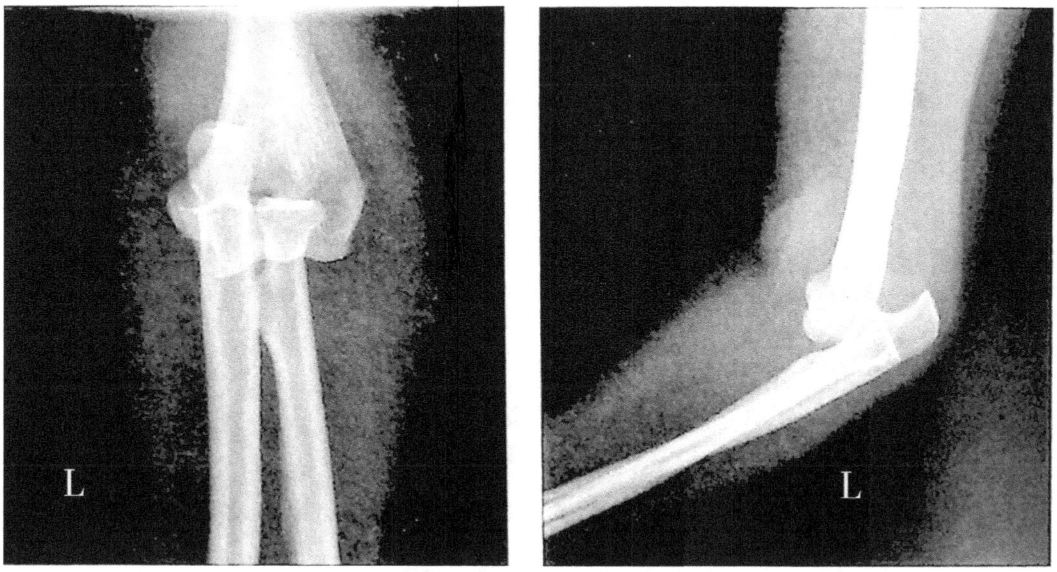

图 9–13　肘关节脱位

（3）腕关节脱位：见图 9–14。

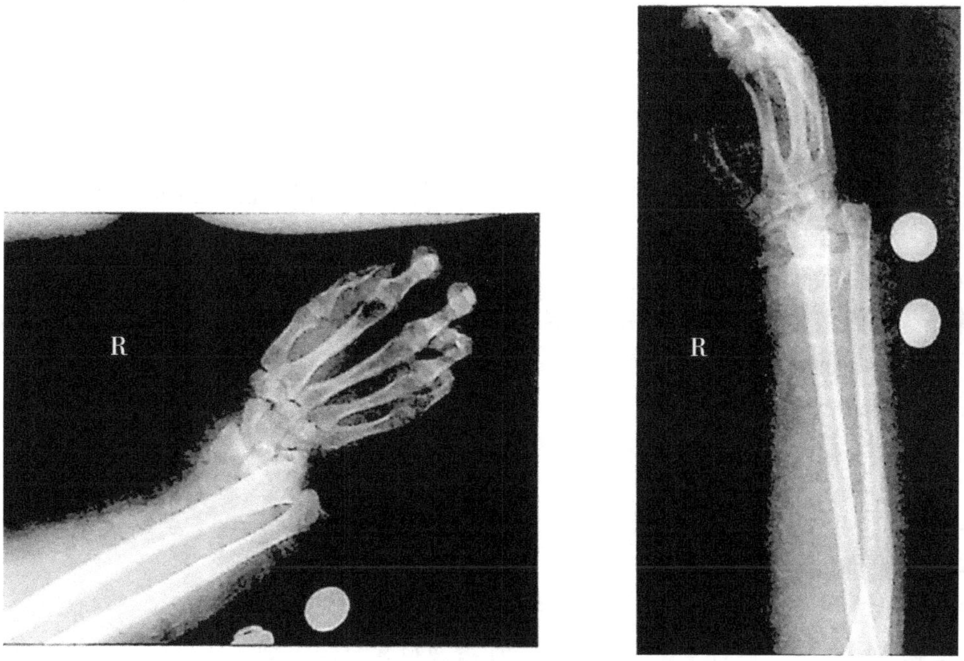

图 9–14　腕关节脱位

月骨脱位：月关节间隙消失，侧位片上月骨脱出于掌侧。

月骨周围脱位：正位片头月重叠或关节间隙消失；侧位片见头部脱出月骨的关节面，向背侧移位。

（4）髋关节脱位：以后脱位多见，常伴有髋臼后上缘骨折；中心性脱位并发髋臼粉碎性骨折，股骨头突入盆腔。

二、关节创伤

（1）肩袖撕裂：肩关节囊与肩山峰下三角肌滑液囊相通。

（2）肱骨外髁骨骺骨折：骨折线通过滑车部骺软骨，斜向外上方，达外髁干骺端。

（3）膝关节半月板的损伤：见图 9–15。

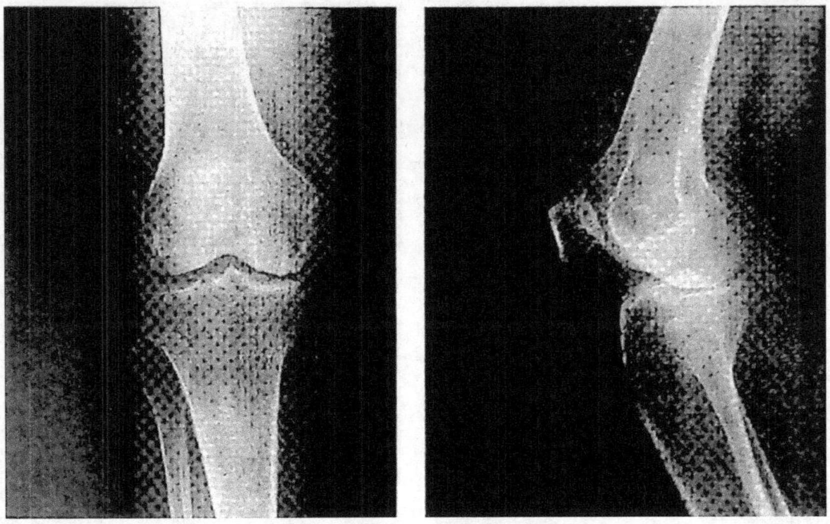

图 9–15　膝关节半月板的损伤

第三节　骨结核

一、骨骺及干骺端结核

（一）X 线诊断要点

分为中心型和边缘型。

1. 中心型　病变位于骨骺、干骺端内，早期表现为局限性骨质疏松，随后出现弥散的点状骨质吸收区，逐渐形成圆形、椭圆形或不规则破坏区。病灶边缘清晰，骨质破坏区内有时可见砂粒状死骨，密度不高，边缘模糊，而化脓性骨髓炎死骨较大，呈块状。破坏性常横跨内后线。

2. 边缘型　病灶多见于骺板愈合后的骺端，特别是长管状骨的骨突处。早期表现为局部骨质糜烂。病灶进展，可形成不规则的骨质破损，可伴有薄层硬化边缘，周围软组织肿胀。

（二）临床联系

本病好发于骨骺与干骺端，发病初期，邻近关节活动受限，酸痛不适，负重、活动后加重。

二、骨干结核

（一）X 线诊断要点

1. 长管骨结核　X 线表现呈大片状、单囊或多囊样改变。继而侵及皮质，骨外膜增生成骨使骨干增粗。有的呈膨胀性改变，使骨干呈梭状扩张。如脓液反复外溢，则形成多层新骨，形如葱皮。以后骨膜新生骨与骨干融合，使骨干增粗。

2. 短管骨结核　X 线早期表现仅见软组织肿胀。手指呈梭形增粗和局部骨质疏松。继而骨干内出现圆形、卵圆形骨破坏，或呈多房性并向外膨隆，大多位于骨中央，长经与骨干长轴一致。病灶内有时可见粗大而不整的残存骨嵴，但很少见有死骨。病灶边缘大。

（二）读片

如图 9–16，右手中指近节指骨囊状膨胀性骨质密度破坏区，骨皮质变薄，周围呈梭形软组织肿胀。

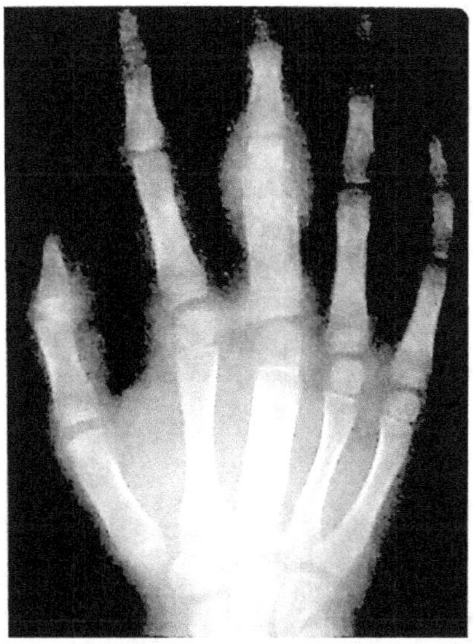

图 9-16　骨干结核

（三）临床联系

本病多见于 5 岁以上儿童。病变带为双侧多发，如发于近节指骨。可有肿胀等轻微症状，或无症状。

第四节　骨肿瘤

一、良性骨肿瘤

（一）骨瘤

X 线诊断要点：颅骨骨瘤为一附着于骨板的骨性突起，常呈扁平状，边缘光滑整齐。一般肿瘤生长愈快，其密度亦愈低，体积也愈大。根据其密度不同，可分致密型和疏松型。前者内部结构均匀致密，后者结构疏松。

读片：如图 9-17，骨瘤。下颌骨体部中间偏右（右下第 3 牙根下方）可见一类椭圆形高密度影，边界清楚。

临床联系：骨瘤好发于颅骨，其次为颌骨，多见于颅骨外板和鼻旁窦壁。骨瘤可在观察期内长期稳定不增大或缓慢增大。较小的骨瘤可无症状，较大者随部位不同可引起相应的压迫症状。

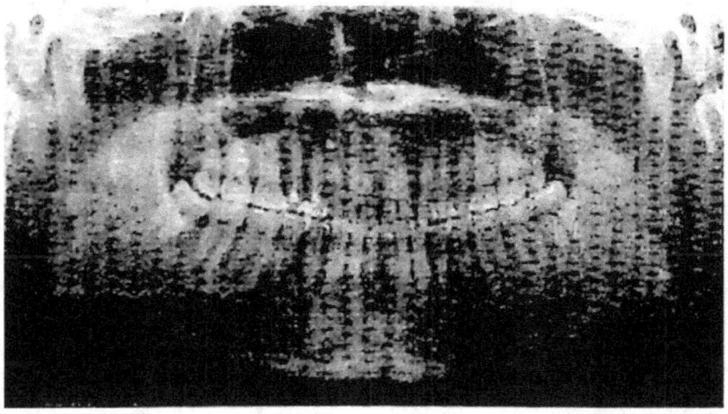

图 9-17　骨瘤

（二）骨软骨瘤

X 线诊断要点：肿瘤为一附着于干骺端的骨性突起，边界清楚。与骨骼相连处，可呈蒂状或宽基底。瘤体内含有软骨组织时，显示有透亮区。肿瘤生长活跃者，其表面之致密钙化多呈菜花状，其中常可见多数环状钙化。停止生长者，表面则形成光滑的线样骨板。

读片：如图 9-18，滑膜骨软骨瘤。女，58 岁，左侧胫骨近端后方（相当于腘窝区）可见数个大小不等的类圆形密度增高影，位于滑膜腔内。

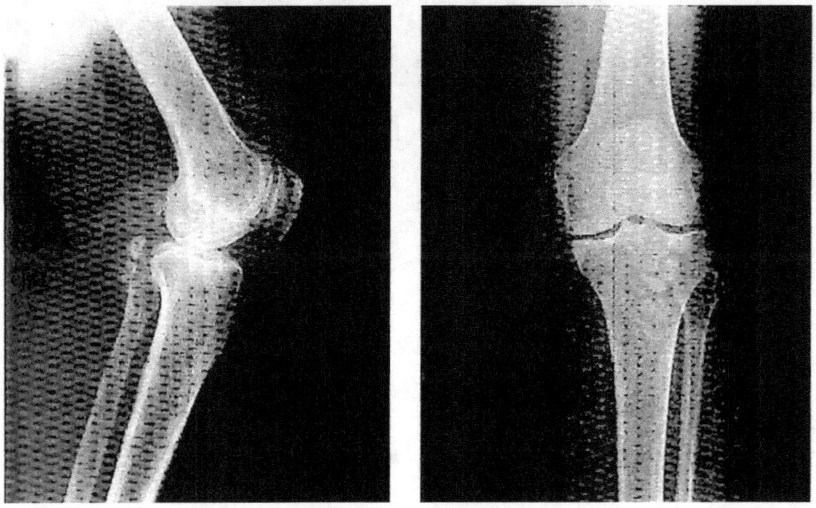

图 9-18 滑膜骨软骨瘤

临床联系：骨软骨瘤是最常见的骨肿瘤，好发于 10 ~ 30 岁，男性居多，早期一般无症状，仅局部可扪及一硬结，肿瘤增大时可有轻度压痛和局部畸形，近关节活动障碍。

（三）软骨瘤

X 线诊断要点：病变常开始于干骺部，随骨生长而生长。病变位于骨干者多以中心性生长为主，位于干骺端者以偏心性生长为主。内生性软骨瘤位于髓腔内，表现为边界清楚的类圆形骨质破坏区，多有硬化缘与正常骨质相隔。病变邻近的骨皮质变薄或偏心性膨出，其内缘因骨嵴而凹凸不平或呈多弧状。由于骨嵴的投影，骨破坏区可呈多房样改变。骨破坏区内可见小环形、点状或不规则钙化影，以中心部位多见。

读片：如图 9-19，软骨瘤。右手第 3 掌骨中段可见囊状低密度影，边缘清楚，骨皮质膨胀变薄，周围未见骨膜反应。

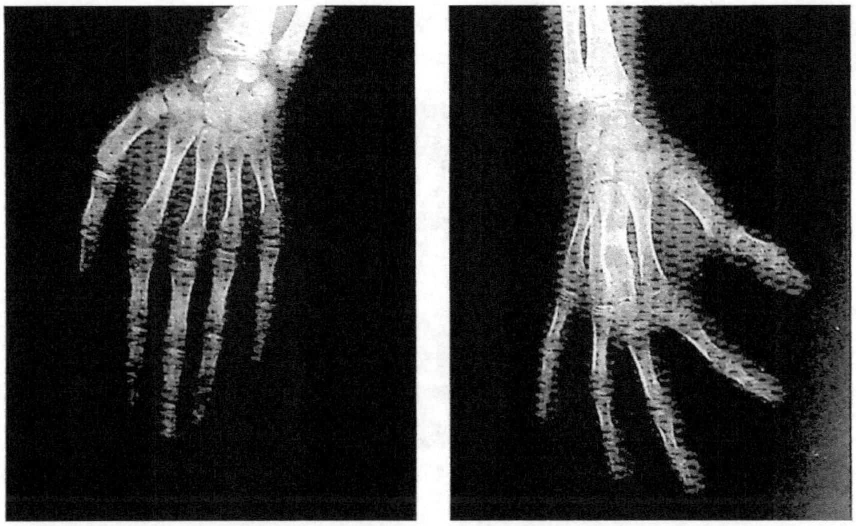

图 9-19 软骨瘤

临床联系：本病多发生于 11 ~ 30 岁男性，好发于手、足短管状骨，主要症状为轻微疼痛和压痛，表浅局部肿块，运动轻度受限。

（四）骨巨细胞瘤

X 线诊断要点：肿瘤好发于干骺愈合后的骨端，多呈膨胀性多房状偏心性骨破坏。有的肿瘤膨胀明显，甚至将关节对侧的另一骨端包绕起来，形成皂泡状影像。随肿瘤的发展，其中心部的皂泡影逐渐消失，而边缘又出现新的皂泡影。

肿瘤向外生长，骨内膜不断破骨，骨外膜不断形成新骨，形成骨壳。肿瘤生长缓慢者，骨壳多较完整；生长活跃者骨壳呈虫蚀样破坏。

临床联系：本病多发于 20 ～ 40 岁，以膝关节所属的骨端最常见。临床症状与发病部位及生长速度有关。通常为间期性隐痛。较大肿瘤触之有乒乓球感。如肿瘤突然生长加速，疼痛增剧，则有恶变的可能。

（五）软骨母细胞瘤

X 线诊断要点：肿瘤多位于干骺愈合前的骨骺，病灶多为圆形或不规则形局限性骨破坏区，常为偏心型。病变可突破骨端进入关节，亦可向干骺端蔓延。病变边缘清楚，周围多有较厚的硬化缘。病变易突破骨皮质，在软组织内形成肿块。

临床联系：本病多见于青少年，男性居多，好发于四肢长骨，发病缓慢，一般症状轻微，主要为邻近关节不适、积液、局部疼痛、肿胀、活动受限。

（六）软骨黏液样纤维瘤

X 线诊断要点：为位于干骺端偏心性囊样膨胀性透亮区。病变内有骨嵴为多房型，呈蜂窝状改变，病变内无骨嵴为单房型，多为椭圆形或圆形的透亮区。前者常与骨长轴一致。后者多向横的方向膨胀，易突破骨皮质，侵入软组织。部分骨皮质中断后，残余的骨壳呈弧状改变，表现较为特殊。肿瘤近髓腔侧呈扇状增生硬化，外缘膨胀变薄呈波浪状改变，有时肿瘤膨胀较明显，可超越关节间隙，包埋关节。

临床联系：肿瘤多见于 30 岁以下，好发于长骨干骺端，尤以胫骨上段较多。临床症状可有轻度疼痛，常因触及肿块而就诊，或因外伤经 X 线检查而被发现。

（七）非骨化性纤维瘤

X 线诊断要点：肿瘤多位于长骨干骺端距邻近骨骺板 3 ～ 5cm 处，多呈偏心性，为局限于皮质内或皮质下单房或分叶状透明区，呈椭圆形或圆形，境界清楚，病灶长轴与骨干纵轴平行。病变周围常环以薄的或厚薄不均的凹凸不平的硬化带，骨皮质膨胀变薄，亦可增厚或出现骨皮质缺损，透明区内有不规则骨嵴间隔。无骨膜反应，软组织多无改变。

读片：如图 9-20，非骨化性纤维瘤。胫骨近段外侧髁骨质破坏，骨皮质明显变薄，部分似不连续，周围未见骨膜反应。

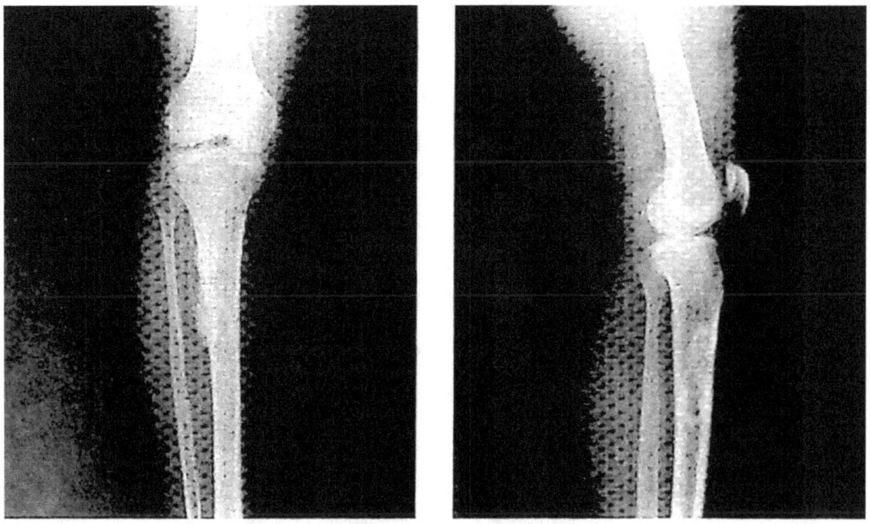

图 9-20　非骨化性纤维瘤

临床联系：临床上多见于青少年，30 岁以上罕见。胫骨上端及股骨下端为好发部位。多为单发，病程缓慢，可有局部轻度疼痛。

（八）多发性骨髓瘤

X线诊断要点：多发性穿凿状的溶骨性破坏，普遍性骨质疏松。随病变发展，可出现大片状骨质溶解消失。不规则的骨质破坏伴有软组织肿块者，常为生长迅速的征象；边缘清楚锐利伴有分房状膨胀改变者，多为缓慢发展的病变。此外，病变局限于骨髓内，骨小梁破坏较轻，X线片可无明显异常。

临床联系：本病多发于50～60岁，以男性较为多见，好发部位是颅骨、脊柱、骨盆、肋骨和四肢长骨。主要症状常为全身性普遍性疼痛，而以胸背部和腰骶部较明显。疼痛初为间歇性，后发展为持续性剧痛。可有多发性病理骨折，进行性贫血、发热、消瘦和易并发肺部感染。

（九）骨样骨瘤

X线诊断要点：主要表现为直径不超过2cm的透亮瘤巢和其周围的骨质硬化。在肿瘤发展过程中，瘤巢中心可出现钙化和骨化，与周围的硬化间隔以环形透亮区，此为本病的特征性表现。

临床联系：本病为良性成骨性肿瘤，多见于30岁以下青少年，以患部疼痛为重，夜间加重。疼痛可发生在X线征象出现之前，服用水杨酸类药物可缓解疼痛。

（十）骨母细胞瘤

X线诊断要点：肿瘤大小在2～10cm，主要为一囊样膨胀性密度减低区，其密度的改变，随肿瘤所含的成分而异。早期多显示为一密度较低的透亮区，以后随钙化或骨化的出现密度逐渐增高，可表现为弥漫性密度不均的增高，或呈散在性的斑块状钙化或骨化。

临床联系：本病绝大多数为良性，男性多于女性，局部疼痛不适为最常见的症状。服用水杨酸类药物无效。

二、原发性恶性骨肿瘤

（一）骨肉瘤

X线诊断要点如下。

1. 瘤骨　是肿瘤细胞形成的骨组织，瘤骨的形态主要有以下几种。

（1）针状：多与骨皮质呈垂直状或放射状，大小不一，位于骨外软组织肿块内。

（2）棉絮状：密度较低，边缘模糊，分化较差。

（3）斑块状：密度较高，边界清，分化较好。

2. 骨质破坏　早期，骨皮质表现为筛孔状和虫蚀状骨质破坏；骨松质表现为斑片状骨质破坏。晚期，破坏区互相融合，形成大片状骨质缺损。

3. 骨膜增生　骨肉瘤可引起各种形态的骨膜新生骨和codman三角。

4. 软组织肿块　境界多不清楚，密度不均，可含有数量不等的瘤骨，肿块多呈圆形或半圆形。

读片：如图9-21，骨肉瘤。男，20岁。右侧股骨中远段膨胀性骨质破坏，骨质密度不均。

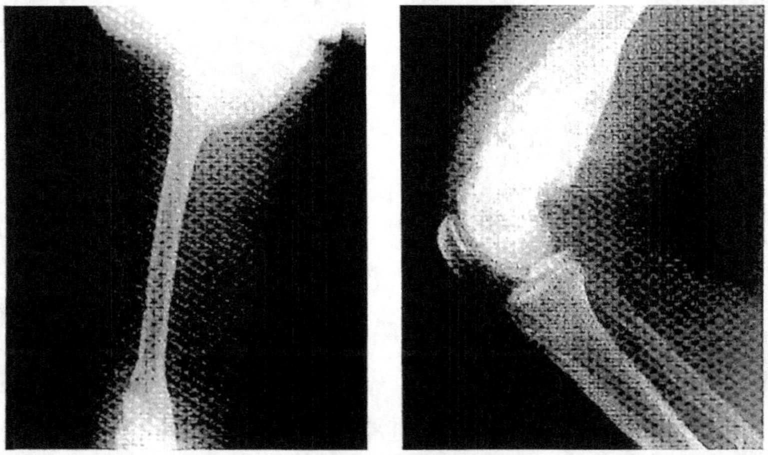

图9-21　骨肉瘤

临床联系：本病为最常见的骨恶性肿瘤，多见于男性，好发年龄11 ~ 20岁，恶性程度高，进展快，易发生肺转移。疼痛、面部肿胀和运动障碍为三大症状。

（二）软骨肉瘤

X线诊断要点：主要为骨质破坏、软组织肿块和肿瘤钙化。

1. 中心型　呈溶骨性破坏，边缘不清，邻近骨皮质可有不同程度的肿胀、变薄，骨皮质或骨性包壳可被破坏而形成大小不等的软组织肿块。骨破坏区和软组织肿块内可见数量不等、分布不均、疏密不一或密集成堆或稀疏散在的钙化影。钙化表现为密度不均、边缘清晰或模糊的环形、半环形或沙砾样。

2. 周围型　多由骨软骨瘤恶变而来，表现为软骨帽不规则增厚变大，边缘模糊，并形成不规则软组织肿块，其内出现不同形状的钙化影。

读片：如图9-22，软骨肉瘤。男，68岁，左侧尺骨远段可见局限性破坏区，边缘模糊不清，似有轻微膨胀及骨膜增生，局部软组织层次模糊，密度增高。

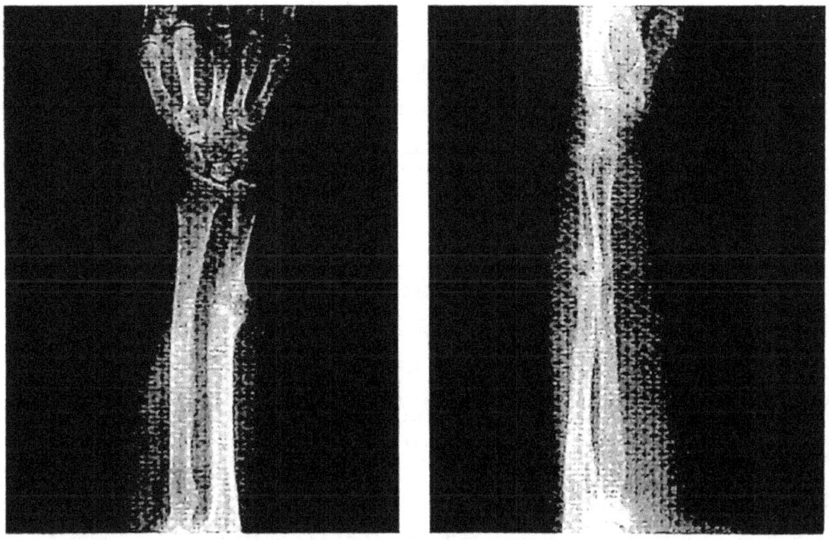

A　　　　B

图9-22　软骨肉瘤

A. 正位；B. 侧位

本病发病仅次于骨肉瘤，多见于男性，以股骨和胫骨最为常见，主要症状是疼痛和肿胀，并形成质地较坚硬的肿块。

（三）骨纤维肉瘤

X线诊断要点如下。

1. 中央型　边缘模糊的溶骨性破坏，周围呈筛孔样改变，一般无骨膜反应，无反应性骨硬化。

2. 周围型　表现为股旁软组织肿块和邻近部位的骨皮质毛糙、压迫性缺损或虫蚀样破坏，亦可穿破皮质侵入骨髓腔。

本病多见于20 ~ 40岁男性，好发于四肢长骨干股后端或骨干，主要表现有局部疼痛和肿胀，可有病理性骨折。

（四）滑膜肉瘤

X线诊断要点如下。

（1）关节附近或跨越关节软组织呈结节状或分叶状肿块，密度均匀，边缘光整，与周围软组织分界清楚。

（2）瘤内出现点状、条状、斑片状、弧状钙化。

（3）跨越关节侵犯数骨的骨质破坏，常为鼠咬状或囊状骨质破坏，病变区可有斑点状钙化。弥漫性迅速生长者，可有大片溶骨性破坏，表现为干骺端骨质破坏、消失。

（4）肿块附近可有骨膜反应，形态不一，可呈葱皮样、放射状或不规则状，但较少见。本病高发年龄为 20 ~ 30 岁，好发于膝、肘部位，主要表现为肿块和疼痛。在 X 线平片上表现不典型者，动脉造影更有诊断价值。

（五）骨肉瘤

X 线诊断要点：根据 X 线上不同表现，可分为 4 型。

1. 硬化型　肿瘤呈圆形或类圆形，瘤体致密，边缘清晰，可有短毛刺，瘤体大部分紧贴骨皮质，与骨皮质间有较小的缝隙，邻近骨皮质多不受侵，呈分叶状者，可见分叶透亮间隙。软组织被推移位。

2. 发团型　肿瘤呈圆形，大部致密瘤骨表现为顺向的梳发样，边缘呈不连续之壳状，基底部密度较高，形成较典型的发团状，此为肿瘤主体。其余瘤骨少而不规则，钙化较多，肿瘤与骨皮质关系较密切，可压迫侵及骨皮质，软组织被推压移位。

3. 骨块型　肿块呈长形或肾形，大小不一，边缘整齐清楚，孤立于骨皮质之外，纵轴与骨干纵轴平行，肿瘤与骨皮质间可有明显间隙，有的骨块有蒂与骨相连，其余部分完全不与骨相连。瘤内密度不均匀，可有钙化。

4. 混合型　为上述各型的混合表现，但均不典型。瘤骨、瘤软骨分布不均，围绕骨生长，骨皮质甚至骨髓腔均可受侵，瘤内可见不规则钙化，可有骨膜反应，软组织肿胀明显。

本病高发于 30 ~ 40 岁，好发于长骨干骺端，尤其骨干下端腘窝部。症状轻微，局部有无痛性、固定性肿块，质地硬。晚期可有疼痛。

（六）尤因肉瘤

X 线诊断要点：病变区有大小不一的斑片状骨质破坏，周围骨皮质呈虫蚀样破坏。骨膜反应可呈葱皮样，随肿瘤的发展，表现为断续不连或虫蚀状，在骨膜新生骨中断处，常出现细小放射状骨针。肿瘤突破骨皮质，境界不清的软组织内肿块。当骨膜新生骨被破坏时，可出现袖口征。

本病好发年龄为 5 ~ 15 岁，发生部位与年龄及红骨髓分布有关。全身症状类似骨感染，局部症状以疼痛为主，早期可发生转移，对放射治疗相当敏感为本病的特点之一。

（七）骨原发性网状细胞肉瘤

X 线诊断要点：病变起于骨干或干骺端，沿骨长轴呈广泛的斑片状溶骨性破坏，骨膜反应不明显，是本病发生于长骨的主要特点。此外，有的表现为临床病变范围广泛，而骨的破坏呈溶冰状改变，亦是本病的相对特点之一。早期在髓腔出现多数颗粒状或小片状溶骨区，边缘模糊。有的小破坏区间尚有残留骨小梁，则可有网格状表现。骨髓腔略膨胀，骨皮质变薄，以后破坏区逐渐融合扩大，严重者骨结构大部消失。肿瘤发展可沿髓腔呈匀称性蔓延，或向一侧发展较快。突破骨皮质后形成软组织肿块。一般无骨膜改变。

本病好发于中年人，早期为患处间歇性钝痛，晚期可有持续性剧痛，多伴软组织肿块。骨破坏广泛而症状较轻，邻近关节的肿瘤还可引起滑膜炎。

（八）骨髓瘤

X 线诊断要点：多发性穿凿状的溶骨性破坏，普遍性骨质疏松。随病变发展，可出现大片状骨质溶解消失。不规则的骨质破坏伴有软组织肿块者，常为生长迅速的征象；边缘清楚锐利伴有分房状膨胀改变者，多为缓慢发展的病变。此外，病变局限于骨髓内，骨小梁破坏较轻，X 线片可无明显异常。

本病多见于 40 岁男性，好发于富含红骨髓的部位，临床表现复杂，除骨骼系统表现外，还有泌尿系统、神经系统、血液系统表现。

（九）脊索瘤

X 线诊断要点如下。

1. 骶尾部脊索瘤　为肿瘤的最好发部位，表现为膨胀性溶骨性破坏，可有残存骨片及钙化，且常在骶骨前后形成软组织肿块。肿瘤与正常骨分界不清。

2. 颅底部脊索瘤　肿瘤常位于蝶枕软骨联合部，蝶鞍附近。除溶骨性骨质破坏外，可见钙化。

3. 脊柱部　常发生于上部颈椎，病变呈溶骨性膨胀性改变并向周围蔓延，形成椎旁软组织肿块（可有钙化），可有残存骨片和钙化。

本病多见于男性，可发生在任何年龄。病程长，主要症状为患部持续性隐痛。

三、转移性骨肿瘤

X线诊断要点：骨转移X线表现为溶骨型、成骨型和混合型。

1. 溶骨型　最常见。长骨的转移瘤多在干骺端的骨松质，表现为单发或多发斑片状骨质破坏。随病变的发展融合扩大，形成大片状骨质破坏缺损，常并发病理骨折，无骨膜增生和软组织肿块。发生于扁骨者，多表现为大小不等的骨质破坏区，有融合倾向，或可见软组织肿块影。发生于脊柱者，见椎体广泛性破坏，椎间隙保持完整。椎弓根受侵。

2. 成骨型　多由生长缓慢的肿瘤引起。X线表现为多发性边缘模糊的结节状或雪片状致密阴影。病灶扩大融合则成为大块状硬化灶。亦可刺激骨膜产生新生骨使病骨增厚，有时可有放射状骨针。

3. 混合型　兼有成骨和溶骨变化。

读片：如图9-23，转移性骨肿瘤。女，56岁，于尺桡骨远端可见不规则囊状骨质减低区，尺骨茎突下方骨皮质不连续，周围软组织密度增高。

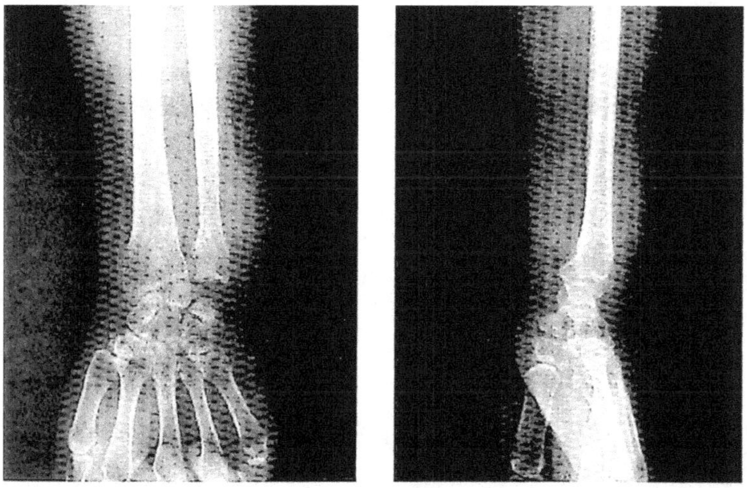

A　　B

图9-23　转移性骨肿瘤

A. 正位；B. 侧位

本病多见于中、老年人，男性为多。转移途径主要为血行转移，表现主要是疼痛，多为持续性，夜间加重。有时可出现肿块、病理骨折和压迫症状。

四、骨肿瘤样病变

（一）骨纤维异常增殖症

X线诊断要点：X线表现可分为4种改变，常数种并存，亦可单独存在。

1. 囊状膨胀改变　表现为囊状膨胀的透亮区，边缘硬化而清晰，皮质变薄。囊内可见散在的条索状骨纹或斑点状致密影。

2. 磨玻璃样改变　正常骨纹消失，髓腔闭塞而形如磨玻璃状，常并发于囊状膨胀性改变之中。常见于长管骨和肋骨。

3. 丝瓜瓤状改变　患骨膨胀增粗，皮质变薄甚至消失，骨小梁粗大而扭曲，颇似丝瓜瓤状。常见于肋骨、股骨和肱骨。

4. 虫蚀样改变　表现为单发或多发的溶骨性破坏，边缘锐利如虫蚀样，有时酷似溶骨性转移性破坏。

颅面骨的改变主要为外板和板障的骨质膨大、增厚和囊性改变，呈现磨玻璃样或骨硬化。

本病多见于 11 ~ 30 岁男性。病程较长，早期常无任何症状，发病越早其后症状越明显，可引起肢体的延长或缩短，持重骨可弯曲，出现跛行或疼痛。

（二）畸形性骨炎（Paget 病）

X 线诊断要点：一般分为海绵、硬化和混合 3 型。海绵型以骨质吸收为主，硬化型以修复为主，混合型则吸收和修复并存。本症病变范围广，骨盆常呈三角形。有时在长骨的病变区，骨皮质上下有 V 形密度减低分界线，在颅骨表现为颅板增厚，边缘模糊如羊毛状或棉球样，其中可见多数密度增高或减低阴影。在椎体的病变，常显示椎体变扁加宽，有时密度增高，或在椎体边缘出现密度增深层，犹如方框状。中老年人易患本病，发病缓慢，主要为骨增大、变形。发生在颅骨、膝、髋关节者可出现疼痛。

（三）骨囊肿

X 线诊断要点：囊肿多位于干骺端或骨干髓腔内，多为单发，呈圆形、卵圆形或柱状，单房型居多，为一界限分明、边缘光滑、呈中心性生长的透明区。囊肿向外膨胀生长，皮质变薄，外缘光滑并有菲薄的硬化边。囊肿内部透光度较强，囊内可见少许纤细的条状骨间隔，骨壁有多条骨嵴存在，形如多囊，称多房性骨囊肿。

本病最常见于 20 岁以下，好发于长管状骨，患者一般无明显症状，或仅有隐痛。多数有局部外伤史。

（四）动脉瘤样骨囊肿

X 线诊断要点：发生于长骨者，多偏心性生长于骨干和干骺端的一侧，骨膨大如气球状，其外覆盖以由骨膜形成的壳，囊内可见较粗的分隔或骨嵴，呈皂泡状。

本病病因不明，各年龄均可发病。临床症状轻，主要为局部肿胀疼痛，呈隐袭性发病。

（五）组织细胞增生症和类脂质代谢障碍

1. 骨嗜酸性肉芽肿　X 线诊断要点：脊椎可单个或多个受侵，椎体呈楔状或平板状变扁。颅骨骨质破坏可呈“地图样”外观，其内可有“纽扣状”死骨。病灶多发时，可同时累及髂骨、坐骨和耻骨，呈分房状膨胀性破坏，边缘有硬化带环绕，严重者可侵犯骶髂关节。坐骨和耻骨破坏常呈溶骨性，颇似骨转移瘤或结核。长骨破坏区位于骨髓腔，呈中心性单囊或多囊状膨胀性破坏，边缘清，常伴有层状骨膜反应。

本病好发于儿童及青年，大多发生于躯干、扁骨和长骨，其中以脊椎、颅骨最为好发。全身症状少，局部主要为疼痛、肿胀和肿块，可有病理性骨折。

2. 黄脂瘤病　X 线诊断要点：颅骨为最好发部位，其次为颌骨、髂骨和肋骨等。肺部改变主要有肺门增大，肺纹理增多、紊乱并夹杂小结节病灶。齿槽骨破坏可致牙齿歪斜或呈“悬浮”状。眼眶、蝶鞍及其他部位骨骼均可出现骨破坏区及软组织肿块。

本病多发生于 5 岁以下，男性多于女性，典型表现有颅骨缺损、尿崩症和突眼三大症状。

第三篇

超声临床应用

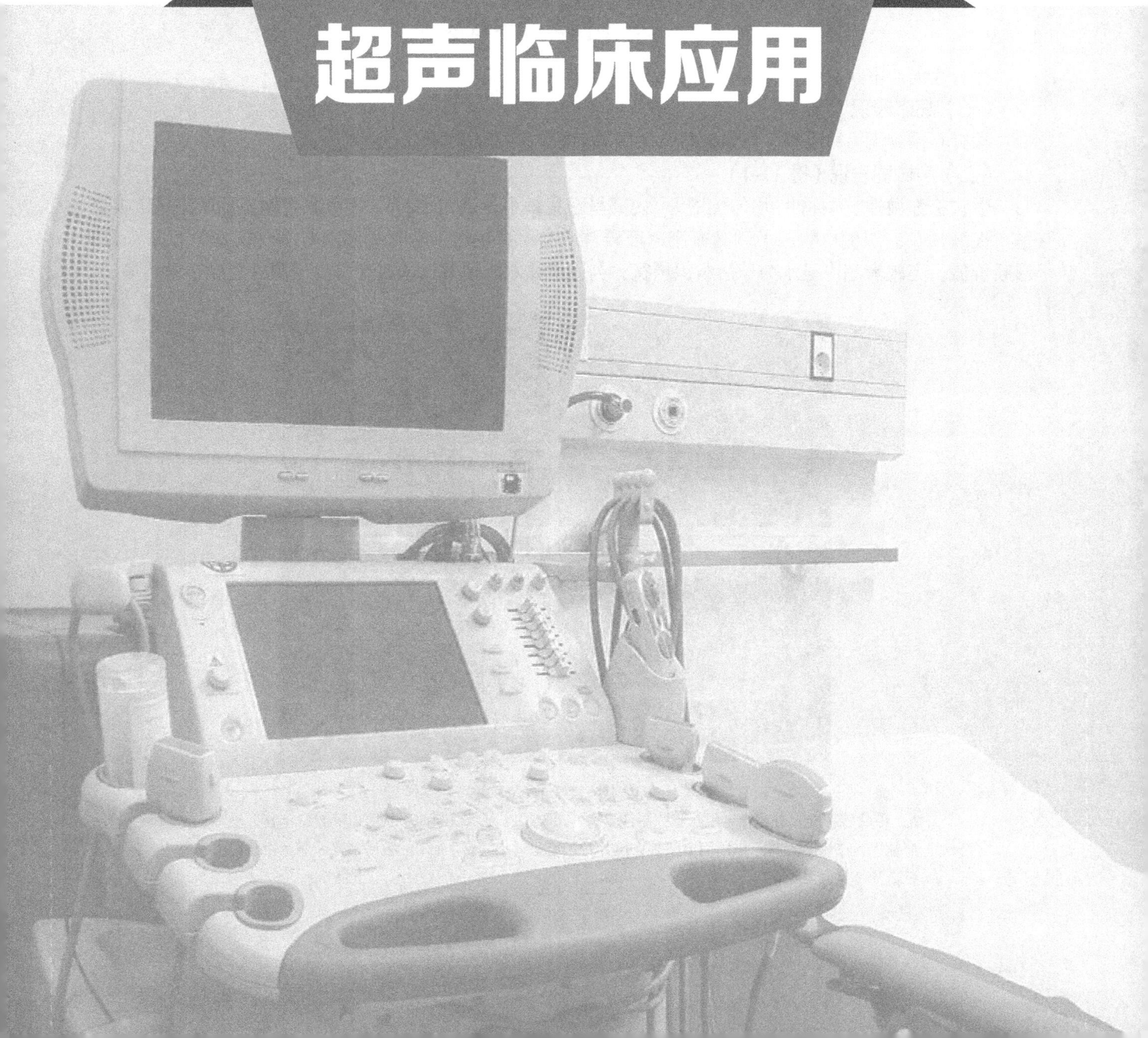

第十章

甲状腺、甲状旁腺及唾液腺疾病超声诊断

第一节　甲状腺疾病

一、弥漫性毒性甲状腺肿

弥漫性毒性甲状腺肿又称 Graves 病或原发性甲状腺功能亢进症。

（一）临床表现

常有心悸、无力、手抖、体重减轻、突眼等症状。

（二）声像图表现（图 10-1）

甲状腺弥漫性、对称性、均匀性增大，内部呈密集细小光点，无结节。彩色多普勒显示血流异常丰富，呈“火海征”。双侧甲状腺上动脉血流速度异常增高，甚至达正常的两倍以上，一般大于 70cm/s 具有诊断价值。突眼者超声显示为球后组织增宽，为脂肪垫水肿所致，同时也可发现眼外肌较正常增厚。

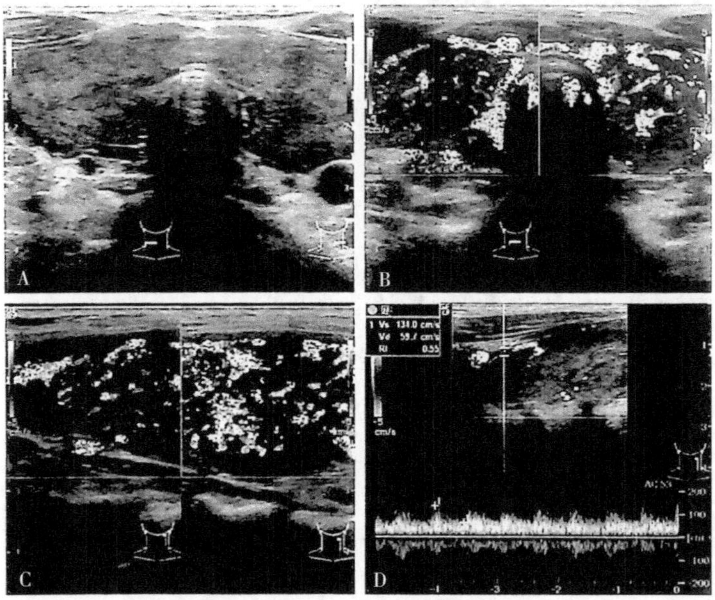

图 10-1　Graves 病

A. 甲状腺功能亢进症患者甲状腺弥漫性增大；B. CDFI 显示横断面甲状腺血流异常丰富，呈“火海征”；C. CDFI 显示纵断面甲状腺血流异常丰富呈“火海征”；D. 频谱多普勒显示甲状腺上动脉血流速度异常增高

二、单纯性甲状腺肿

（一）临床表现

单纯性甲状腺肿又称地方性甲状腺肿。甲状腺肿大，无明显全身症状。

（二）声像图表现（图 10-2）

甲状腺对称性、均匀性增大可达正常 3 ~ 5 倍，表面光滑、边缘饱满，内部回声均匀减低、无结节。CDFI 显示血流未见明显异常。

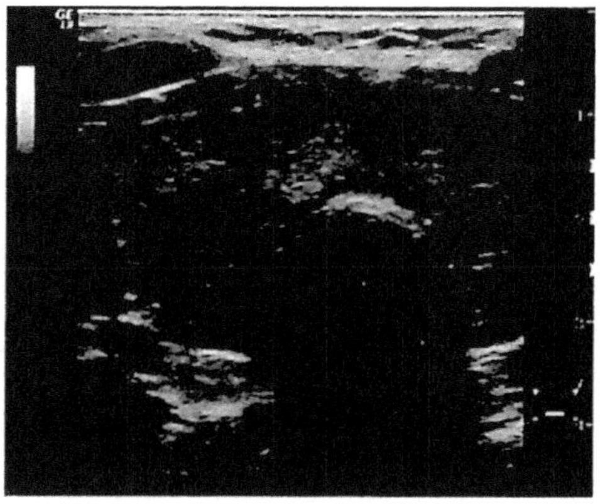

图 10-2　单纯性甲状腺肿
甲状腺弥漫性肿大，回声较均匀

三、结节性甲状腺肿

在地方性甲状腺弥漫性肿大的基础上反复增生和不均匀的复发所致，形成增生性结节及纤维间隔。可分为毒性结节性甲状腺肿及非毒性结节性甲状腺肿，前者伴甲状腺功能亢进表现，后者不伴甲状腺功能亢进，后者多见。

（一）临床表现

甲状腺肿大或体检发现甲状腺结节，女性多见，年龄较大，病程较长。

（二）声像图表现

两侧叶甲状腺不规则增大，内见多发性、大小不等的结节。结节边界不清楚，无包膜回声，内部回声不均，部分结节呈实质性低回声区，大多数结节内部可出现囊性变。CDFI 示血流减少，少数结节内也可见较丰富血流信号。结节周围的甲状腺组织回声多数正常。也可出现纤维增生、钙化等征象，伴彩色血流丰富者为毒性结节性甲状腺肿。超声造影显示病灶周边环形增强，内部低增强。超声弹性成像病灶内部呈较软的绿色信号为主。

（三）诊断注意点

结节性甲状腺肿特征是多发结节、易囊性变，4% ~ 7% 结节性甲状腺肿结节有发生恶变的可能，必要时采用超声引导下穿刺细胞学或组织学活检。部分结节与甲状腺腺瘤鉴别见表 10-1。

表 10-1　甲状腺腺瘤与结节性甲状腺肿的鉴别

	甲状腺瘤	结节性甲状腺肿
数目	多为单侧	双侧，多发性，散在分布
边界	有较光滑完整包膜，周边可见声晕	无包膜，边界不光滑
内部回声	较均匀	不均，有大小不等低、无回声区
甲状腺组织	腺瘤周围组织正常	病灶周围有/无正常组织

四、急性化脓性甲状腺炎

（一）临床表现

急性化脓性甲状腺炎由细菌感染引起，可形成脓肿，有明显颈部肿痛及发热症状。

（二）声像图表现

甲状腺局限性肿大呈低回声区，脓肿形成后期则呈液性暗区，内可见细小光点回声。超声引导下穿刺抽吸脓液，既可明确诊断，又可引流治疗。

（三）诊断注意点

诊断此病要结合患者有明显细菌感染的临床征象。

五、亚急性甲状腺炎

（一）临床表现

亚急性甲状腺炎又称病毒性甲状腺炎、肉芽肿性甲状腺炎，病毒感染性疾病，病程为数周或数月，多见于女性，表现为发热、甲状腺中度肿大和疼痛、局部压痛。

（二）声像图表现

甲状腺非均匀性肿大，内有小的不规则低回声区，也可呈高回声区，甲状腺炎症病灶与颈前肌形成粘连，回声减低形成囊肿样改变或“假囊征”。

六、慢性淋巴细胞性甲状腺炎

（一）临床表现

慢性淋巴细胞性甲状腺炎又称桥本甲状腺炎，常见于女性，病程较长。甲状腺弥漫性肿大，压痛不适，部分患者可有轻度甲状腺功能亢进表现，血中自身抗体滴度增高。

（二）声像图表现

（1）甲状腺弥漫性肿大尤其是前后径增大、峡部增大特征明显。

（2）多数病例甲状腺内部回声较正常减低，或呈片状低回声区，或呈较多小结节状低回声伴纤维化组织增生呈格状。少数病例可见甲状腺结节或胶质浓缩形成的强光点回声，后期甲状腺缩小、回声增强。

（3）CDFI 显示低回声区内血流信号增多呈“火海征”，后期甲状腺内血流信号明显减少。

（三）诊断注意点

此病较特征表现是甲状腺内片状回声减低区及峡部增厚。当出现胶质浓缩形成的点状强回声时，需要鉴别于微钙化，胶质浓缩强光点后方可见多重反射形成的“彗尾征”，多出现在囊性病变区，局部血流不明显；而微钙化出现在实质性病灶区，后方伴声影，局部血流增多甚至呈分枝状。

七、慢性纤维性甲状腺炎

慢性纤维性甲状腺炎又称 Riedel 甲状腺炎，罕见病，病因不明。正常甲状腺组织几乎全部破坏，仅存少数腺泡，纤维组织增生，包膜纤维化并向甲状腺周围侵犯，使甲状腺紧贴于气管上或与颈部肌肉粘连而不易分离。甲状腺变小，内部回声增强，分布明显不均匀。CDFI 显示血流信号减少，血流速度减低。

八、甲状腺囊性病变

（一）临床表现

单纯性囊肿少见，多数囊性病变来自于结节性甲状腺肿或甲状腺瘤囊性变。临床无明显临床症状。

（二）声像图表现

无回声区形态规则、边界清晰，可有分隔光带，后方回声增强。部分病例囊内可见胶质浓缩形成的光团和光点回声（图 10–3）。

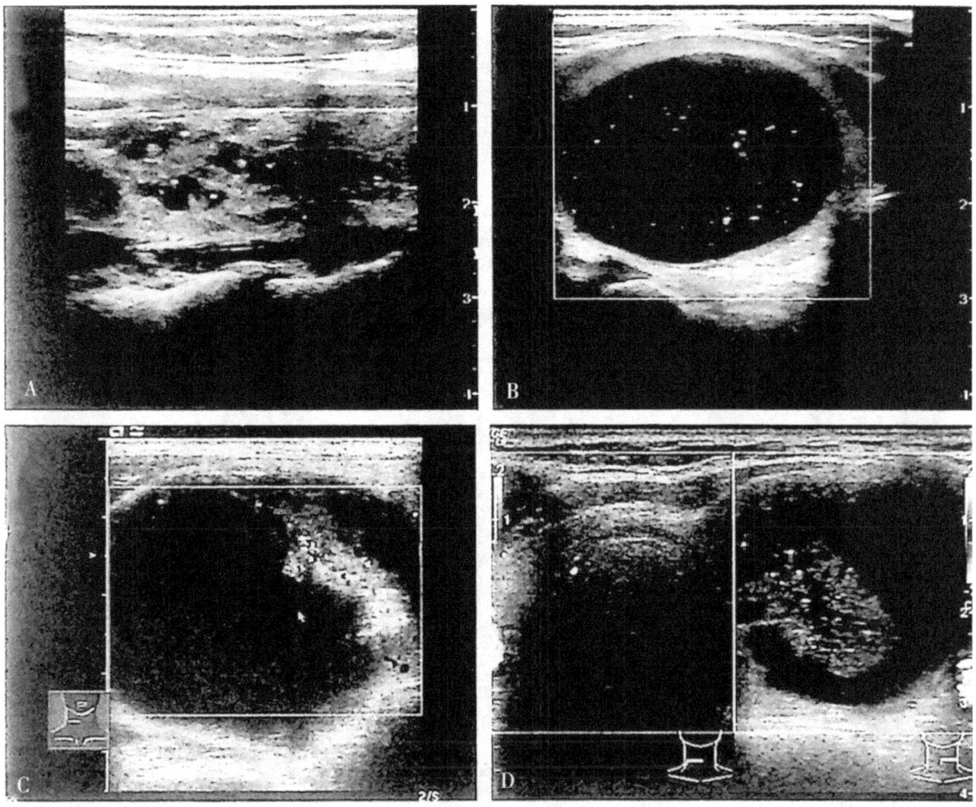

图 10-3 胶质囊肿

A. 甲状腺纵断面显示甲状腺内多发小无回声区，中间可见强光点回声，此为甲状腺滤泡增大伴有浓缩胶质；B. 甲状腺内较大无回声区，内有浓缩胶质的强光点，也称胶质囊肿；C. 类似上述病灶，甲状腺内可见较大无回声区，内有浓缩胶质的强光点及未坏死完全的组织回声；D. 甲状腺囊性病灶内有浓缩胶质的强光点及未坏死完全的组织回声，也属胶质囊肿

九、甲状腺腺瘤

甲状腺腺瘤包括滤泡状腺瘤、乳头状腺瘤及不典型腺瘤，占甲状腺肿瘤的 70% ~ 80%，进一步划分滤泡状腺瘤包括胎儿型腺瘤、单纯性腺瘤、大滤泡腺瘤及小滤泡腺瘤等。乳头状腺瘤又称乳头状囊腺瘤。20% 的腺瘤属高功能性，可引起甲状腺功能亢进。约 10% 病例发生癌变。

（一）临床表现

多见于 20 ~ 40 岁女性，可无明显自觉症状，也可体检触及甲状腺结节。

（二）声像图表现

（1）滤泡状腺瘤多为实性包块，甲状腺内可见椭圆形低回声区或稍高回声区，边缘光滑，部分周边可见圆环形声晕。内部低回声可发生液化、坏死、囊变。腺瘤囊性变时可见不规则无回声区，呈囊实混合性改变。肿瘤周围甲状腺组织回声正常。（图 10-4A、B）

（2）乳头状囊腺瘤少见，呈轮廓规则无回声区，囊壁较厚，壁上有中等回声的乳头状结构或光团凸向腔内。

（3）CDFI 显示腺瘤周边血流较丰富呈环形血流，并向内部发出分支。

（4）超声造影显示病灶周边环形增强为主，内部稍增强，时间 - 强度曲线显示病灶区造影剂消退呈单向曲线（图 10-4C、D、E）。

（5）超声弹性成像显示为病灶质地中等或偏软，病灶区呈红色或红蓝相间色彩。少见的甲状腺嗜酸性腺瘤表现为病灶内部回声不均，伴较多强光点回声（图 10-8F）。

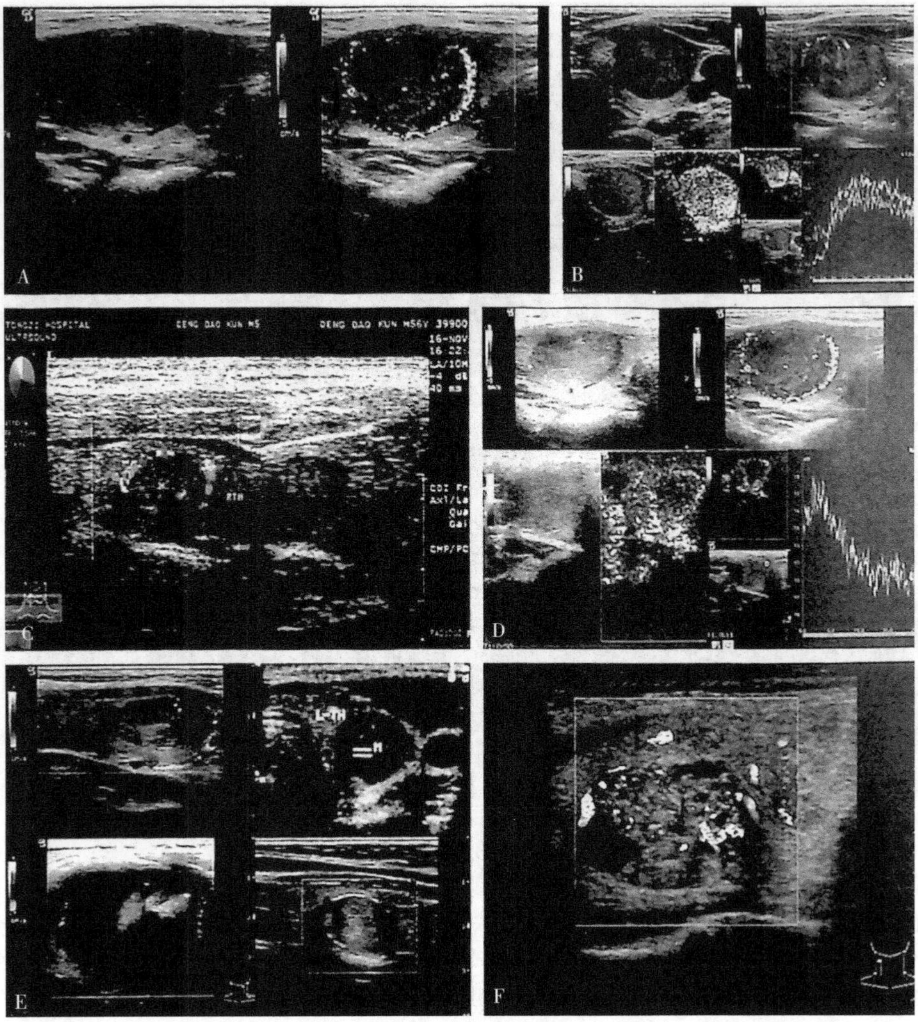

图 10-4　甲状腺腺瘤

A. 病灶区呈椭圆形，边界尚清，周边环形血流，并向中心分支；B. 病灶周边圆环状声晕，宽度较一致，超声造影病灶内部呈均匀增强，此均匀增强征象也见于恶性病灶；C. 病灶周边圆环状声晕，声晕区可见圆环状血流信号；D. 病灶超声造影显示为病灶周边环形强化为主，内部低增强，TIC 曲线显示造影剂快速消退；E. 不同病灶声像图显示为：①边界清楚地椭圆形病灶；②婴儿性腺瘤均匀圆形病灶；③甲状腺瘤液化不全病灶；④甲状腺瘤蛋壳样钙化病灶；F. 甲状腺嗜酸性腺瘤，病灶内可见多发性嗜酸性变的强光点，不易鉴别甲状腺癌，穿刺细胞学不易诊断此病，需要病检加免疫组化鉴别

十、甲状腺癌

甲状腺癌好发于 40 ~ 50 岁，女性多见，小儿甲状腺结节易出现恶性病变。病理分类：乳头状癌 50% ~ 80%，滤泡状癌占 20%，其他有髓样癌、胚胎癌、未分化癌。乳头状癌早期治疗 10 年存活率高达 80% ~ 90%。

（一）临床表现

病程慢，早期症状不明显，也可偶然触及甲状腺结节或于体检时发现。

（二）声像图表现

（1）甲状腺内可见局限性低回声区，形态不规则，无包膜，后方可伴声衰减少，病灶周边可见不完整、厚薄不一的声晕。

（2）内部回声不均，可见较多钙化点，呈细小点状或沙粒状微钙化，此钙化是诊断甲状腺癌很重要的特征。

（3）CDFI 显示肿块内部可有丰富的血流信号，尤其中心部位分枝状血流具有特征性。

（4）超声造影显示病灶呈非均匀性增强，表现为病灶内部分增强明显、部分轻度增强，部分病例造影范围超过二维超声病灶区，时间－强度曲线显示病灶区造影剂消退呈多向曲线，下降支缓慢（图 10–5A、B、C）。

（5）多有颈部淋巴结肿大，淋巴结除了一般转移癌的表现，比较特征性的表现是淋巴结内可见较多沙粒状钙化灶；淋巴结内部回声不均，呈部分或不规则无回声区（图 10–5D）。

（6）甲状腺微小癌是指直径小于 1cm 的病灶，其特征不明显，主要还是不规则病灶及微小钙化灶及乏血流信号（图 10–5E、F）。超声造影显示增强不明显，呈低增强表现。

（7）甲状腺癌超声弹性成像显示为病灶质地较硬，病灶区呈蓝色。此外还可见异位甲状腺及甲状腺癌（图 10–5G、H）。

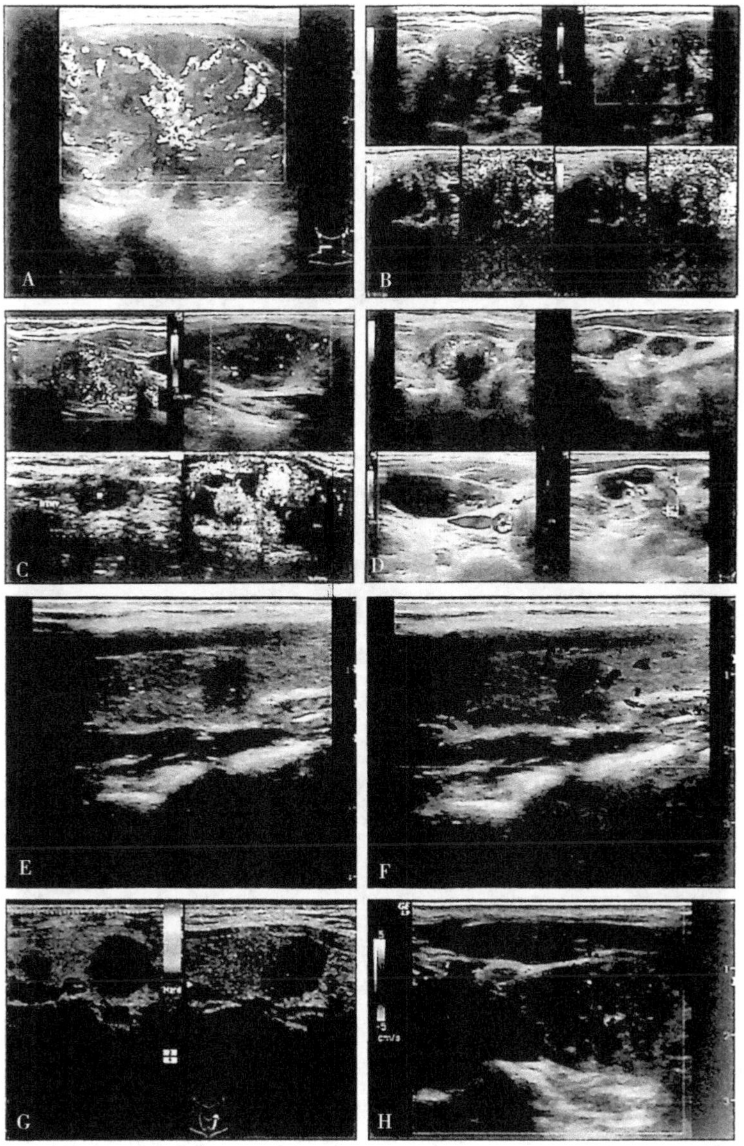

图 10–5　甲状腺癌

A. 病灶周边及内部散在分布多发沙粒状钙化灶，病灶内部见丰富血流信号呈放射状，具备典型征象。B. ①甲状腺癌病灶边界不清，内有细小钙化点；②同一病灶内部可见较丰富血流信号；③、④超声造影显示该病灶内部呈不均匀性增强，表现为短线状及小斑片状增强。C. ①滤泡型甲状腺癌病灶内部丰富血流信号，很少见微钙化；②甲状腺髓样癌病灶形态不规则，少量血流，钙化少见；③甲状腺未分化癌表现为不规则低回声区，血流信号少；④甲状腺囊腺癌病灶内部呈囊实混合性病变，实性部分比较多，边界不规则，实性部分可见较多血流信号。D. 甲状腺癌淋巴结转移时的特征性表现为：①淋巴结内可见较多沙粒状钙化灶；②淋巴结内部回声不均，呈部分回声增强；③、④淋巴结内出现不规则无回声区。E. 甲状腺微小癌（病灶小于1cm）病灶边界不清的低回声，内可见少量微钙化灶。F. 病灶内部可见较丰富的血流，此征象不典型，要结合其他征象判断。G. 弹性成像显示病灶内部质地较硬，显示呈蓝色。H. 左侧颈总动脉外侧异位甲状腺癌，病灶呈低回声伴丰富的血流，呈网状

（三）诊断注意点

1. 钙化　钙化病变的表现对鉴别甲状腺结节良恶性具有特别重要的价值，恶性病变主要表现为细小沙粒状钙化，散在分布在病变内，如伴有病灶血流丰富者，更具有特异性。良性病变的钙化多呈斑片状或条索状，多出现在囊性病变中或周边处。（图 10-6、图 10-7）

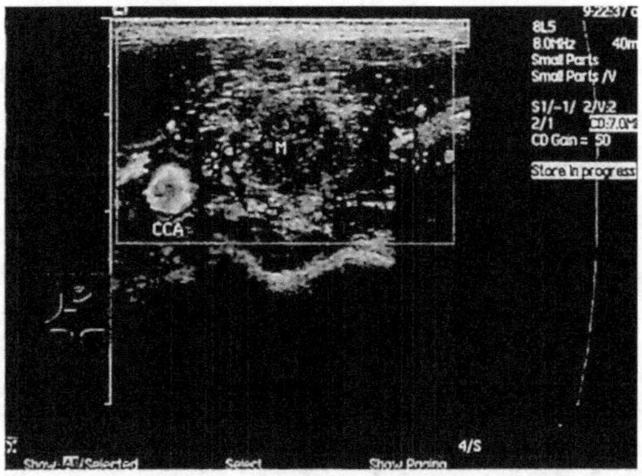

图 10-6　钙化（甲状腺癌）

甲状腺结节可见多发性微钙化灶，同时病灶内部伴丰富的血流则具备较大特征性

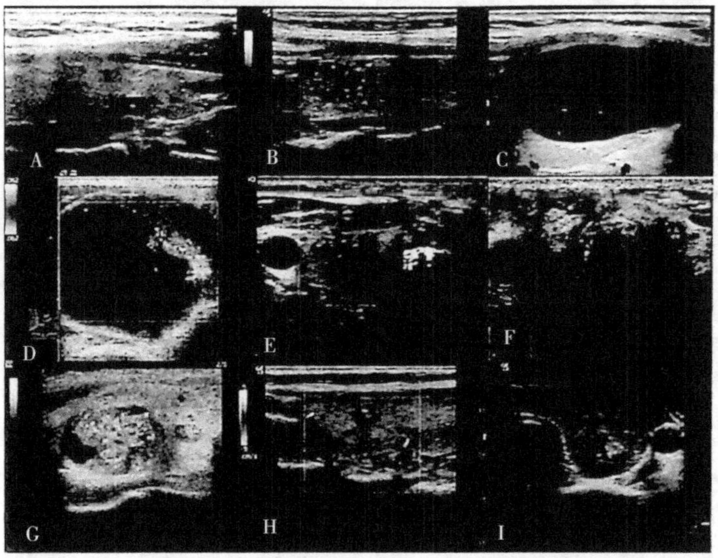

图 10-7　甲状腺病灶内出现强光点的其他原因

A、B. 甲状腺内增大滤泡，中间可见浓缩胶质强光点；C、D. 胶质囊肿内部可见较多浓缩胶质强光点及部分坏死组织碎片；E、F. 甲状腺术后早期术后改变，也可见细小强光点回声；G. 甲状腺嗜酸性腺瘤病灶内可见多个小的无回声区伴多发小强光点；H. 甲状腺结节术后病检证实为纤维化伴玻璃样变，病灶内未见血流信号；I. 慢性淋巴细胞性甲状腺炎患者病灶内可见多发浓缩胶质形成的强光点群回声

2. 彩色多普勒血流显像　彩色多普勒血流显像（CDFI）鉴别甲状腺结节的良恶性重点是注意血流丰富程度及其存在部位，恶性病变血流丰富呈放射状或网状，频谱多普勒峰值高，位置前移。良性病变

血流欠丰富。（图 10-8、图 10-9）

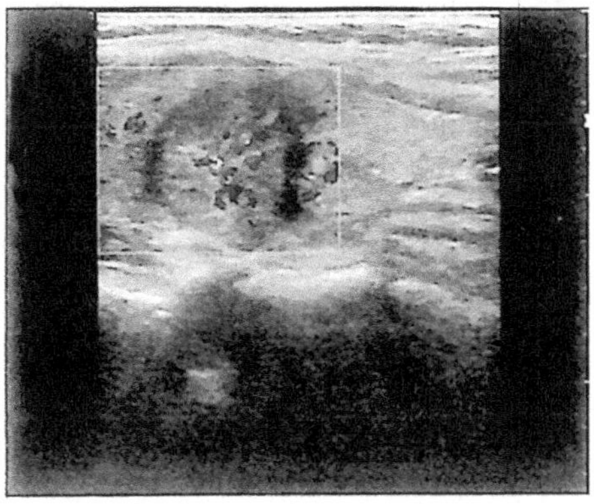

图 10-8　甲状腺癌（CDFI）

病灶形态不规则，某个局部可见小叶状凸出，中心伴血流丰富

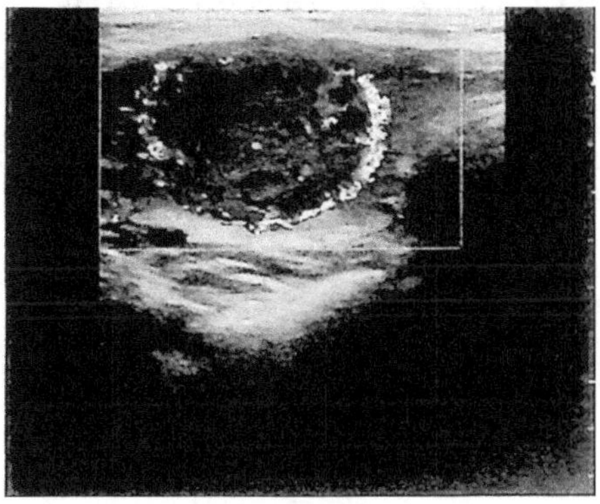

图 10-9　甲状腺瘤（CDFI）

甲状腺良性病灶周边血流丰富，内仅见少量血流信号

3. 声晕　良性病变的声晕多呈圆环状，宽窄基本一致，CDFI 声晕处多显示圆环状血流，恶性病变声晕少见，不完整、宽窄不一，声晕处多不显示血流（图 10-10、图 10-11）。

4. 囊性变　甲状腺结节中良性病变容易见囊性变，如结节性甲状腺肿、甲状腺瘤等，其无回声区范围比例较大，囊壁尚光滑，恶性病变囊性变少见，无回声区范围小，部分实变区内血流丰富（图 10-12、图 10-13）。

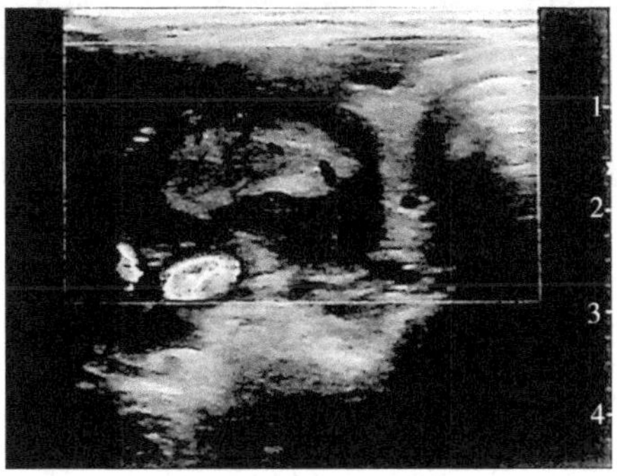

图 10-10　声晕（甲状腺癌）

病灶周边可见宽窄不一的声晕

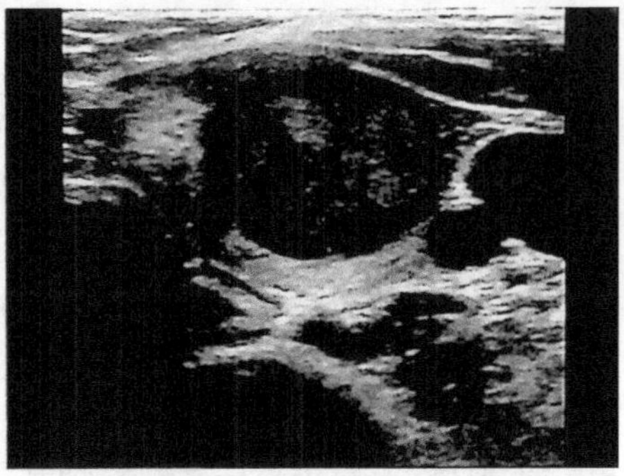

图 10-11　声晕（甲状腺腺瘤）

病灶周边可见环形声晕，宽窄较一致

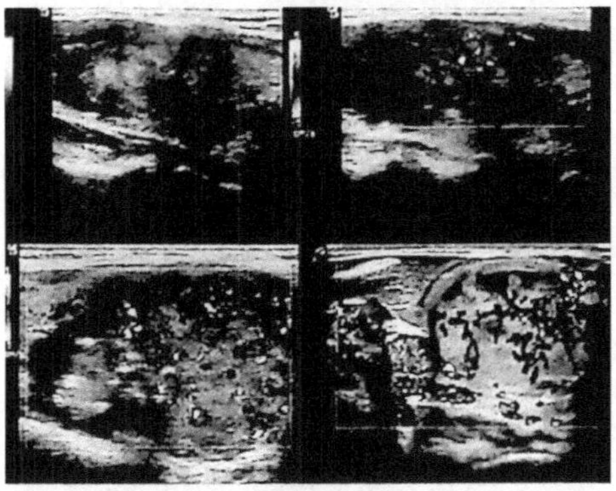

图 10-12　囊性变（甲状腺癌）

病灶内部出现无回声区比较少见，范围小，边界不规则，其内可见多发微钙化灶

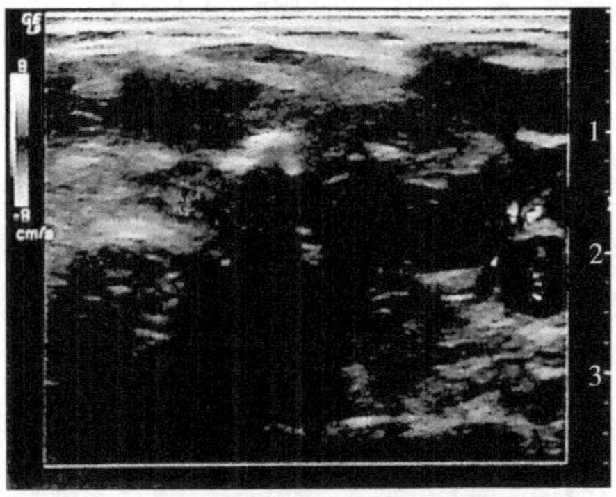

图 10-13　囊性变（结节性甲状腺肿）

甲状腺良性病灶比较欠清，内可见较大的片状钙化斑

第二节　甲状旁腺疾病

（一）临床表现

甲状旁腺疾病多见于 20 ~ 50 岁的成年人，常见症状是屡发肾结石、骨痛，以及以血钙过高引起的甲状旁腺功能亢进表现。长期高钙血症可影响肾小管的浓缩功能，出现多尿、夜尿、口渴等。骨痛主要位于腰背部、髋部、肋骨与四肢，局部有压痛。

（二）声像图表现

甲状腺后壁处可见低回声区，呈圆形或三角形，边界尚清，与甲状腺之间可见纤维间隔，内部回声均匀。CDFI 显示病灶内可见丰富的血流信号，周边呈环形血流，内部呈分枝状或短线状血流。

第三节　唾液腺疾病

一、唾液腺检查方法及正常超声声像图

唾液腺腺包括腮腺、颌下腺、舌下腺三对大唾液腺及许多小唾液腺，超声一般只显示前两对唾液腺，其他腺体则难以观察。检查前一般不需做任何准备，探头频率为 7.5 ~ 10MHz，腮腺检查常取经下颌角的水平断面及经下颌后窝的冠状切面进行，颌下腺检查取与下颌骨体平行的斜冠状切面检查。正常腮腺大小约 4cm × 1.5cm，颌下腺大小约 3cm × 1.5cm，回声均匀，与正常甲状腺回声相似。病史及临床症状提示唾液腺疾病。唾液腺区肿胀、疼痛、口干，局部触及结节或包块等。

二、腮腺炎

（一）临床表现

腮腺区肿胀、疼痛、口干，挤压腮腺时导管口可有黏稠液体流出。如腮腺管口阻塞，进食时可有肿胀感加重。

（二）声像图表现

腮腺弥漫性肿大，内部回声分布均匀。急性期多为低回声，慢性期回声多增强。如炎症病灶进展不一致，内部回声可不均匀。

三、腮腺肥大

腮腺肥大是指良性的腮腺增生、肥大。如涎腺症（涎腺退行性肿大）和 Mikulicz 病。Mikulicz 病好发于中老年女性。

（一）临床表现

单侧或双侧腮腺肿大，腮腺区轻度不适，疼痛或口干。

（二）声像图表现

腮腺弥漫性肿大，界限欠清晰。内部回声均匀或略增强。内部结构正常，无肿块。

四、腮腺混合瘤

（一）临床表现

腮腺混合瘤又称多形性腺瘤，为腮腺中最多见的良性肿瘤。多发于中年，女性多于男性。肿瘤生长缓慢，多无临床症状。

（二）声像图表现

腮腺内肿块形态规则，多为圆形或椭圆形，边界清晰。内部回声可呈均匀分布的低回声区；或呈实性均质性低回声病变，内有细小蜂窝状结构；或实性低回声结构中出现囊性无回声区。肿瘤内部可发生囊性变，亦偶见出血和坏死灶。

五、黏液表皮样癌

黏液表皮样癌可分为高分化（低恶性变）和低分化（高恶性变）两类。临床及病理特点：中年多见，女性多于男性。

（一）声像图表现

腮腺区内探及实质性病灶，轮廓不完整，与周围组织界限不清晰。内部回声分布不均，低回声与致密较强回声交错分布。高分化者也可表现为均质致密的较强回声光团。可发生囊性变而呈囊实混合性肿块。

（二）诊断注意点

肿瘤较小时可表现为均质的低回声光团，无明显组织破坏征象，应注意与良性肿物相鉴别。但本病瘤体轮廓不完整，周围界限欠清晰。穿刺活检为最佳的明确诊断方法。

六、涎石症

多见于颌下腺。在颌下腺或腮腺的腺体内或腺管内显示强回声光团，后方伴声影，可准确定位诊断(图10–14）。

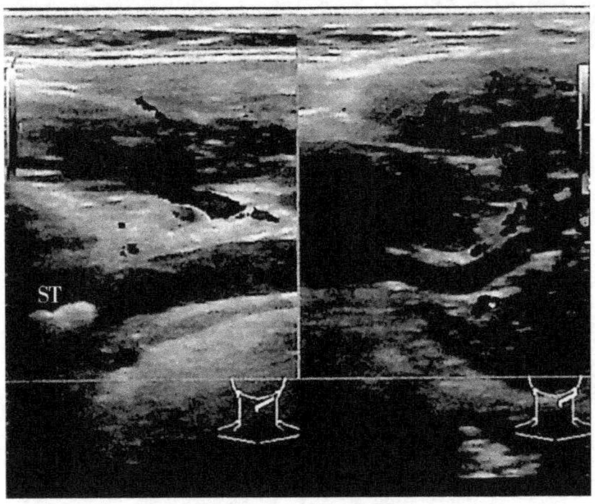

图 10–14　腮腺结石

腮腺管结石患者腮腺管内可见强光团回声伴近段腮腺管扩张

第十一章

胃肠超声诊断

第一节　胃肠道的超声检查和正常声像图

一、胃肠道超声检查

（一）检查前准备

①检查前日晚餐进清淡易消化饮食，忌食产气食品，当日检查前禁食；②胃超声检查前让患者饮水500 ~ 600mL，必要时可饮1 000mL，排除胃内气体，形成良好的超声透声窗；③胃内有大量潴留物时，应先进行洗胃；④如患者已做胃肠钡餐造影或胃镜检查，建议次日再进行超声检查；⑤超声检查肠道前日应常规进行清洁洗肠；⑥大肠检查时，当日必要时可同时行温生理盐水1 000 ~ 2 000mL灌肠；⑦怀疑胃肠穿孔或梗阻患者禁止使用口服胃造影剂。

（二）超声检查方法

1. 胃口服造影剂　可分三种：①均质无回声类：最常用水。操作简单方便，但无回声与胃壁的低回声病变反差小，不利于小病变的检出，且胃排空较快。②均质等回声类：如胃窗-85超声显像剂。均质等回声能提高胃壁低回声病变的检出率，且排空时间相对长。③混合回声类：如海螵蛸混悬液、汽水、过氧化氢等。但敏感度低，很少使用。

2. 体位　一般采用仰卧位和右侧卧位。必要时可采用坐位或半坐位。经直肠检查时，需用腔内探头经肛门插入，患者取胸膝卧位。

3. 胃的扫查方法　根据胃的各部位按顺序依次从食管下段贲门、胃底、胃体、胃角、胃窦到幽门和十二指肠球部进行缓慢、连续的扫查，同时可以配合体位的改变从而得到满意的图像。

（1）横向扫查：从剑突下至脐上，向下顺序连续进行横切面扫查，依次可观察到胃底部、胃体、胃大弯、胃窦部和胃角。

（2）纵向及斜向扫查：于剑突下平行于胃体长轴，从左至右进行连续纵向扫查，依次可观察到胃大弯、胃体长轴、胃小弯；沿左季肋扫查，可观察到食管下段贲门长轴。探头向左上方偏移可观察到胃底部。在胃角的横切面顺时针旋转探头约60° 斜向扫查，可观察到胃窦的长轴。

（3）扫查时应注意观察内容：①胃腔充盈情况、胃腔整体和各断面形态，有无胃腔的狭窄；②胃壁：有无限局性增厚、胃壁层次结构是否清晰、连续性是否完整；③胃腔内容物排空情况及胃蠕动方向和强度；④发现可疑病灶时应以其为中心行多切面扫查。详细了解病灶浸润范围、深度、胃壁僵直度及周围情况；⑤疑似胃癌时应检查肿瘤与邻近脏器关系，肝脏、腹膜后淋巴结及腹腔内有无转移等。

4. 十二指肠及空回肠的扫查方法

（1）十二指肠：十二指肠分球部、降部、水平部和升部四部分。在显示胃窦长轴切面后探头右移可观察到球部，再依次向下、向左作纵向和横向扫查，可观察到降部、水平部和升部。

（2）空回肠：由于其范围广，走行无规律，可在整个腹腔内行纵、横及斜切面相结合的“交叉式”、“拉网式”扫查。

5. 大肠的扫查方法　一般可分为经腹壁、盐水灌肠，经腹壁和经直肠扫查三种方法。

（1）经腹壁扫查：右肋弓下扫查，于肝右叶下方、右肾上，可观察到结肠肝曲，探头沿右侧腹向下扫查，可观察到升结肠。左肋弓下扫查可显示脾和左肾，其内侧为结肠脾曲，探头沿左侧腹向下扫查，可观察到降结肠；从结肠肝曲到脾曲作横向扫查，可观察到横结肠。从体表探测直肠病变，可适当充盈膀胱，在耻骨上进行矢状和横断扫查，于前列腺、精囊或子宫、阴道的背侧可看到直肠。

（2）盐水灌肠法：先经肛门插入 Foley 导尿管，将气囊充气，在超声监视下以均匀速度注入温度为 37 ~ 40℃的生理盐水。与此同时，经腹部进行扫查。检查顺序一般从直肠→乙状结肠→降结肠→结肠脾曲→横结肠→结肠肝曲→上结肠→回盲肠。注水量应考虑到患者的耐受力和充分显示到病变。

（3）经直肠检测：用直肠专用探头或腔内探头置入肛门作 360° 旋转扫查。

二、正常胃肠道声像图

1. 正常胃声像图　空腹时胃腔内可见气体强回声，随胃蠕动发生变化，胃壁呈低回声，厚薄均匀，边缘完整。饮水后胃腔充盈扩大，呈液体回声伴小气泡漂浮，胃壁层次结构显示清晰。

（1）食管下段 - 贲门部：探头沿左季肋缘向外上扫查，在肝左外叶脏面、腹主动脉前方可见倒置漏斗状图像（即食管下段 - 贲门长轴切面图），中心为管腔内气体高回声，前后两条线状弱回声为前后壁肌层，外侧高回声为浆膜，其上端呈尖端向后上的鸟喙状结构。将探头旋转 90°，可在肝左外叶脏面与腹主动脉间看到靶环状图像（即食管下段 - 贲门短轴切面图）。

（2）胃底：在食管下段 - 贲门长轴切面图，探头沿左肋弓向左上腹纵行扫查，肝左外叶脏面有含液胃腔，呈椭圆形，后上方与左侧膈肌紧贴，下前方与胃体上部相连、左侧与脾脏相邻。

（3）胃体：平行于胃长轴作纵向扫查，可显示胃体长轴；沿胃长轴垂直扫查，可显示胃体的短轴，从而观察胃的前后壁和胃的大弯、小弯。

（4）胃窦部：胃体短轴切面向下扫查，可见左、右两个分离的圆形或椭圆形液性无回声区，右侧图像为胃窦部短轴切面，左侧图像为胃体。探头下移，两个无回声区相靠近呈类“∞”形，相交处胃壁为胃角。右肋弓下扫查，可显示胃窦长轴切面。

2. 肠管正常声像图

（1）十二指肠声像图特征：十二指肠位置固定，球部位于胆囊内下方，胰头的右前方。幽门开放时可见液体充盈，呈长锥状含液结构，与胆囊长轴平行。球部远端与降部相连，降部远端向左侧与水平部相连，形成“C”形环绕胰头。

（2）肠管回声有三种表现：①进食后充盈状态：肠管内充满混有气体的肠内容物，形成杂乱的回声反射，后方有声影，大量游离气体可形成强回声，并有多重反射；②空腹状态：周边肠壁呈低回声，中心肠腔内可见气体强回声反射；③肠积液状态：肠管内有大量液体时，表现为管状无回声，肠壁五层结构清晰可见，并可见呈“鱼刺征”样排列的小肠黏膜皱襞或结肠袋。

第二节　胃癌

胃癌是发生于胃黏膜的恶性肿瘤，是最常见的恶性肿瘤之一，占我国消化道肿瘤的第 1 位，发病年龄多见于 40 ~ 60 岁，男女比约为 3 ：1。

胃癌可以发生于胃的任何部位，最常见于胃窦，其余依次为胃小弯、贲门区、胃底及胃体，以腺癌和黏液癌最多见。胃癌的病理变化分为早期胃癌和进展期胃癌两大类。局限于黏膜层的小胃癌称为原位癌，浸润深度未超过黏膜下层的称为早期胃癌，超过黏膜下层的称为进展期胃癌，也叫中晚期胃癌。早期胃癌常无明显症状，随着病情进展，逐渐出现胃区不适、疼痛、呕吐、消化道出血等，晚期胃癌可引起腹水、恶病质。进展期胃癌易侵及周围脏器和转移到附近淋巴结。

一、超声表现

（一）二维灰阶超声

早期胃癌胃壁局部增厚常 >1.0cm，肿瘤位于胃壁的第 1 至第 2 层内，超声检查显示困难。我国胃癌研究协作组 1981 年在 Borrmann 胃癌分型的基础上提出的 6 种胃癌分型有许多优点，超声依据其特点的分型也较其他方法准确。两种分型的超声表现如下。

1. 结节蕈伞型（Borrmann Ⅰ） 肿瘤向腔内生长，呈结节状或不规则蕈伞状，无明显溃疡凹陷。表面粗糙如菜花样、桑葚状，其基底较宽。

2. 局限增厚型（盘状蕈伞型） 肿瘤所在处胃壁增厚，范围局限，与正常胃壁分界清楚。

3. 局限溃疡型（Borrmann Ⅱ） 肿瘤呈低回声，中央凹陷呈火山口状，溃疡底一般不平，边缘隆起与正常胃壁分界清楚。

4. 浸润溃疡型（Borrmann Ⅲ） 溃疡凹陷明显，溃疡周围的胃壁不规则增厚区较大，与正常胃壁分界欠清楚。

5. 局限浸润型 壁局部区域受侵，全周增厚伴腔狭窄，但内膜面无明显凹陷。

6. 弥漫浸润型（Borrmann Ⅳ） 病变范围广泛，侵及胃大部或全胃，壁增厚明显，胃腔狭窄，部分病例可见胃黏膜层残存，呈断续状，胃壁第 3 层强回声线（黏膜下层）紊乱、增厚，回声减低、不均匀。

（二）彩色多普勒超声

较大肿瘤实质内常发现有不规则的血流信号。

（三）超声对胃癌侵及深度的判断

1. 早期胃癌 肿瘤范围小、局限、胃壁第 3 层（黏膜下层）存在。当黏膜下层受侵时此层次则呈断续状。对此类型中隆起型和浅表隆起型显示较好，对浅表凹陷型和凹陷型显示率低。早期胃癌的确诊要依靠胃镜活检。

2. 肌层受侵 胃壁第 3、4 层回声线消失，但第 5 层线尚完整，胃壁趋于僵硬。

3. 浆膜受侵 胃壁最外层强回声线外隆或不光滑。

4. 侵出浆膜 胃壁第 5 层强回声线中断，肿瘤外侵生长，和相邻结构不易分辨。

（四）胃癌转移征象

1. 淋巴结转移 容易累及淋巴结。主要包括：贲门旁，胃上、下淋巴结，幽门上、下淋巴结，腹腔动脉干旁淋巴结，大网膜淋巴结等。肿大的淋巴结多呈低回声，部分与肿瘤融合，呈现肿瘤向外突出的结节。

2. 其他转移 肝脏、脐周围、腹膜、盆腔及卵巢是胃癌转移的常见部位，胃癌的卵巢转移称为克鲁肯贝格瘤（Krukenberg tumor），表现为囊实性肿瘤，多是双侧受累。

二、诊断要点

管壁不规则增厚或肿块形成，肿瘤实质呈低回声，欠均匀；溃疡凹陷出现“火山口”征。病变未侵及固有肌层时胃壁蠕动减缓，幅度减低，随着病变向固有肌层浸润和管壁明显增厚，则出现胃壁僵硬、蠕动消失；胃排空延迟甚至胃潴留。较大肿瘤常造成管腔狭窄。

三、鉴别诊断

超声诊断胃癌常须鉴别的疾病有胃炎、胃溃疡、胃嗜酸性肉芽肿等非肿瘤性胃壁增厚性疾病，另外尚须与其他类型胃部肿瘤相鉴别。

四、临床评价

超声检查作为无创性检查方法，具有操作简便、无痛苦，可以反复检查等优点，除进行筛选检查外，对因病重或年老体弱等不宜做X线或胃镜检查者，尤具实用价值。早期胃癌的超声诊断效果稍差，常需胃镜检查确诊。超声检查主要用于进展期胃癌的诊断，能显示胃癌的断面形态，测量肿瘤的大小，判断癌组织的浸润深度，发现肿瘤的周围和远处转移等，从而确定临床治疗方案，减少晚期胃癌的剖腹探查率。但超声显示胃部肿瘤的能力决定于肿瘤本身的大小、形态和位置，小于10mm的肿瘤难以在空腹时显示，肿块型比管壁增厚型容易发现。胃底及小弯垂直部扫查易受气体干扰及声窗局限，此处胃癌容易漏诊。

第三节　胃间质瘤

胃肠道间质瘤（gastrointestinal stromal tumors，GIST）是来源于胃肠道原始间叶组织的肿瘤，是近年来随着免疫组化及电镜技术发展而提出的新的病理学概念。GIST具有非定向分化的特征，是一种有潜在恶性倾向的侵袭性肿瘤，占胃肠道恶性肿瘤的1% ~ 3%，其中50% ~ 70% GIST发生于胃。

一、病理

胃间质瘤大多数起源于胃壁第4层肌层，少数起源于第2层黏膜层。好发部位依次为胃体、胃窦、胃底部、贲门等部位，多为单发亦可多发；肿瘤大小不等，直径多在5cm，但也有大到10cm以上者。良性肿瘤呈圆形或椭圆形，边界清晰，呈膨胀性生长，向胃腔内外突起，但不向周围胃壁及胃周组织浸润；恶性间质瘤呈不规则或分叶状，肿瘤黏膜面常可形成溃疡灶，瘤体内可见液化坏死灶和钙化斑块。

二、临床表现

胃间质瘤可发生于任何年龄，多发于50 ~ 70岁中老年人，男女发病率基本相同。大多数无临床症状，在体检超声检查中意外发现。当肿瘤较大或伴表面溃疡形成时，可出现上腹部不适或消化道出血等症状，并可在上腹部触及肿块。

三、超声检查

（一）良性胃间质瘤声像图表现（图11-1）

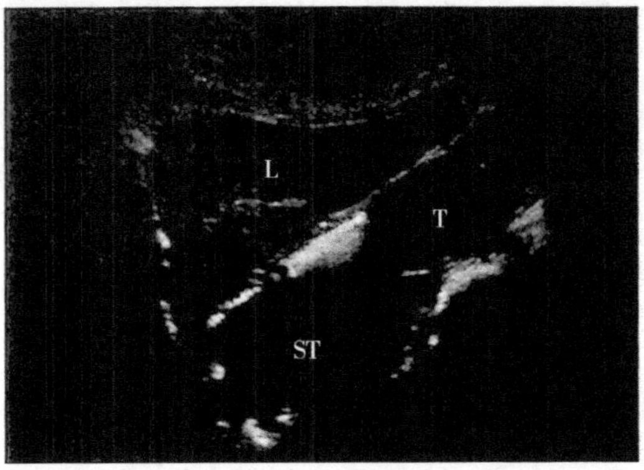

图11-1　胃间质瘤

突入胃腔；L：肝；T：肿瘤：ST：胃腔

（1）肿物源于胃壁肌层，形态规则，呈圆形、椭圆形。

（2）肿物内一般呈均质低回声，境界清楚。

（3）肿物好发于胃体，以单发为主，直径小于5cm。

（4）肿物黏膜面一般光滑，少数肿物表面可有溃疡凹陷。

（5）肿物可以位于胃壁间，突入腔内或凸向腔外。

（6）CDFI 可检出点状血流信号。

（二）恶性胃间质瘤声像图表现

（1）肿物直径常在 5cm 以上，以单发多见。

（2）肿物形态不规则或呈分叶状，内部回声不均质，较大的瘤体内可见液性区或强回声光团，后方伴声影。

（3）肿物黏膜面可完整或破坏，常伴较大的溃疡凹陷。

（4）CDFI 可检出较丰富血流信号。

（5）转移征象：①与周围组织界限不清；②淋巴结转移；③脏器转移，主要是肝脏，典型的转移瘤可见“靶环征”或“牛眼征”。

四、鉴别诊断

1. 胃息肉　与突入腔内的胃间质瘤鉴别。胃息肉向胃腔凸出，直径较小，多在 1 ~ 2cm，基底窄，有蒂和胃壁相连，内多呈中等回声。

2. 淋巴瘤　与胃壁间的胃间质瘤鉴别。淋巴瘤源自黏膜下层，肿瘤呈浸润性生长，侵及范围广，肿瘤内部回声较低，近似于无回声。

3. 胃癌　与恶性胃间质瘤鉴别。胃癌呈浸润性生长，胃壁层次破坏明显，范围广泛。

第四节　先天性肥厚性幽门狭窄

先天性肥厚性幽门狭窄（congenital hypertrophic pyloric stenosis，CHPS）是婴儿时期原因不明的胃幽门肌层肥厚、幽门管狭窄，造成胃幽门不全性梗阻的外科疾病。见于新生儿，发病率约为 1/1 000，以男婴多见。目前病因有几种假说：先天性肌层发育异常、神经发育异常、遗传或内分泌因素的影响等。

一、病理

病理改变主要是幽门环肌肥厚，幽门增大呈橄榄形，幽门管变窄并增长，胃蠕动增强，幽门管部分突入十二指肠球部，形成“子宫颈样”改变。

二、临床表现

临床症状主要是呕吐。患儿在出生后三周左右开始呕吐，呈喷射状，进行性加重，呕吐物为食物，不含胆汁。多数患儿右上腹可触及橄榄形肿物。患儿表现为消瘦，体重无明显增加或反而减轻。

三、超声检查

声像图表现如下。

（1）胃幽门部胃壁呈对称性环状增厚，以肌层低回声增厚为主。纵切面呈“梭形”或“宫颈征”，横切面似“靶环征”（图 11–2）。

（2）增厚胃壁厚度≥ 0.4cm，长度≥ 2.0cm，前后径≥ 1.5cm。

（3）幽门管腔明显变窄，胃内容物通过受阻，胃体腔可扩张，内可见较多的潴留物回声。胃幽门部可见逆蠕动。

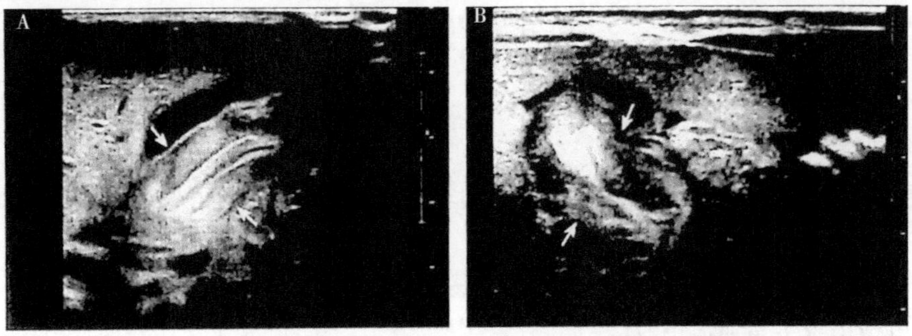

图 11-2 先天性肥厚性幽门狭窄（箭头所示增厚的幽门壁肌层）

A. 胃幽门长轴图像，呈“宫颈征”；B. 胃幽门短轴图像，呈“靶环征”

四、鉴别诊断

新生儿胃幽门部肌层增厚伴喷射状呕吐即可做出正确诊断。

1. 先天性十二指肠梗阻　先天性十二指肠梗阻亦可引起胃腔的扩张，但无幽门壁增厚及管腔狭窄的超声表现，一般不难鉴别。

2. 幽门痉挛　幽门痉挛时会出现一过性胃幽门部肥厚、幽门管增长，动态观察可以帮助鉴别。

五、临床价值

超声检查先天性肥厚性幽门狭窄具有特征性声像图表现，方法简单、安全，且诊断准确率高，是本病的首选检查方法。

第五节　急性阑尾炎

急性阑尾炎（acute appendicitis）是阑尾发生的急性炎症。为外科临床常见病，是最多见的急腹症，居各种急腹症的首位。正常阑尾超声不易显示；但阑尾炎性肿大时或伴有积液时，超声检查可以发现病变阑尾的图像。

根据急性阑尾炎的发病过程将其分为 4 种病理类型：单纯性阑尾炎、化脓性阑尾炎、坏疽性（穿孔性）阑尾炎、阑尾周围脓肿。单纯性阑尾炎表现为阑尾轻度肿胀，管壁各层均有水肿，炎症细胞浸润，以黏膜及黏膜下层为著，管腔内少许渗液；化脓性阑尾炎表现为阑尾显著肿胀，浆膜高度充血，被纤维蛋白与脓性渗出物覆盖，或被大网膜包裹，管腔内小脓肿形成，积脓，腹腔有渗出液。坏疽性（穿孔性）阑尾炎为阑尾管壁缺血、坏死、穿孔，并有较多渗出液，周围可形成炎性包块和脓肿。临床表现有转移性腹痛或阑尾区痛、恶心、呕吐、发热、阑尾区压痛、肌紧张和反跳痛。

一、超声表现

超声直接征象为阑尾增粗、“靶环”征、阑尾壁层次不清等；间接征象如阑尾区低回声团、超声麦氏点征阳性、回盲部淋巴结肿大、腹盆腔积液，阑尾腔内偶见粪石强回声等。CDFI 显示阑尾壁及其周围血流丰富。

急性单纯性阑尾炎超声显示阑尾轻度肿胀，管壁稍增厚，直径 >6mm，浆膜回声不光滑，管壁层次欠清晰，腔内可见少量液性暗区。周围无明显液性暗区。

化脓性阑尾炎超声显示阑尾明显肿胀粗大，长轴呈手指状，直径 >10mm。管壁增厚，层次不清，厚薄不一，浆膜回声稍强，纵切呈腊肠样，横切呈同心圆形，腔内可见密集强光点漂浮。阑尾周围见少量无回声暗区包绕。

坏疽性阑尾炎阑尾肿胀显著，形态不规则，管壁明显增厚，各层次结构不清，浆膜层可有回声中断，腔内回声杂乱，见片状不均匀低回声。阑尾周围渗出物增加，可见不规整液性暗区。阑尾周围、肠间隙及盆腔可见不规则无回声区。

阑尾周围脓肿声像图显示阑尾失去规则的条状形态，形态无法辨认，可见强弱不等的点状同声，在阑尾区周围见圆形或类圆形的无回声区、低回声或混合回声团块，边界不清、不规则，周边可因大网膜包裹而呈强回声，邻近肠管蠕动减弱，肠襻间隙及腹盆腔可见积液。

二、诊断要点

阑尾增粗呈同心圆征、阑尾壁层次不清；阑尾区低回声或混合回声团块，腹盆腔积液，阑尾腔内偶见粪石强回声等。

三、鉴别诊断

阑尾炎及阑尾周围脓肿需与多种右侧附件病变鉴别。

四、临床评价

超声已成为急性阑尾炎最重要的影像学检查手段，除单纯性阑尾炎及后位阑尾炎容易漏诊外，其余各型阑尾炎的超声诊断准确性都较高，特别是高频超声具有很高的临床应用价值。超声检查可以鉴别急性阑尾炎的程度和病理类型，判断阑尾穿孔、阑尾周围脓肿，并与其他急腹症相鉴别，为临床医师选择治疗方案和手术时机提供重要的参考指标。但是超声检查也有一定的局限性，肠道气体的干扰可能造成阑尾无法显示，不能做出正确的超声诊断。

第六节　肠梗阻

肠内容物不能正常向下运行通过，称为肠梗阻，是临床常见而又严重的一种急腹症。

肠梗阻根据病因和病理表现，分为机械性肠梗阻和麻痹性肠梗阻；根据梗阻的程度，分为完全性和不完全性肠梗阻。梗阻部位以上肠管扩张、积液、积气，严重者并发肠穿孔和肠壁坏死。机械性肠梗阻的扩张肠管蠕动活跃，梗阻远端常见肿瘤、结石、肠套叠等；麻痹性肠梗阻的肠壁蠕动波减缓甚至消失。肠梗阻主要症状有阵发性腹部绞痛、腹胀、呕吐，机械性肠梗阻肠鸣音亢进，完全性肠梗阻时无排便和排气。梗阻晚期常发生水、电解质紊乱。

一、超声表现

（1）肠管扩张，腔内积气、积液。

（2）肠壁黏膜皱襞水肿、增厚，排列呈鱼刺状（又称“琴键”征）。

（3）机械性肠梗阻肠壁蠕动增强，幅度增大，频率加快，甚至出现逆蠕动，肠内容物反向流动；麻痹性肠梗阻肠管扩张，肠蠕动减弱或消失。

（4）绞窄性肠梗阻时肠蠕动减弱，腹腔内出现液体回声。

（5）梗阻病因的诊断：机械性肠梗阻远端出现异常回声对于病因的确定有重要帮助，常见病因有肿瘤、异物、肠套叠、肠疝等；麻痹性肠梗阻可以出现在机械性肠梗阻晚期，更多见于手术后或其他急腹症，手术后表现为全肠管扩张，继发于其他急腹症时肠管的扩张局限而轻微。

二、诊断要点

肠管扩张，腔内积液、积气，肠壁蠕动增强或减缓，伴有腹痛、腹胀、呕吐、排气排便减少或无。

三、鉴别诊断

肠梗阻需与肠套叠、急性阑尾炎、急性腹膜炎、急性胰腺炎等急腹症鉴别。

四、临床评价

超声检查能够重复多次，若能持续发现肠管扩张，即可诊断肠梗阻。超声检查肠梗阻的意义在于能够确定梗阻的部位、程度、原因等，简便易行。

第七节　结肠、直肠癌

结、直肠癌是发生于结、直肠黏膜上皮细胞的恶性肿瘤，在胃肠道肿瘤中占第二位，是最常见的大肠肿瘤。大肠癌是常见的消化道恶性肿瘤，占胃肠道肿瘤的第二位，可发生于大肠的任何部位。最常见为直肠，其次为乙状结肠、盲肠、升结肠、降结肠和横结肠，结肠癌占40%。

肠癌的大体分类为4型：①息肉型：肿瘤向腔内呈息肉状、结节状、菜花状，多为分化良好的腺癌；生长缓慢，转移迟，预后好。②溃疡型：癌组织向肠壁深层及周围浸润，溃疡呈火山口样，表面污秽；多为腺癌，分化差，淋巴转移早。③浸润型：癌组织纤维组织多质硬，局部肠壁增厚；沿肠壁环状浸润，造成管腔环状狭窄；镜下为硬癌，常早期血路或淋巴转移。④胶样癌：呈柔软胶冻状，半透明；多为黏液腺癌或印戒细胞癌。

临床表现有血变、腹痛、腹部包块、腹部不适、胀气、排便习惯改变、腹泻与便秘交替等。

一、超声表现

（一）二维灰阶超声

肠壁不均匀增厚或见不均匀团块回声，呈“假肾”征（周边实质性低回声似肾脏的皮质，中心残腔内的气体为强回声似肾脏集合系统，彩超不能显示肾脏特有的树形血流信号）。纵切面时显示肠腔狭窄变形，中央为扭曲走行的细线样气体强回声。周边肿瘤组织多表现为实性低回声均匀或不均匀团块。病变处肠壁僵硬，肠蠕动减弱或消失，近端肠腔扩张，肠内容物滞留，肠蠕动可增加。超声检查有时常因发现肝脏转移病灶后，在检查肠道而发现结肠肿瘤。

（二）超声分型

1. 结节团块型　病变肠管壁局限性增厚隆起，肿瘤呈结节状向肠腔内突起，表面高低不平基底宽多<20mm，内部回声呈低回声或中等回声。

2. 菜花、溃疡型　病变肠管壁局限性不规则增厚隆起，肿瘤呈环状、半环状，基底宽常>50mm，表面凹凸不平为菜花状，肠腔环形狭窄；肠壁层次被破坏，表面形成不规则、深达浆膜层溃疡凹陷，呈“火山口”征，周边隆起，表面附着絮状黏液呈不规则中等或强回声，周围肠管壁不对称性增厚，病变肠管变形、蠕动消失。

3. 扁平隆起型　病变肠管壁局部增厚，回声较低，层次、边缘紊乱不清，黏膜面高低不平，肠壁僵硬。

（三）彩色多普勒超声

病灶内部可见较丰富血流信号，频谱多普勒显示为高速高阻血流。

二、诊断要点

肠壁不均匀增厚或见不均匀团块回声，呈“假肾”征，肠腔狭窄。病灶内部可见较丰富血流信号。

三、鉴别诊断

结肠癌与其他肠道、肠系膜占位性病变及肠套叠易于混淆，需要仔细鉴别。

四、临床评价

超声检查可以了解肿瘤生长的部位、大小、范围，观察肠壁浸润情况，有无邻近脏器受累、转移及淋巴结转移；尤其是经直肠超声对直肠癌的术前分期、治疗方案及术式选择均有较好的指导作用。是其他结、直肠癌检查方式的有益补充。但由于受肠道气体和肠内容物的影响或位置较深、较低，往往容易漏诊，尤其是对较小的肿瘤；发现肿块时位置定位诊断的正确率不及钡灌及结肠镜。

参考文献

[1] 赵斌，祁吉，郭启勇 . 医学影像基础诊断学 . 济南：山东科学技术出版社，2007.
[2] 祁吉 . 放射学高级教程 . 北京：人民军医出版社，2011.
[3] 吴恩慧 . 医学影像学 . 北京：科学技术文献出版社，2013.
[4] 金征宇，龚启勇 . 医学影像学 .3 版 . 北京：人民卫生出版社，2015.
[5] 韩萍，于春水 . 医学影像诊断学 .4 版 . 北京：人民卫生出版社，2017.
[6] 邢伟，丁乙 . 临床 X 线鉴别诊断学 . 南京：江苏科学技术出版社，2011.
[7] 陈方满 . 放射影像诊断学 . 合肥：中国科学技术大学出版社，2015.
[8] 曹厚德，詹松华 . 现代医学影像技术学 . 上海：上海科学技术出版社，2016.
[9] 金征宇 . 医学影像学 . 北京：人民卫生出版社，2013.
[10] 赵见喜，韩书明，戎雪冰 . X 线诊断入门与提高 . 北京：人民军医出版社，2011.
[11] 张学林 . 磁共振成像诊断学 . 北京：人民军医出版社，2013.
[12] 郭佑民 . 呼吸系统影像学 .2 版 . 上海：上海科学技术出版社，2016.
[13] 伍于添 . 超声医学基础与临床应用指南 . 北京： 科学技术文献出版社，2008.
[14] 任卫东，常才 . 超声诊断学 . 北京：人民卫生出版社，2013.
[15] 郭万学 . 超声医学 . 北京： 人民军医出版社，2015.
[16] 林红军 . 腹部超声检查技巧与鉴别诊断 . 北京：科技文献出版社，2015.
[17] 黄道中，邓又斌 . 超声诊断指南 . 北京： 北京大学医学出版社，2015.
[18] 白人驹，张雪林 . 医学影像诊断学 .3 版 . 北京：人民卫生出版社，2014.
[19] 姜玉新，张运 . 超声医学高级教程 . 北京：中华医学电子音像出版社，2016.
[20] 周力学，刘颖琳 . 妇产科疾病超声诊断精要 . 广州：中山大学出版社，2010.